医師として知らなければ恥ずかしい50の臨床研究

小児編

50 Studies
Every Pediatrician
Should Know

著

Ashaunta T. Anderson, MD, MPH, MSHS
Assistant Professor of Pediatrics
University of California Riverside School of Medicine
Riverside, California
Health Policy Researcher
RAND Corporation
Santa Monica, California

Nina L. Shapiro, MD
Director of Pediatric Otolaryngology
Professor of Head and Neck Surgery
David Geffen School of Medicine
University of California Los Angeles
Los Angeles, California

Stephen C. Aronoff, MD, MBA
Waldo E. Nelson Professor and
Chairperson, Department of Pediatrics
Lewis Katz School of Medicine
Temple University
Philadelphia, Pennsylvania

Jeremiah C. Davis, MD, MPH
Community Pediatrician
Mosaic Medical
Bend, Oregon

Michael Levy, MD
Assistant Professor of
Pediatrics and Communicable Diseases
University of Michigan
C.S. Mott Children's Hospital
Ann Arbor, Michigan

シリーズ編者

Michael E. Hochman, MD, MPH
Assistant Professor of Clinical Medicine
Keck School of Medicine
University of Southern California
Los Angeles, California

訳

中河秀憲
淀川キリスト教病院 小児科

メディカル・サイエンス・インターナショナル

Authorized translation of the original English Edition,
"50 Studies Every Pediatrician Should Know", First Edition
edited by Ashaunta T. Anderson, Nina L. Shapiro, Stephen C. Aronoff, Jeremiah
C. Davis, Michael Levy, and Series edited by Michael E. Hochman

© Oxford University Press 2016
All rights reserved.

本書は2016年に出版された50 Studies Every Pediatrician Should Knowの翻訳であり，オックスフォード大学出版局との契約により出版されたものである．翻訳に関するすべての責任はメディカル・サイエンス・インターナショナルにあり，オックスフォード大学出版局は内容の誤り，欠如，不正確さ，あいまいな表現，およびこれら翻訳によって生じた損害について，いかなる責任も負わない．

50 Studies Every Pediatrician Should Know, First Edition was originally published in English in 2016. This translation is published by arrangement with Oxford University Press. Medical Sciences International, Ltd. is solely responsible for this translation from the original work and Oxford University Press shall have no liability for any errors, omissions or inaccuracies or ambiguities in such translation or for any losses caused by reliance thereon.

© First Japanese Edition 2018 by Medical Sciences International, Ltd., Tokyo

Printed and Bound in Japan

訳者序文

> 男には地図が必要だ
> 荒野を渡り切る心の中の『地図』がな
> ——グレゴリオ・ツェペリ
>
> （荒木飛呂彦 著『ジョジョの奇妙な冒険』第7部「STEEL BALL RUN」第4巻
> 集英社, 2004年, p85 より引用）

　このたび，"50 Studies Every Doctor Should Know（医師として知らなければ恥ずかしい50の臨床研究）"シリーズの小児編を翻訳し出版させていただいたことをとても光栄に思う。

　すべての小児医療に関わる方にとって，本書はその勉強，特に自身の専門領域以外の勉強をする際のよい「地図」となるだろう。

　「子どもは小さな大人ではない」とよく言われるが，小児を対象とした良質の臨床研究は少なく，成人のデータを小児に適用させている場面は多い。小児医療について勉強するとき，私たちはその「エビデンスの少なさ」にしばしば驚かされるだろう。

　しかし同時に，必ずしもランダム化比較試験ではなく小規模な観察研究や症例報告も立派な「エビデンス」として誠実に吟味し，それを目の前の患者にどう適用させるかを考えることが日々の臨床においては重要であると気づかされる。

　過去，病に苦しんだ子どもたちがいたからこそ，現在同じ病の子どもたちへ医療が提供できているのである。その子たちに敬意を払いつつ，未来の子どもたちのために我々は止まることなく新たなエビデンスを構築し発信していかなければならない。今回翻訳をしながら改めてそう感じた。

　翻訳をしたいという申し出を快諾いただいた谷口俊文先生，翻訳出版にあたり多くのご助言をいただいたメディカル・サイエンス・インターナショナルの佐々木由紀子さん，豊嶋純子さんに感謝します。

2018年1月
訳者　中河秀憲

息子の Avery，そして出会ったすべての子どもたちへ。
生まれてくる前からとっくにあなたたちを愛していました。
母の Ingrid，夫の Anton に。2 人は私に言葉のもつ力と愛の力を教えてくれた。
　　——Ashaunta T. Anderson

家族に。そして，特別なことを日々教えてくれる患者たちに。
　　——Nina L. Shapiro

私を医師として迎えてくれ，すばらしい先生となってくれる患者たちに。
　　——Stephen C. Aronoff

まだ出会っていない未来の患者たちに。
本書の知識が彼らの病気と対峙するための勇気を私に与えてくれますように。
　　——Jeremiah C. Davis

知りうるかぎり最良の小児科医である Jen と Dad に。
　　——Michael Levy

原著序文

　20世紀末から今世紀に入った時期に，近代医学の父であり小児科学の父でもあるWilliam Oslerはこう述べている．医学の実践とは「科学に基づいた1つのアート(art)である」と．科学は，1890年代後半から20世紀初期において，解剖学・組織学・病理学・基礎微生物学からほぼ構成されていた．当時の医学論文は，事例に基づいた観察や，論理的かつ適切な推論に基づいたものであった．医学知識のほとんどは師匠から弟子に引き継がれ，その性質上，おおむね独断的なものだった．

　1940年代後半にかけて，今日ではよく知られている「医学的エビデンス」が産声をあげた．1940代にはまず，結核に対するストレプトマイシン治療のトライアルやFramingham Heart Studyが幕を開け，1950年代に入るとRammelkampとJonesによって連鎖球菌咽頭炎とリウマチ熱とを関連づけた観察が行われ，Salkポリオウイルスワクチンのトライアルが実施され，科学に基づいた利用可能な医学的エビデンスが急激な勢いで台頭した．Oslerが今も生きていたら，きっと次のように言っていたことだろう──「近代医学という科学は本質的には不確実なものかもしれない．それでも経験を重ねることによって，よく定義された厳密な方法論から生み出されたエビデンスに基づいたものとなる」．古い世代の医師とは異なり，今日の医師は豊富な情報をもち，あらゆる医学的な意思決定の場でそれを試金石として用いている．おかげで我々はみな，より高い質の医療を提供することができ，とりわけ害をもたらさないことを確かめられるようになった．

　本書は，Oxford University Pressによるシリーズ"50 Studies Every Doctor Should Know"の1冊として刊行された．これらは，多くの医師によって個別に生み出された「規範」がまとめられて蓄積されたものであり，すべては，日常診療を支えるエビデンスについてより深く理解しようという目的で刊行されている．この20年間で科学論文の発行点数は飛躍的に増え，そのなかからたった50論文を選び出すのは，いたずらな制約をかけるようなもののようにも思われる．本書の初版での目標は，エビデンスは完全なものではなく本質的に不確実であることを認識したうえで，小児科領域における医学的意思決定の主要な領域を伝えてくれるオリジナル論文を明らかにすることである．それでもなお，本書に収載された研究の数々は，現時点で管理しているエビデンスとして我々が厳選したものである．

論文を選ぶうえでのプロセスは以下のとおりである——（1）米国中の著者のなかから，一般小児医学とサブスペシャリティ分野について，アカデミックおよびコミュニティ規模の両方から選出した。（2）これら論文の予備リストの作成は，我々が思うに，小児医療が最近どのように行われているかという点を知るうえで最も大切であった。国内の小児科学専門家とこのリストを共有しながら，入手可能で中軸となりうるような論文を努めて選んだ。掲載候補をリストアップした最終リストはチーム内で分けられ，ひきつづきそれぞれの論文について要約する作業に入った。この要約はオリジナル論文の著者にも見てもらい，可能な範囲でフィードバックやコメント，修正をしてもらった。オリジナル論文の著者と連絡が取れない場合は，その研究チームに参加していた人間に依頼し，必要があれば，国内のよりふさわしいサブスペシャリティの専門家にコンサルトを求めた。大変に幸運なことに，我々は実に多くのオリジナル論文の著者と論文について議論する機会をもつことができた。そして今回のコラボを通じて，我々が作成した要旨はさらに正確性を増し，オリジナル論文の意図をより正確に反映したものとなった。

　医学のその他のどの分野と比較しても，小児科学領域では日常診療の多くから，十分な量のエビデンスベースを蓄積するよう努めてきた。小児の研究は，同意やリスク，長期的な利点を判断する観点から，必然的により慎重なものとなる。小児疾患の多くは稀な症状で，1つの施設だけで治療決定を行うことが難しい。そのため可能なかぎり，「ゴールドスタンダード」となる研究デザイン（ランダム化プラセボ対照二重盲検化試験）を探してみたつもりである。認めざるをえないことだが，本書に収載された論文のなかには，今日の医学的エビデンスの「ゴールドスタンダード」としては足りない部分があると思われるものも少なからず含まれている。我々のチームは，それら多くの論文を意識的に収載した。それらはひとえに今後も小児科学の根拠となり続けるような論文だったからである。そうした古典的な論文に接することによって，読者が医学的意思決定の場でよく用いられるエビデンスの不確実な点や限界についてより正しく理解できるように，そして彼らが自分たちの患者に接するうえでより多くのinformed choiceを実現できるよう願っている。このような試みに役立つよう，各論文の要約部分には関連論文に関する議論が含まれている。その多くはより最近発行された論文である。我々の小児科医としての考え方はそこに記載されているような改良が加えられた研究デザインとともにいかに変化してきたかについて，最新の論文はしばしば説明してくれる。本書ではまた各章の結論部分で関連症例を紹介しているが，それによって各論文の臨床的関連性をより深く説明している。

　この小児論文集によって読者の皆さんの日常臨床に新たな洞察力が加わり，自分だけの力ではアンテナにひっかからなかったであろう論文と出会い，すべての未来の小児科医にとってどの論文が有効に活用されるべきかといった議論の場が増えるよう願っている。

本書に関心を寄せてくれた読者に感謝を込めて

Ashaunta T. Anderson, MD, MPH, MSHS
Nina L. Shapiro, MD
Stephen C. Aronoff, MD, MBA
Jeremiah C. Davis, MD, MPH
Michael Levy, MD

謝辞

　本シリーズの他書と同様に，オリジナル論文の著者の洞察力に我々は多くを負って完成させた．できるかぎり多くの著者と連絡をとり，我々が作成した各章の要約について見ていただく機会をもうけることで，我々の仕事に対して多くの貴重な助言をいただくことができた．結果的に41論文の著者と接触することができた．もちろん本書の内容に関する最終的な責任は我々にあるが，オリジナル論文の著者が執筆時に費やした時間や労力，そしてそのすばらしい業績の要約を我々が手がけ，そこに彼らがコメントをくださったことについて，ここに心から感謝と敬意を表したい．

　以下の方々に感謝したい．

- M. Douglas Baker, MD, first author: Outpatient management without antibiotics of fever in selected infants. *N Engl J Med.* 1993; 329(20): 1437-1441; and Unpredictability of serious bacterial illness in febrile infants from birth to 1 month of age. *Arch Pediatr Adolesc Med.* 1999; 153: 508-511.
- Marc N. Baskin, MD, first author: Outpatient treatment of febrile infants 28 to 89 days of age with intramuscular administration of ceftriaxone. *J Pediatr.* 1992; 120: 22-27.
- Nancy Bauman, MD, Dept. of Otolaryngology, Children's National Medical Center, first author: Propranolol vs prednisolone for symptomatic proliferating infantile hemangiomas: a randomized clinical trial. *JAMA Otolaryngol Head Neck Surg.* 2014; 140(4): 323-330.
- Allan Becker, MD, Department of Pediatrics, University of Manitoba, first author: Inhaled salbutamol (albuterol) vs injected epinephrine in the treatment of acute asthma in children. *J Pediatr.* 1983; 102(3): 465-469.
- Gerald S. Berenson, MD, Director, Tulane Center for Cardiovascular Health, Tulane University, senior author: The relation of overweight to cardiovascular risk factors among children and adolescents: the Bogalusa heart study. *Pediatrics.* 1999; 103(6): 1175-1182.
- Carrie L. Byington, MD, first author: Serious bacterial infections in febrile infants 1 to 90 days old with and without viral infections. *Pediatrics.* 2004; 113: 1662-1666.
- Joseph Carcillo, MD, corresponding author: Early reversal of pediatric-neonatal septic shock by community physicians is associated with improved outcome. *Pediatrics.* 2003; 112(4): 793-799.

- Brian Casey, MD, chapter reviewer for: A proposal for a new method of evaluation of the newborn infant. *Curr Res Anesth Analg.* 1953; 32(4): 260-267.
- Robert W. Coombs, MD, PhD, Vice-Chair for Research, Department of Laboratory Medicine, University of Washington, participant in: Reduction of maternal-infant transmission of human immunodeficiency virus by zidovudine. *N Engl J Med.* 1994; 331(118): 1173-1180.
- Ron Dagan, MD, first author: Identification of infants unlikely to have serious bacterial infection although hospitalized for suspected sepsis. *J Pediatr.* 1985; 107: 855-860.
- Mark R. Elkins, MHSc, Clinical Associate Professor of Medicine, Central Clinical School, The University of Sydney, first author: A controlled trial of long-term inhaled hypertonic saline in patients with cystic fibrosis. *N Engl J Med.* 2006; 345(3): 229-240.
- Daniel Elliott, MD, MSCE, first author: Empiric antimicrobial therapy for pediatric skin and soft-tissue infections in the era of methicillin-resistant *Staphylococcus aureus*. *Pediatrics.* 2009; 123(6): e959-966.
- Joseph T. Flynn, MD, MS, Chief, Division of Nephrology, Seattle Children's Hospital, reviewer for: Primary nephrotic syndrome in children. Identification of patients with minimal change disease from initial response to prednisone. *J Pediatr.* 1981; 98(4): 561-564. Dr. Flynn also graciously reviewed: Potter EV, et al. Clinical healing two to six years after poststreptococcal glomerulonephritis in Trinidad. *N Engl J Med.* 1978; 298: 767-772.
- James K. Friel, PhD, MSc, first author: A double-masked, randomized control trial of iron supplementation in early infancy in healthy term breast-fed infants. *J Pediatr.* 2003; 143: 582-586.
- William Furlong, MSc, McMaster University, first author: Health-related quality of life among children with acute lymphoblastic leukemia. *Pediatr Blood Cancer.* 2012; 59(4): 717-724.
- Marilyn H. Gaston, MD, first author: Prophylaxis with oral penicillin in children with sickle cell anemia. *N Engl J Med.* 1986; 314: 1593-1599.
- Francis Gigliotti, MD, Depts. of Pediatrics and Immunology, University of Rochester School of Medicine, senior author: A single-blinded clinical trial comparing polymyxin B-trimethoprim and moxifloxacin for treatment of acute conjunctivitis in children. *J Pediatr.* 2013; 162(4): 857-861.
- Nicole S. Glaser, MD, Professor of Pediatric Endocrinology, University of California at Davis, first author: Risk factors for cerebral edema in children with diabetic ketoacidosis. *N Engl J Med.* 2001; 344(4): 264-269.
- Fern Hauck, MD, Spencer P. Bass, MD, Twenty-First Century Professor of Family Medicine Professor of Public Health Sciences Director, International Family Medicine Clinic, first author: Sleep environment and the risk of sudden infant death syndrome in an urban population: the Chicago Infant Mortality Study. *Pediatrics.* 2003; 111(5 Pt 2): 1207-1214.
- Frederick W. Henderson, MD, Professor, Department of Pediatrics, University of North Carolina, first author: The etiologic and epidemiologic spectrum of bronchiolitis in pediatric practice. *J Pediatr.* 1979; 95(2): 183-190.

- Alejandro Hoberman, MD, first author: Treatment of acute otitis media in children under 2 years of age. *N Engl J Med.* 2011; 364(2): 105-115; and Oral versus initial intravenous therapy for urinary tract infections in young febrile children. *Pediatrics.* 1999; 104(1 Pt 1): 79-86.
- Jessica Kahn, MD, Division of Adolescent Medicine, Cincinnati Children's Hospital, first author: Vaccine-type human papillomavirus and evidence of herd protection after vaccine introduction. *Pediatrics.* 2012; 130(2); e249-e256.
- Tohru Kobayashi, MD, Department of Pediatrics, Gumma University Graduate School of Medicine, first author: Efficacy of immunoglobulin plus prednisolone for prevention of coronary artery abnormalities in severe Kawasaki disease (RAISE Study): a randomised, open-label, blinded-endpoints trial. *Lancet.* 2013; 379(9826): 1613-1620.
- Mininder Kocher, MD, MPH, first author: Validation of a clinical prediction rule for the differentiation between septic arthritis and transient synovitis of the hip in children. *J Bone Joint Surg Am.* 2004; 86-A(8): 1629-1635.
- Nathan Kuppermann, MD, MPH, first author: Identification of children at very low risk of clinically-important brain injuries after head trauma: a prospective cohort study. *Lancet.* 2009; 374: 1160-1170.
- Jacques Lacroix, MD, Professor, Department of Pediatrics, Université de Montréal, first author: Transfusion strategies for patients in pediatric intensive care units. *N Engl J Med.* 2007; 356(16): 1609-1619.
- Kreesten Meldgaard Madsen, MD, first author of: A population-based study of measles, mumps, and rubella vaccination and autism. *N Engl J Med.* 2002; 347(19): 1477-1482.
- John March, MD, Professor of Psychiatry and Chief of Child and Adolescent Psychiatry, Duke University, first author: Fluoxetine, cognitive-behavioral therapy, and their combination for adolescents with depression: Treatment for Adolescents With Depression Study (TADS) randomized controlled trial. *JAMA.* 2004; 292(7): 807-820.
- Dennis Mayock, MD, Department of Pediatrics, Division of Neonatology, participant in: Null D, Bimle C, Weisman L, Johnson K, Steichen J, Singh S, et al. Palivizumab, a humanized respiratory syncytial virus monoclonal antibody, reduces hospitalization from respiratory syncytial virus infection in high-risk infants. *Pediatrics.* 1998; 102(3): 531-537.
- T. Allen Merritt, MD, MHA, first author: Prophylactic treatment of very premature infants with human surfactant. *N Engl J Med.* 1986; 315(13): 785-790.
- Michael Moritz, MD, chapter reviewer for: The maintenance need for water in parenteral fluid therapy. *Pediatrics.* 1957; 19(5): 823-832.
- Karin B. Nelson, MD, and Jonas H. Ellenberg, PhD, first and last authors: Predictors of epilepsy in children who have experienced febrile seizures. *N Engl J Med.* 1976; 295: 1029-1033.
- Paul O'Byrne, MD, co-author: Early intervention with budesonide in mild persistent asthma: a randomized, double-blind trial. *Lancet.* 2003; 361: 1071-1076.
- Jack Paradise, MD, first author: Effect of early or delayed insertion of tympanostomy tubes for persistent otitis media on developmental outcomes at the age of three years. *N*

Engl J Med. 2001; 344(16): 1179-1187.
- Morton Printz, PhD, co-author: Pharmacologic closure of patent ductus arteriosus in the premature infant. *N Engl J Med.* 1976; 295(10): 526-529.
- Heikki Rantala, MD, Dept. of Pediatrics, University of Oulu, senior author: Antipyretic agents for preventing recurrences of febrile seizures: randomized controlled trial. *Arch Pediatr Adolesc Med.* 2009; 163(9): 799-804.
- Shlomo Shinnar, MD, PhD, first author: The risk of seizure recurrence after a first unprovoked afebrile seizure in childhood: an extended follow-up. *Pediatrics.* 1996; 98: 216-225; and last author, Long-term mortality in childhood-onset epilepsy. *N Engl J Med.* 2010; 363: 2522-2529.
- George H. Swingler, MBChB, PhD, first author: Randomised controlled trial of clinical outcome after chest radiograph in ambulatory acute lower-respiratory infection in children. *Lancet.* 1998; 351: 404-408.
- Richard J. Whitley, MD, Distinguished Professor of Pediatrics, Professor of Microbiology, Medicine and Neurosurgery, University of Alabama, first author: Vidarabine therapy of neonatal herpes simplex infections. *Pediatrics.* 1980; 66(4): 495-501.
- Cathy Williams, FRCOphth, Dept. of Ophthalmology, Bristol Eye Hospital, first author: Screening for amblyopia in preschool children: results of a population-based, randomised controlled trial. ALSPAC Study Team. Avon Longitudinal Study of Pregnancy and Childhood. *Ophthalmic Epidemiol.* 2001; 8(5): 279-295.

我々はまた，Rachel Mandelbaum, BA (UCLA School of Medicine MD Candidate 2017) に対し，その細やかな力添えに感謝している。

執筆者一覧

Ashaunta T. Anderson, MD, MPH, MSHS
Assistant Professor of Pediatrics
University of California Riverside School of Medicine
Riverside, California
Health Policy Researcher
RAND Corporation
Santa Monica, California

Nina L. Shapiro, MD
Director of Pediatric Otolaryngology
Professor of Head and Neck Surgery
David Geffen School of Medicine
University of California Los Angeles
Los Angeles, California

Stephen C. Aronoff, MD, MBA
Waldo E. Nelson Professor and Chairperson, Department of Pediatrics
Lewis Katz School of Medicine
Temple University
Philadelphia, Pennsylvania

Jeremiah C. Davis, MD, MPH
Community Pediatrician
Mosaic Medical
Bend, Oregon

Michael Levy, MD
Assistant Professor of Pediatrics and Communicable Diseases
University of Michigan
C.S. Mott Children's Hospital
Ann Arbor, Michigan

目次

SECTION 1　アレルギー，免疫・リウマチ学　1
1. 川崎病の冠動脈病変予防のためのステロイド併用免疫グロブリン製剤投与の効果：RAISE 研究　2

SECTION 2　行動　7
2. MMR ワクチン接種と自閉症　8
3. 児童青年期うつ病の治療：TADS 研究　13
4. 注意欠如・多動症の小児に対する集学的治療：MTA 研究　19

SECTION 3　心臓病学　25
5. 未熟児動脈管開存症の薬剤による閉鎖　26
6. 小児・青年期における肥満と心血管リスク因子の関係：Bogalusa 心臓研究　30

SECTION 4　皮膚科学　35
7. 症候性増殖性乳児血管腫へのプロプラノロール vs プレドニゾロン：ランダム化臨床試験　36

SECTION 5　内分泌学　41
8. 糖尿病性ケトアシドーシスの小児における脳浮腫のリスク因子　42

SECTION 6　耳鼻咽喉科学　47
9. 小児の遷延する中耳炎に対する早期鼓膜チューブ留置　48

SECTION 7　小児科一般　53
10. 経静脈的維持輸液の必要量　54
11. 新生児の顕著な高ビリルビン血症を予測するための退院前の血清ビリルビン値　58
12. 乳幼児突然死症候群のリスク因子：Chicago Infant Mortality Study　63

13. 小児急性中耳炎の治療　66
14. ヒトパピローマウイルスワクチン：Future II 試験　72
15. 青年期および若年女性に対するワクチン型によるヒトパピローマウイルス減少と集団予防効果　77
16. 小児期における鉛曝露の影響　82

SECTION 8　血液学　87

17. 母乳栄養児への鉄分補給　88
18. 小児集中治療室の患者に対する輸血戦略　93
19. 鎌状赤血球症患者に対する予防的ペニシリン投与　98

SECTION 9　感染症　103

20. 皮膚軟部組織感染症に対する経験的抗菌薬治療　104
21. 重症細菌感染症のリスクが低い乳児　108
22. 重症細菌感染症のリスクが低い発熱した乳児に対する外来治療　113
23. 抗菌薬なしで外来治療できる発熱した乳児の選別　119
24. 感染巣不明の新生児発熱　125
25. 発熱した乳児における重症細菌感染症とウイルス感染症　130
26. 胸部 X 線と下気道感染症　136
27. 新生児単純ヘルペスウイルス感染症に対するビダラビン治療　141
28. 小児・新生児敗血症性ショックからの早期離脱　146
29. ヒト免疫不全ウイルスの垂直感染の減少　151
30. RS ウイルス感染症高リスクの乳児に対するパリビズマブによる予防　156
31. 細気管支炎スペクトラム　161
32. 新生児早発型 B 群溶連菌感染症の予防　166

SECTION 10　新生児学　171

33. 分娩時における小児の Apgar スコア　172
34. 超早産児へのサーファクタントによる予防的治療　176

SECTION 11　腎臓病学　181

35. 小児の有熱性尿路感染症に対する経口または初期静注抗菌薬投与　182
36. 微小変化型ネフローゼ症候群の小児の同定　186
37. 溶連菌感染後糸球体腎炎に続いて生じる慢性腎臓病　191

SECTION 12　神経学　197

38. 熱性けいれん再発予防のための解熱薬　198
39. 熱性けいれんとてんかんのリスク　203

40．初回非誘発性無熱性けいれん後のけいれん再発　208
41．小児期発症てんかんと死亡率　213
42．CT検査を必要としない低リスク頭部外傷の小児の同定　218

SECTION 13　腫瘍学 ……………………………………………… 223
43．急性リンパ芽球性白血病の小児における健康関連QOL　224

SECTION 14　眼科学 ……………………………………………… 229
44．小児急性結膜炎の治療　230
45．弱視のスクリーニング　234

SECTION 15　整形外科学 ………………………………………… 239
46．小児における化膿性股関節炎と一過性股関節滑膜炎との鑑別　240

SECTION 16　呼吸器学 …………………………………………… 245
47．クループに対するステロイド治療　246
48．軽症持続型喘息に対する吸入ステロイド療法：START試験　249
49．急性喘息発作に対するサルブタモール吸入とアドレナリン皮下注射　254
50．囊胞性線維症に対する長期の高張食塩水吸入　258

索引　263

注意

本書に記載した情報に関しては，正確を期し，一般臨床で広く受け入れられている方法を記載するよう注意を払った。しかしながら，著者(訳者)ならびに出版社は，本書の情報を用いた結果生じたいかなる不都合に対しても責任を負うものではない。本書の内容の特定な状況への適用に関しての責任は，医師各自のうちにある。

　著者(訳者)ならびに出版社は，本書に記載した薬剤の選択，用量については，出版時の最新の推奨，および臨床状況に基づいていることを確認するよう努力を払っている。しかし，医学は日進月歩で進んでおり，政府の規制は変わり，薬物療法や薬物反応に関する情報は常に変化している。読者は，薬剤の使用に当たっては個々の薬剤の添付文書を参照し，適応，用量，付加された注意・警告に関する変化を常に確認することを怠ってはならない。これは，推奨された薬剤が新しいものであったり，汎用されるものではない場合に，特に重要である。

SECTION 1

アレルギー，免疫・リウマチ学

Allergy/Immunology and Rheumatology

川崎病の冠動脈病変予防のためのステロイド併用免疫グロブリン製剤投与の効果：RAISE 研究

Efficacy of Immunoglobulin Plus Prednisolone in Prevention of Coronary Artery Abnormalities in Kawasaki Disease (the RAISE Study)

Nina Shapiro

> 我々のランダム化研究からは，重症川崎病の日本人に対して，免疫グロブリン点滴とプレドニゾロンの併用は，免疫グロブリン単剤よりも，冠動脈病変の予防，追加治療の必要性の低下，早期の解熱と炎症反応改善の点でより有効であるといえる。
>
> —— 小林ら[1]

研究課題：従来の免疫グロブリン静注療法(intravenous immunoglobulin：IVIG)とアスピリンに，プレドニゾロンを加えることは，重症川崎病患者において冠動脈病変の発生率を減少させるか？

研究資金提供：厚生労働省(日本)

研究開始：2008 年

研究発表：2012 年

研究実施場所：日本の 74 病院

研究対象：重症川崎病(Kawasaki disease, 小林リスクスコア[2] 5 点以上，Box 1.1 と 1.2 を参照)の小児：免疫グロブリン治療での治療不応性と冠動脈病変の高リスクが予想される。

Box 1.1　川崎病診断ガイドライン（日本）

5歳未満の乳幼児で主要症状の5つを満たすか，主要症状4つを満たし，かつ冠動脈瘤または拡張病変のある例を川崎病と診断する[3]。

主要症状
1. 5日間以上続く発熱
2. 早期の免疫グロブリン静注療法（IVIG）により発熱の持続期間が4日以下
3. 両側眼球結膜充血
4. 口唇・口腔所見（口唇発赤，苺舌，口腔・咽頭粘膜のびまん性発赤）
5. さまざまな形態の紅斑
6. 四肢末梢の変化（病初期：手掌・足底の発赤，硬性浮腫。回復期：指趾末端の膜様落屑）
7. 急性非化膿性頸部リンパ節腫脹

Box 1.2　小林リスクスコア（以下の基準から計算）

以下1項目につき2点
- 血清Na 133 mmol/L 以下
- 診断日が第4病日以内
- AST 100 U/L 以上
- 好中球 80% 以上

以下1項目につき1点
- 血小板数 30万/μL 以下
- CRP 10 mg/dL 以上
- 月齢12か月以下

除外対象：組み入れ前に川崎病または冠動脈疾患の既往がある場合，川崎病診断が発症第9病日以降になされた場合，組み入れ前に解熱していた場合，30日以内のステロイド投与歴もしくは180日以内のIVIG投与歴がある場合，重症合併疾患がある場合，感染症の疑いがある場合

被験者数：248人

研究概要：図1.1

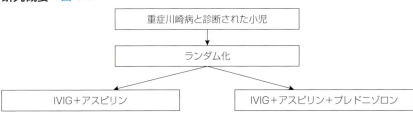

図1.1　研究デザインの概要

介入内容：重症川崎病と診断された小児を，以下の2群にランダムに割り付ける．
1. 従来治療群．IVIG（2 g/kgを24時間かけて），アスピリン（解熱するまで30 mg/kg/日，以降3〜5 mg/kg/日を最短第28病日）
2. 免疫グロブリンとアスピリンは同様，加えてプレドニゾロン（2 mg/kg/日を15日以上）と胃保護目的のヒスタミン受容体拮抗薬であるファモチジン（0.5 mg/kg/日）

経過観察：2D心エコーと血液検査をベースライン時と第1週（組み入れ後6〜8日），第2週（組み入れ後12〜16日），第4週（組み入れ後24〜32日）に行う

エンドポイント（評価項目）：
　一次評価項目：研究期間中の2D心エコーでの冠動脈病変の発生率
　二次評価項目：組み入れ後4週の時点での冠動脈病変，追加治療の必要性，組み入れ後の発熱期間，組み入れ後1〜2週での血清CRP値，重篤な副作用

結果

- 研究期間中の冠動脈病変の発生率は，IVIGにプレドニゾロンを併用した群がIVIG単剤の群と比較して有意に低かった（3% vs 23%，$P<0.0001$）．研究組み入れ後4週間時点で，IVIG＋プレドニゾロン群は有意に冠動脈病変が少なかったが，その差は研究期間全体でみられたものよりも小さかった．
- 加えて，IVIG＋プレドニゾロン群は，より早期に解熱し，追加治療の率も低く，白血球数とそのうちの好中球の割合が高く，AST値が低く，血清Na値が高く，総コレステロール値が高く，CRP値が低いという特徴があった．

批判と制限事項：RAISE研究はプレドニゾロン併用群で白血球数の増加と血清コレステロール高値を認めているが，副腎皮質ステロイドの多くの有害事象を評価していない．
　研究対象者が全員日本人であり，結果をより多様な集団に一般化できない可能性がある．つまり，小林のリスクスコアは日本人の乳幼児で標準的なIVIG治療に反応しない可能性があり，冠動脈病変の高リスクとなる重症川崎病を見つけるために使用されたものである．ただ，これは日本人におけるIVIGの不応性を予測したもので，たとえば北米など他の集団に対してはこのスコアの感度が低いということがわかっている[4]．非日本人の重症川崎病に対するRAISE研究に則った治療レジメンの有効性を示すためのさらなる研究が必要である[5]．

関連研究と有用情報：
- Pediatric Heart Network (PHN) study の "Randomized Trial of Pulsed Corticosteroid Therapy for Primary Treatment of Kawasaki Disease" では，高用量の静注メチルプレドニゾロン大量療法を標準的な IVIG 療法の前に行うことは，冠動脈予後，有害事象の減少，治療期間，発熱期間の点で有益性がないとされた[6]。
- この研究では RAISE 研究での 15 日間以上の少量ステロイドに代えて高用量ステロイドの単回投与の使用について評価されているが，川崎病に対してのステロイドの使用には議論が残るということを示唆している。

要点と結果による影響： RAISE 研究は，重症川崎病の小児に対して，標準治療である IVIG とアスピリンにプレドニゾロンを加えることで冠動脈予後が良くなること，追加治療が必要となる例が減ること，より早期に解熱することを示した。

臨床症例　川崎病

症例病歴：
　4 歳の男児が，5 日間持続する 39.4℃に達する発熱を主訴に受診した。身体所見上，児の全身状態は不良で，結膜充血，乾燥し荒れた口唇，赤く腫脹した舌，両側前頸部リンパ節腫脹，皮膚のびまん性紅斑を認めた。血液検査では Na 値が 130 mmol/L，CRP 値が 12 mg/dL で，白血球上昇（好中球 85%）がみられた。
　今回の研究結果から，本症例に対しての治療は何を選択すればよいか。

解答例：
　RAISE 研究によると，川崎病と診断された児でリスクスコアが 5 点以上の場合は IVIG とアスピリンにプレドニゾロンを加えた治療が良いとされる。本症例の血液検査では低ナトリウム血症（2 点），CRP 高値（2 点），好中球上昇（1 点）を認め，RAISE 研究におけるリスクスコアは 5 点となる。これは冠動脈瘤の高リスクとなる。高リスク患者に IVIG とアスピリンに加えプレドニゾロンで治療を行うと，IVIG とアスピリンのみの治療に比して冠動脈病変をきたす可能性を有意に下げることができる。

文献
1. Kobayashi T, Saji T, Otani T, et al. Efficacy of immunoglobulin plus prednisolone for prevention of coronary artery abnormalities in severe Kawasaki disease (RAISE study): a randomised, open-label, blinded-endpoints trial. *Lancet.* 2012; 379(9826): 1613-1620.
2. Kobayashi T, Inoue Y, Takeuchi K, et al. Prediction of intravenous immunoglobulin

unresponsiveness in patients with Kawasaki disease. *Circulation*. 2006; 113(22): 2606-2612.
3. Ayusawa M, Sonobe T, Uemura S, et al. Revision of diagnostic guidelines for Kawasaki disease (the 5th revised edition). *Pediatr Int*. 2005; 47(2): 232-234.
4. Sleeper LA, Minich LL, McCrindle BM, Li JS, Mason W, Colan SD, et al. Evaluation of Kawasaki disease risk-scoring systems for intravenous immunoglobulin resistance. *J Pediatr*. 2011; 158(5): 831-835.
5. Etoom Y, Banihani R, Finkelstein Y. Critical review of: Efficacy of immunoglobulin plus prednisolone for prevention of coronary artery abnormalities in severe Kawasaki disease (RAISE study): a randomized, open-label, blinded-endpoints trial. *J Popul Ther Clin Pharmacol*. 2013; 20(2): e91-e94. Epub 2013 Apr 22.
6. Newburger JW, Sleeper LA, McCrindle BW, Minich LL, Gersony W, Vetter VL, Atz AM, Li JS, Takahashi M, Baker AL, Colan SD, Mitchell PD, Klein GL, Sundel RP; Pediatric Heart Network Investigators. Randomized trial of pulsed corticosteroid therapy for primary treatment of Kawasaki disease. *N Engl J Med*. 2007; 356(7): 663-675.

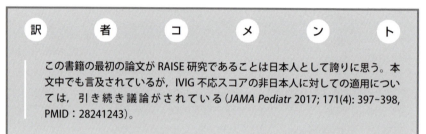

この書籍の最初の論文がRAISE研究であることは日本人として誇りに思う。本文中でも言及されているが，IVIG不応スコアの非日本人に対しての適用については，引き続き議論がされている（*JAMA Pediatr* 2017; 171(4): 397-398, PMID：28241243）。

SECTION 2

行動

Bahavioral

MMR ワクチン接種と自閉症

Measles, Mumps, and Rubella Vaccination and Autism

Michael Hochman, revised by Jeremiah Davis

> この研究は，MMR ワクチンが自閉症の原因になるという仮説に立ち向かう強固なエビデンスである。
>
> —— Madsen et al.[1]

研究課題：MMR，すなわち Measles, Mumps, Rubella〔麻疹（はしか）・ムンプス（おたふくかぜ）・風疹混合〕ワクチンが自閉症の原因となるか？[1]

研究資金提供：デンマーク国立研究財団(Danish National Research Foundation)，米国疾病予防管理センター (Centers for Disease Control and Prevention：CDC)，米国国立自閉症研究支援連合(National Alliance for Autism Research)

研究開始：1991～99 年(後方視的データ収集)

研究発表：2002 年

研究実施場所：デンマーク

研究対象：デンマークで 1991 年 1 月から 1998 年 12 月に出生したすべての小児(デンマークではすべての小児が出生時に国に登録される)

除外対象：自閉症と関連する以下の疾患(結節性硬化症，Angelman 症候群，脆弱 X 症候群，先天性風疹症候群)，移住者，死亡者

被験者数：537,303 人の小児。そのうち 82％が MMR ワクチンの接種を受け，18％が受けなかった。

研究概要：MMR ワクチンの接種を受けた小児の自閉症発症率を，接種を受けなかった小児の発症率と比較した(図 2.1)。

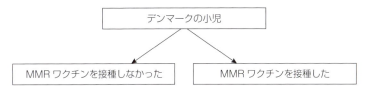

図2.1　研究デザインの概要

　研究者らはデンマーク国立健康委員会(Danish National Board of Health)のデータベースを利用し，MMRワクチンを接種した小児とその接種年齢のデータを収集した。デンマークのワクチンプログラムでは，MMRワクチンは15か月で初回接種し，12歳での追加接種が推奨されている。

　自閉症(autism)または自閉症スペクトラム障害(autism spectrum disorder：ASD)と診断された小児は，国立精神疾患登録システム（デンマークでは，自閉症を疑われた小児はすべて小児精神科医へ紹介され，自閉症と診断されるとこのシステムに登録される）を利用しデータ収集を行った。著者らは自閉症と診断された日のデータも収集し，ワクチン接種と自閉症診断までの間隔を検討した。

　自閉症の有病率は，年齢，性別，社会経済状況，母親の教育レベル，児の出生時の在胎週数で補正された。

経過観察：それぞれの児が1歳になってから研究期間終了(1999年12月31日)まで，自閉症の診断について観察された。研究期間終了時の児の年齢平均は約5歳だった。

エンドポイント(評価項目)：
　自閉症または自閉症スペクトラム障害の発症率

結果

- 82％の小児がMMRワクチン接種を受けた。ワクチン接種時の平均月齢は17か月だった。
- 自閉症と診断された小児の，診断時の平均年齢は4歳3か月だった。
- 8年間の自閉症の罹患率は1万人あたり7.7人(0.08％)だった。これは研究当時の他国のものと同様だった。
- ワクチン接種後に特に一定の間隔で自閉症の診断が集中してなされていることはなく，ワクチンを接種された年齢によりその後自閉症になりやすいということもなかった。これはワクチン接種と自閉症発症の関係性を支持するものではなかった(表2.1)。

表 2.1　臨床試験の主要結果のまとめ

アウトカム	ワクチン接種群の，非接種群に対する自閉症発症の調整相対リスク〔95%信頼区間(95% CI)〕[a]
自閉症	0.92 (0.68〜1.24)
自閉症スペクトラム障害（ASD）	0.83 (0.65〜1.07)

[a] 相対リスクが 1 より小さい場合，ワクチン接種群では，非接種群よりも自閉症の率が低いことを意味している。

批判と制限事項：著者らはワクチン接種群と非接種群の差をなくす努力をした。しかしランダム化試験ではないため，ワクチン接種群で自閉症の有病率が上がることを隠すようなすべての交絡因子を除去することはできない。たとえば，自閉症の家族歴がある子どもの親は，MMR ワクチンと自閉症の関係性がメディアで報じられていることを理由に子どもにワクチンを受けさせていないかもしれない。その結果，自閉症の家族歴のある小児（元々自閉症の発症リスクが上がる）が偏ってワクチンを受けないことで，ワクチンにより自閉症発症率が上がるのを潜在的に不明瞭化しているかもしれない。

著者らはワクチン接種後決まった間隔のところで自閉症診断が集中する時期はなかったとしているが，データからは自閉症の初期症状が出現した日時はわからない。すなわち，自閉症の診断ではなく初期症状がワクチン後ある一定の間隔で出やすい可能性があるかもしれない。

関連研究と有用情報：
- 自閉症の症状は 2，3 歳から出現しやすい。これは MMR ワクチンの推奨接種時期のすぐ後である。そのため両親（や専門家）たちがワクチンと自閉症を結びつけるのだろう。
- 他のいくつかの観察研究でも MMR ワクチンと自閉症の関連は示されていない[2-4]。いくつかの研究ではチメロサール（多くの小児期のワクチンに含まれている水銀化合物）と自閉症の関連も示されていない[5-7]。
- ある論文[8]（多く引用されるが，のちに撤回された[9]）では，MMR ワクチン接種後すぐに消化器症状と自閉症の症状が出現した何人かの小児症例が報告されている。この論文はメディアの大きな注目を浴びたが，偽造されたデータに基づいた結果に大きな疑問が投げかけられた。
- ワクチンの安全性に対してメディアの注目が増えているのを受け，米国小児科学会（American Academy of Pediatrics：AAP）はワクチンの安全性に関するすべてのエビデンスのシステマティック・レビューを行い[10]，それでも MMR ワクチンと自閉症の関連を示す信用に足るエビデンスを示せなかった。

要点と結果による影響：この大きなコホート研究ではMMRワクチンと自閉症または自閉症スペクトラム障害の関係性を見出せなかった。加えて，ワクチンと自閉症診断の時間的関係の偏りがないことも示した。これはワクチンと自閉症発症の関連性について異議を唱えるものである。

臨床症例　MMRワクチンと自閉症

症例病歴：

15か月になる女児を両親が心配そうに連れて外来を受診した。前医である小児科医は，両親がMMRワクチンを拒んだ際に，別の医師を受診するようにと言ったとのことである。母親は，自身の妹がMMRワクチン接種後すぐに自閉症の症状が出現したため，MMRワクチンについて不安に思っているという。両親はワクチンに対する医師としてのあなたの考え方を知りたいと言っている。あなたはMMRワクチンと自閉症に関連があると思うか。両親がワクチンを受けないと言ってもこの児のケアを行うか。

解答例：

この研究では，他のいくつかの研究と同様に，MMRワクチンと自閉症の関連を示せなかった。加えて，MMRワクチンと自閉症の関連を指摘している，多く引用されてきた文献については，偽造されたデータに疑問が投げかけられている。これらの研究で，MMRワクチンと自閉症のわずかに存在する関連まで否定はできないが，多くのエビデンスからは関連はないといえよう。このような保護者に対する返答の1つとしては，検証方法がしっかりした多くの研究ではMMRワクチンと自閉症の関連は示せていないと伝えることである。ごく小さな関連性まで完全に否定することはできないが，ほぼ関連はないといってよさそうである。はっきり証明されたワクチンの効果も両親に強調しなければならず，代表的な専門機関である米国小児科学会もすべての小児に対するワクチン接種を強く推奨している。それでも両親が心配というのなら，子どもが成長するまで数か月ワクチン接種を遅らせることを考慮してもよい。

娘にワクチン接種をあえてさせないとしたら，その子の診療を続けるかどうかは個人的な好みの問題になる。多くの医師がワクチンを接種していない子どもも，ワクチン接種を推奨しつつ診療を続けるだろうが，診療しないという選択をする医師もわずかにいるだろう。

文献

1. Madsen KM et al. A population-based study of measles, mumps, and rubella vaccination and autism. *N Engl J Med.* 2002; 347(19): 1477-1482.
2. Taylor B et al. Autism and measles, mumps, and rubella vaccine: no epidemiological evidence

for a causal association. *Lancet.* 1999; 353(9169): 2026-2029.
3. Mrozek-Budzyn D et al. Lack of association between measles-mumps-rubella vaccination and autism in children: a case-control study. *Pediatr Infect Dis J.* 2010; 29(5): 397-400.
4. Smeeth L et al. MMR vaccination and pervasive developmental disorders: a case-control study. *Lancet.* 2004; 364(9438): 963-969.
5. Madsen KM et al. Thimerosal and the occurrence of autism: negative ecological evidence from Danish population-based data. *Pediatrics.* 2003; 112(3 Pt 1): 604-606.
6. Hviid A et al. Association between thimerosal-containing vaccine and autism. *JAMA.* 2003; 290(13): 1763-1766.
7. Thompson WW et al. Early thimerosal exposure and neuropsychological outcomes at 7 to 10 years. *N Engl J Med.* 2007; 357(13): 1281-92.
8. Wakefield AJ et al. Ileal-lymphoid-nodular hyperplasia, non-specific colitis, and pervasive developmental disorder in children. *Lancet.* 1998; 351(9103): 637-641.
9. Retraction—Ileal-lymphoid-nodular hyperplasia, non-specific colitis, and pervasive developmental disorder in children. *Lancet.* 2010; 375(9713): 445.
10. Maglione MA et al. Safety of vaccines used for routine immunization of US children: a systematic review. *Pediatrics.* 2014; 134(2): 325-337.

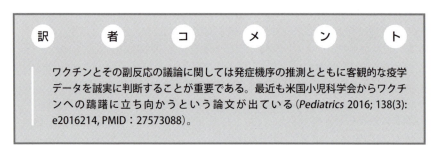

訳者コメント

ワクチンとその副反応の議論に関しては発症機序の推測とともに客観的な疫学データを誠実に判断することが重要である。最近も米国小児科学会からワクチンへの躊躇に立ち向かうという論文が出ている（*Pediatrics* 2016; 138(3): e2016214, PMID：27573088）。

本章の翻訳にあたり，『医師として知らなければ恥ずかしい50の臨床研究』の「38 MMRワクチンと自閉症」を参考とした。谷口俊文先生に厚く御礼申し上げる。

3 児童青年期うつ病の治療：TADS 研究

Treatment for Adolescents with Depression Study (TADS)

Jeremiah Davis

> 大うつ病の fluoxetine による治療は否定されるのではなく広く利用されるべきである。認知行動療法は治療の一部としてすぐにでも利用されるべきである。
> —— The TADS Team[1]

研究課題：青少年期の大うつ病に治療において，認知行動療法 (cognitive behavioral therapy：CBT)，選択的セロトニン再取込み阻害薬 (selective serotonin reuptake inhibitor：SSRI)，CBT と SSRI の併用，そしてプラセボでの効果の違いはあるか[1]。

研究資金提供：米国国立精神衛生研究所 (National Institute of Mental Health：NIMH) からの契約資金 RFP-NIH-NIMH98-DS-0008。独立した教育グラントを通して Lilly 社が fluoxetine とマッチさせたプラセボを提供した。

研究開始：2000 年

研究発表：2004 年

研究実施場所：米国の 13 の大学または市中病院

研究対象：12～17 歳で DSM (Diagnostic and Statistical Manual of Mental Disorder)-IV で大うつ病と診断されたボランティアで，IQ 80 以上，抗うつ薬を現在投与されておらず，組み入れ 6 週間前までに，仲間といる場，学校，自宅の 3 か所のうち少なくとも 2 か所で気分障害があり，改訂小児うつ病尺度スコア (Children's Depression Rating Scale-Revised：CDRS-R) で 45 以上の患者 (一般的に 40 を超えると抑うつ症状とされる)

除外対象：以下のいずれかに当てはまるボランティア
- 重症行為障害，双極性障害，広汎性発達障害，思考障害のいずれかの診断を過去受けたことがあるまたは現在受けている，もしくは現在薬物乱用者または薬物依存症の者
- 現在向精神薬の処方を受けているまたは精神療法を受けている者
- 過去2回のSSRI使用でも治療不成功，または過去 fluoxetine に対するアレルギーなどで投与ができなかった者
- 過去，臨床治療プログラムの一部としてのCBTの効果が乏しかった者
- 妊娠中の者もしくは経口避妊薬使用を拒否した者，または他の併存症のある者
- 過去6か月以内に医療ケアの必要な自殺未遂歴のある者，活動性の自殺念慮または自殺企図のある者，または自殺念慮があり家族により安全が確保できる観察ができない者，過去3か月に危険行為が原因で入院した者
- 英語が話せない親または患者［訳注：住んでいる国の言語を話せない外国人］

被験者数：439人

研究概要：図3.1を参照

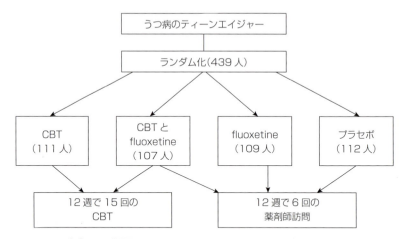

図3.1　TADSデザインの概要

介入内容：

　認知行動療法（CBT）— 50〜60分の15セッションを12週以上かけて青少年，両親と家族，そしてその組み合わせとして行った。

　fluoxetine — 1人の（同じ）薬剤師が20〜30分の訪問を6回12週以上かけて行った。初回量は10 mg/日に設定し，必要に応じて，臨床全般印象（Clinical Global Impressions：CGI）重症度と副作用の出現を指標に40 mg/日まで増量した。

CBTとfluoxetine両者の介入——CBTのモジュールとアプローチは処方の変更とは独立して決定された。

プラセボ：fluoxetine単独群と同様だが，プラセボの"量"は適宜調整された。

経過観察：12週間

エンドポイント（評価項目）：

著者らはベースラインと6週，12週で2つの評価項目を設定した。
1. CDRS-Rの総得点（両親と青少年への面談を合わせた情報の結果）
2. 治療終了時に測定されたCGI改善スコア

データはレイノルズ青少年うつ病尺度（Reynolds Adolescent Depression Scale：RADS）と自殺念慮質問票-中学生版（Suicidal Ideation Questionnaire-Junior High School Version：SIQ-Jr）でも収集された。

結果

- プラセボ群と比較して，fluoxetineとCBTの併用群は12週の時点で統計学的に有意に低いCDRS-Rスコアを示した（併用群33.79点 vs プラセボ群41.77点，$P=0.001$）。fluoxetine単独群（$P=0.10$）やCBT単独群（$P=0.40$）はプラセボと比較して有意差はなかった。
- CGI改善スコア1（非常によく改善）または2（よく改善）で定義された臨床反応は表3.1を参照。
- これらの所見の重要性はCGI改善における治療必要数（number needed to treat：NNT）で見積もられた。fluoxetineとCBTのNNT＝3〔95%信頼区間（95% CI）：2〜4〕，fluoxetine単独のNNT＝4（95% CI：3〜8），CBT単独のNNT＝12（95% CI：5〜23）だった。
- 自殺性（RADSとSIQ-Jrスコア）は治療で低下した。fluoxetineとCBT併用群のみがプラセボに比して統計学的に有意な低下を示した（$P=0.02$）。fluoxetine単独群（$P=0.36$），CBT単独群（$P=0.76$）は有意差はなかった。
- 治療での有害事象という点では，実際に害をきたした有害事象はSSRIを処方された患者（fluoxetine単独群またはfluoxetineとCBT併用群）がSSRIなしの患者（プラセボまたはCBT単独群）より有意にリスクが上昇し，オッズ比（odds ratio：OR）は2.19（95% CI：1.03〜4.62）だった。自殺に絞るとサンプルサイズが小さすぎて比較ができなかった（7患者，全患者の1.6%が自殺未遂を起こし，4人はfluoxetineとCBT併用群，2人はfluoxetine単独群，1人はCBT単独群だった）。実際に自殺した患者はいなかった。
- fluoxetine単独群では，すべての精神的有害事象のリスクも有意に高かった（OR

＝2.57，95％ CI：1.11〜5.94）。fluoxetine と CBT 併用群は"中等度の"リスクだった（OR＝1.45, 95％ CI：0.58〜3.58）。

表 3.1　試験の主な結果

	臨床的改善率	95% CI
fluoxetine と CBT 併用	71.0%	(62〜80%)
fluoxetine 単独	60.6%	(51〜70%)
CBT 単独	43.2%	(34〜52%)
プラセボ	34.8%	(26〜44%)

批判と制限事項：本研究の対象者は英語を話す患者のみで構成されており，他の地域の人々に当てはめるのは限界がある。最近の入院，自殺未遂，自殺企図があり安全な家族による監視環境のない患者を除外しており，著者らは最もうつ病の治療が必要ではあるがプラセボ群に割り付けられるのが安全でないと考えられる患者を除外することで結果にバイアスを生じさせている。本研究では意図的に"プラセボと CBT 併用群（これでプラセボ群は研究全体のコントロールとなる）"を設定していない。効果（個人の治療効果）よりも有用性（臨床判断を導く）を研究する目的では，研究デザインは意図的に 2 つの CBT 群を盲検化していないことになる[2]。研究期間が比較的短いため，参加者の一部はより長期の 36 週コースとして後に研究発表された。

関連研究と有用情報：

- TADS グループは（Emslie ら[3,4]により）青年期のうつ病治療において fluoxetine 単独とプラセボ単独を比較する 2 つの独立したプラセボ比較ランダム化試験を行った。これらの研究の前に三環系抗うつ薬はプラセボと比較して効果的だと証明されておらず，行動カウンセリング戦略が介入の基本だった。
- TADS グループはより長期（36 週）のフォローアップ研究を行い，36 週目において CDRS-R の改善率が fluoxetine と CBT 併用群で 86%, fluoxetine 単独群で 81%, CBT 単独群で 81%だった。fluoxetine 単独群は CBT 単独群または fluoxetine と CBT 併用群と比較して自殺念慮の減少率が少なかった。すべての自殺関連イベントは fluoxetine 単独群（14.7%）が CBT 単独群（6.3%）や fluoxetine と CBT 併用群（8.4%）より多くみられた[5]。
- 米国小児科学会（American Academy of Pediatrics：AAP）が推奨する最新のガイドラインでは，軽度のうつ状態の青少年に対する積極的な支援と観察が推奨されている。中等症から重症例に対しては，メンタルヘルスの専門職へのコンサル

トが推奨され，プライマリケア医はCBTとSSRIを開始（単独もしくは併用）すべきとしている[6]。

要点と結果による影響：TADSグループはSSRI処方とCBTの併用が青年期のうつ状態の治療において有用であり，プラセボよりもSSRIがはっきり効果的であると示した。この研究はSSRI治療群において自殺関連の有害事象が多かったという重要な副作用も示し，CBTはこの有害事象の発生予防効果があると示した。TADSグループのより長期のフォローアップ研究では併用療法はより効果的だが，CBT単独群とSSRI単独群は改善レベルが同様であることも示された。これらの結果は青少年期のうつに対して投薬治療とカウンセリング中心のCBTの両者を行うという最新のアプローチに大きく寄与した。またこの研究でのデータにより米国食品医薬品局（Food and Drug Administration：FDA）はすべてのSSRIに青少年において自殺関連事象が増加するという警告を発した。SSRIの処方が減少したのちに青少年の自殺が増加したことでこの警告についてはますます議論を生むこととなった。

臨床症例　青少年におけるうつ

症例病歴：
　14歳の女児が数か月のうつ感情とその他の症状を呈し，健診で異常を指摘され入院した。彼女は精神疾患その他の既往はなく生来健康であった。彼女には希望がなく，「すべて終わりだ」という考えすら抱いていると告白したが，自殺念慮や企図はなかった。あなたは大うつ病の診断を下し，うつ病の管理を話し合うグループとして，非常に支援的な彼女の母親と意見を交わすことについて，患者の同意を得た。
　TADSグループの研究結果に基づき，この患者の大うつ病は処方，CBTもしくはその両者の，いずれで治療されるべきか。

解答例：
　TADSグループはSSRI（fluoxetine）とCBTの併用が青少年期のうつ病の治療において最も効果的であり，治療12週で2/3の患者に臨床的な改善を認めると示した。これを理由にSSRIとCBTの両者が青少年の中等度から重度のうつに対して推奨されている。患者や家族はどちらか片方の治療から開始することを好むかもしれないが，両方の方法が説明されなければならない。SSRIの最も多い副作用（頭痛，消化器症状，不眠症）に加え，CBT単独に比してSSRIを処方された群で自殺関連リスクが増加することも慎重に議論されなければならない。本症例では，自身を傷つけるような考えが出てこないか監視し，患者を援助ことができる家族や世話人を引き入れることが重要である。

文献

1. March J, Silva S, Petrycki S, et al; The TADS Team. Fluoxetine, cognitive-behavioral therapy, and their combination for adolescents with depression: Treatment for Adolescents With Depression Study (TADS) randomized controlled trial. *JAMA.* 2004; 292(7): 807-820.
2. March J, Silva S, Vitiello B; TADS Team. The Treatment for Adolescents with Depression Study (TADS): methods and message at 12 weeks. *J Am Acad Child Adolesc Psychiatry.* 2006; 45(12): 1393-1403.
3. Emslie GJ, Rush AJ, Weinberg WA, et al. A double-blind, randomized, placebo-controlled trial of fluoxetine in children and adolescents with depression. *Arch Gen Psychiatry.* 1997; 54: 1031-1037.
4. Emslie GJ, Heiligenstein JH, Wagner KD, et al. Fluoxetine for acute treatment of depression in children and adolescents: a placebo-controlled, randomized clinical trial. *J Am Acad Child Adolesc Psychiatry.* 2002; 41: 1205-1215.
5. The TADS Team. The treatment for adolescents with depression study (TADS). *Arch Gen Psychiatry* 2007; 64(10): 1132-1144.
6. Cheung AH, Zuckerbrot RA, Jensen PS, et al. Guidelines for Adolescent Depression in Primary Care (GLAD-PC): II. Treatment and ongoing management. *Pediatrics* 2007; 120(5): e1313-e1326.

4 注意欠如・多動症の小児に対する集学的治療：MTA 研究

The Multimodal Treatment Study of Children with Attention Deficit / Hyperactivity Disorder (MTA)

Michael Hochman, revised by Michael Levy

注意欠如・多動症(ADHD)の症状に対して，医師の熟慮のうえ調整された薬物療法は，行動療法や日常的なコミュニティでのケアよりも優れていた。

—— The MTA Cooperative Group[1]

研究課題：注意欠如・多動症〔注意欠陥多動性障害(attention-deficit/hyperactivity disorder：ADHD)〕の小児に対する最も効果的な治療戦略はどれか。(1)薬物療法，(2)行動療法，(3)薬物療法と行動療法の併用，(4)日常的なコミュニティでのケア[1]

研究資金提供：米国国立精神衛生研究所(National Institute of Mental Health：NIMH)と米国教育省(Department of Education)

研究開始：1992 年

研究発表：1999 年

研究実施場所：米国とカナダの 8 つの臨床研究施設

研究対象：7～9.9 歳で DSM(Diagnostic and Statistical Manual of Mental Disorders)-IVにおける ADHD 混合型(最多のタイプで，多動性と注意欠陥の両方の症状がある)の診断基準を満たす小児。ADHD の診断は，親からの報告に基づき，また境界領域の症例では教師の報告に基づき，研究者が下した。子どもたちは精神医療施設，小児科医，広告，学校の通知から組み入れられた。

除外対象：すべての評価・治療に参加できなかった小児

被験者数：579 人

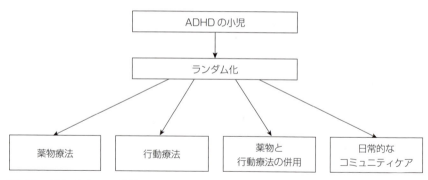

図 4.1　研究デザインの概要

研究概要：研究デザインの概要は図 4.1 を参照

介入内容：

　1 群—薬物療法：この群の小児は最初の 28 日間はさまざまな量のメチルフェニデートを投与される。これは親と教師の報告に基づきながら適切な投与量を決めるためである。好ましい治療反応性がない場合は代替薬として dextroamphetamine などの投与がなされる。続いて，小児は薬剤師と月に 1 回会い，親や教師から得られた情報に基づいた標準化プロトコルで治療薬を調整した。

　2 群—行動療法：この群の親と小児は"親のトレーニング，小児に重点をおいた治療，学校への介入"に参加した。親のトレーニングは博士レベルの心理療法士による 1 家族につき 27 のグループセッションと 8 の個別セッションにより構成されていた。セッションはまずは毎週行われ，時間が経過するにつれ間隔は空いていった。小児に重点をおいた治療は 8 週間の夏季プログラムで，社交性の発達や適切なクラスでの行動を向上させ，グループ活動も含まれていた。学校への介入は，各教師に対して同じ心理療法士による 10～16 回の個別指導が行われた。教師たちにはクラスでの適切な行動の向上のさせかたが教育された。加えて子どもたちは 12 週間毎日教室で心理療法士が指導するクラス補助員から補助を受けた。

　3 群—併用療法：この群の親と小児は薬物療法と行動療法の両者を受けた。情報はカウンセラーと心理療法士の間で"定期的に共有"され，薬物の変更と行動療法の介入が調整できるように配慮された。

　4 群—コミュニティケア：この群は地域の医師に紹介され，標準治療が行われた。

経過観察：14 か月間

エンドポイント(評価項目)：

　著者らは 6 つの主要アウトカム領域を評価した。

1. ADHDの症状を，親と教師の評価に基づいた標準方法であるSwanson, Nolan and Pelham Questionnaire (SNAP)[2]により評価した。
2. その他の5つのアウトカム領域
   - 親と教師のSNAP評価に基づく反抗性・攻撃性
   - 親と教師による標準化されたSocial Skills Rating System (SSRS)[3]評価に基づく社交性
   - 親と教師によるSSRS評価と，子ども自身が評価したMultidimensional Anxiety Scale for Children (MASC)[4]に基づく内因性症状(不安と抑うつ症状)
   - 親子関係質問票に基づいた親子関係
   - Wechsler Individual Achevement Test (WIAT)[5]による読解，数学，書き取りスコアにより評価された学力

結果

- 研究終了時，薬物療法群と併用療法群のうち87%の小児が投薬を受けていた。うち84%はメチルフェニデート，12%がdextroamphetamineであった。
- 投薬を受けていた小児の49.8%に軽度の，11.4%に中等度の，2.9%に重度の副作用があった(親の報告に基づく)。
- コミュニティケア群の小児の67.4%が研究期間中のどこかで投薬を受けていた。
- ADHD症状は4つすべての群の小児で研究期間中に著明に改善した。しかし，下記のとおり薬物療法群と併用療法群が最も良いアウトカムであった。

MTA試験の主な結果：
薬物療法 vs 行動療法
- 薬物療法のほうが親と教師による注意欠陥性の評価と教師による多動性・衝動性の評価において優れていた。

併用療法 vs 薬物療法
- 主要アウトカム領域における有意な差は認められなかった。しかし全体的なアウトカムの二次解析では，薬物療法単独よりも併用療法のほうが，特に複雑なADHDの症状のある小児においてわずかに優れていた。
- 併用療法群の小児は薬物療法単独群よりも平均の薬物用量が少なかった(31.2 mg vs 37.7 mg)。

併用療法 vs 行動療法
- 併用療法のほうが親と教師による注意欠陥性の評価と親の評価による多動性・衝動性，反抗性・攻撃性，読解スコアにおいて優れていた。

コミュニティケア vs その他の治療群
- 薬物療法群と併用療法群のほうがADHD症状とその他のアウトカム領域においてコミュニティケア群よりも全体的に優れていた。
- 行動療法群とコミュニティケア群はADHD症状の改善については同等だった。しかし行動療法群はコミュニティケア群よりも親子関係において優れていた。

批判と制限事項：MTA研究は特定の行動療法に比較して特定の薬物療法の優位性を示したが，必ずしも薬物療法が行動療法よりも優れているとはいえない。つまり，異なる行動療法が薬物療法と同等もしくはより優れている可能性もある。
　この研究で採用された薬物療法と行動療法は時間的制約が多く，実際の現場での導入は難しいかもしれない。

関連研究と有用情報：
MTA研究の後，研究に参加した小児は通常のコミュニティケアに戻り治療を続けた。3年間の経過観察（研究終了後22か月経過して通常のコミュニティケアに戻った）では以下のことが示された：
- ADHDに対する定期的な投薬を受けている小児は，行動療法群で45%に低下した。
- ADHDに対する定期的な投薬を受けている小児は，薬物療法群と併用療法群で71%に減少した。
- ADHDに対する定期的な投薬を受けている小児は，コミュニティケア群で62%と比較的一定であった。
- 3年後の症状はどの治療群でも同様であった。つまり，薬物療法群と併用療法群の初期の優位性はもはや認められなかった。
- その他の研究でも，ADHDの小児に対する中枢神経刺激薬の優位性が示された[6-8]。
- 米国小児科学会（American Academy of Pediatrics：AAP）のADHDの小児に関するガイドラインでは以下の事項を推奨している[9]。
  - 12歳未満の小児に対する薬物療法や行動療法は，家族の希望しだいとする。
  - 12〜18歳の小児の治療の第1選択は薬物療法または薬物療法と行動療法の併用とする（行動療法は，本人や家族が薬物療法を希望しない場合に選択できる）。

要点と結果による影響：ADHDの小児に対して，14か月の研究期間では，注意深く調整された薬物療法は行動療法や通常のコミュニティケアよりも優れていた。この優位性はランダム化の3年後（小児が通常のコミュニティケアに戻った後）までは持続しなかった。併用療法と行動療法を受けた小児は薬物療法単独で受けていた小児と同様のアウトカムであったが，症状のコントロールのための薬物投与量が少なかった。これらの制限事項にもかかわらず，このMTA研究はADHDの小児に対

して注意深く調整された薬物療法のほうが行動療法よりも優れているエビデンスとして頻繁に引用されている。しかし，行動療法は本人と家族が希望すれば適切で効果的な第1選択になりうる。

> **臨床症例　ADHDのマネジメント**
>
> **症例病歴：**
> 　6歳の男児が，集中できる時間が短く多動性があり時折クラスの活動を乱してしまうと教師と親から報告され，ADHDと診断された。彼の学校の成績は普通だが，教師と親の両者が，集中力が向上すれば成績も上がるだろうと考えている。
> 　MTA研究の結果に基づき，この男児のADHDは薬物療法か行動療法かその併用療法のどれで治療すべきか。
>
> **解答例：**
> 　MTA研究は，ADHDの症状は薬物療法のほうが行動療法よりもよくコントロールされると示している。しかし，薬物療法には副作用もあり，米国小児科学会は12歳未満のADHD治療の第1選択としては薬物療法，行動療法，その併用療法のいずれかを推奨している。したがって，本症例の男児は家族の希望に基づきどのアプローチで治療を開始してもよい。

文献

1. The MTA Cooperative Group. A 14-month randomized clinical trial of treatment strategies for attention-deficit/hyperactivity disorder. *Arch Gen Psychiatry*. 1999; 56: 1073-1086.
2. Swanson JM. *School-based assessments and interventions for ADD students*. Irvine, CA: KC Publications, 1992.
3. Gresham FM, Elliott SN. *Social Skills Rating System: Automated System for Scoring and Interpreting Standardized Test* [computer program]. Version 1. Circle Pines, MN: American Guidance Systems, 1989.
4. March JS et al. The Multidimensional Anxiety Scale for Children (MASC): factor structure, reliability, and validity. *J Am Acad Child Adolesc Psychiatry*. 1997; 36: 554-565.
5. *Wechsler Individual Achievement Test: Manual*. San Antonio, TX: Psychological Corp, 1992.
6. Schachter HM et al. How efficacious and safe is short-acting methylphenidate for the treatment of attention-deficit disorder in children and adolescents? A meta-analysis. *CMAJ*. 2001; 165(11): 1475.
7. Biederman J et al. Efficacy and tolerability of lisdexamfetamine dimesylate (NRP-104) in children with attention-deficit/hyperactivity disorder: a phase III, multicenter, randomized, double-blind, forced-dose, parallel-group study. *Clin Ther*. 2007; 29(3): 450-463.
8. Wigal S et al. A double-blind, placebo-controlled trial of dexmethylphenidate hydrochloride

and d,l-threo-methylphenidate hydrochloride in children with attention-deficit/hyperactivity disorder. *J Am Acad Child Adolesc Psychiatry.* 2004; 43(11): 1406-1414.
9. American Academy of Pediatrics. ADHD: Clinical practice guideline for the diagnosis, evaluation, and treatment of attention-deficit/hyperactivity disorder in children and adolescents. *Pediatrics.* 2011; 128(5): 1007-1022.

本章の翻訳にあたり，『医師として知らなければ恥ずかしい 50 の臨床研究』の「37 注意欠陥多動性障害の小児に対する集学的治療：MTA 試験」を参考とした。谷口俊文先生に厚く御礼申し上げる。

SECTION 3

心臓病学

Cardiology

未熟児動脈管開存症の薬剤による閉鎖

5

Pharmacologic Closure of a Patent Ductus Arteriosus in Premature Infants

Michael Levy

> インドメタシン投与後 24 時間以内に子どもたちに劇的な臨床的改善がみられた。
>
> —— Friedman et al.[1]

研究課題：プロスタグランジン阻害薬であるインドメタシンの投与は症候性動脈管開存症 (patent ductus arteriosus：PDA) 患者の臨床症状を改善または消失させるか[1]。

研究資金提供：米国公衆衛生局 (U.S. Public Health Service)

研究発表：1976 年

研究実施場所：カリフォルニア大学サンディエゴ校

研究対象：重症の呼吸窮迫症候群 (respiratory distress syndrome：RDS) と左右シャントの症候化 [訳注：後述の"エンドポイント"参照] を認める未熟児

除外対象：消化管出血，血小板減少，凝固検査の異常，高ビリルビン血症 (>10 mg/dL) を認める患者

被験者数：6 人

研究概要：インドメタシンによる治療を受けた (そうでなければ外科的な動脈管結紮術を受けていたであろう) のべ 6 例の症例集積

介入内容：インドメタシン 5 mg/kg を直腸内または 2.5 mg/kg を経鼻胃管から単回投与する。

経過観察：身体所見と心エコーを投与後3，6，12，24時間後，以降は1日ごとにフォローする。

エンドポイント（評価項目）：
- 重症左右シャントの臨床症状：bounding pulse［訳注：拡張期血圧が低下し，血圧の最大と最低の差が大きくなることで，触診すると脈が跳ねたように大きく振れる所見］，顕著な心尖拍動，心拡大，収縮期雑音
- 胸部X線での肺うっ血所見の増悪
- 左右シャントの指標である左心房径/大動脈径(left atrial/aortic root：LA/Ao)比

結果

- 6人中5人の児はPDAの臨床所見が完全に消失した。6人目は48時間後も収縮期心雑音を聴取したが，それ以外のPDAの所見は24時間以内に消失した。
- 人工呼吸管理を受けていた4人の児は"難なく［訳注：元論文中の"without difficulty"をそのまま引用している。具体的な"difficulty"として何を想定していたかは不明という意味も込められているだろう］"抜管できた。
- 各児のLA/Ao比は治療24時間後に有意に低下した（$P<0.001$）。
- 2人の児に統計学的に有意な尿量の減少と血中尿素窒素・血清クレアチニンの上昇を認めた。両児において乏尿は72〜96時間以内に改善し，血液検査結果も正常化した。

批判と制限事項：
- すべての症例集積報告と同様に，選択バイアスのリスクがある。より治療反応性が良さそうな患者が組み入れられたのかもしれない。
- 臨床的改善のアセスメントが主観的な指標に基づいており，観察者間での差が生じる。
- コントロール群が設定されていない。患者は無治療でも改善していたかもしれない。
- 患者はすべて在胎29週以上で，出生体重も1,000gより重い。したがって，より重症でインドメタシンへの治療反応性も異なっていそうな，より未熟で低体重の患者群を反映していない。
- 動脈管閉鎖の長期的な利点については考慮されていない。

追加情報：
- 早産児の動脈管閉鎖におけるインドメタシンの効果はいくつかの投与法を比較したランダム化比較試験で明らかになり，インドメタシン治療を受けた児は受けな

- かった児に比べ2倍動脈管閉鎖が得られやすいとされた[2]。
- 必ずしも原因とは限らないが，遷延するPDAは重症呼吸窮迫症候群・呼吸補助の長期化・慢性肺疾患・壊死性腸炎・脳室内出血といった合併症と関連している[3]。5つの臨床試験では，未熟児で少なくとも6日間PDAの症状が続くと呼吸器合併症をきたす可能性が高くなることが示された。これらの児は遷延する人工換気または酸素投与を必要とし，慢性肺疾患の発生率増加につながったと仮定づけられた[4]。外科的な視点からの研究では出生体重1,000 g未満の児は早期の動脈管結紮で壊死性腸炎をきたすリスクが減少することが示された[5]。1つの後方視的研究では，早産児においてPDAが遷延することでの調整死亡率は8倍高かった[6]。
- 逆に，49のランダム化試験のシステマティック・レビューでは，動脈管閉鎖で死亡・慢性肺疾患・壊死性腸炎の減少はみられないとされた[7]。23の研究では動脈管閉鎖で人工呼吸管理もしくは酸素投与の期間の短縮を示すことができなかった。予防的インドメタシン投与で重症脳室内出血の発生率は減少したが，発達予後の改善という結果には至らなかった[8]。
- インドメタシンは腎機能障害，腸管穿孔，血小板機能異常による出血の助長などの副作用がある。

要点と結果による影響：本研究では，プロスタグランジン阻害薬で動脈管を薬理学的に閉鎖することは可能であり，治療でPDAに伴う症状の改善がみられた。プロスタグランジン阻害薬は現在でも症候性PDAの主要な治療薬であるが，この治療では予後までは改善させず，PDAの治療は必須ではないというエビデンスも蓄積されつつある。

臨床症例　症候性PDAの未熟児

症例病歴：
あなたはNICUで，在胎27週で出生した新生児を担当している。生後2日目に児の呼吸器設定が増悪し，収縮期心雑音が聴取されbounding pulseの徴候がみられた。心エコーでPDAの所見があった。どう管理するか。

解答例：
この児は症候性PDAであり動脈管を閉鎖するための介入を考慮すべきである。遷延するPDAは死亡率に加え慢性肺疾患，壊死性腸炎といった合併症率も上昇させる。プロスタグランジン阻害薬が有効であり第1選択の治療として考慮される。しかし，プロスタグランジン阻害薬は副作用もあり，動脈管を閉鎖させることは予後を改善させないという研究もあり，支持療法（水分制限，利尿薬，慎重な呼吸管理など）も考慮されるべきである。

文献

1. Friedman WF, Hirschklau MJ, Printz MP, Pitlick PT, Kirkpatrick SE. Pharmacologic closure of patent ductus arteriosus in the premature infant. *N Engl J Med.* 1976; 295(10): 526-529.
2. Gersony WM, Peckham GJ, Ellison RC, Miettinen OS, Nadas AS. Effects of indomethacin in premature infants with patent ductus arteriosus: results of a national collaborative study. *J Pediatr.* 1983; 102(6): 895-906.
3. Benitz WE. Patent ductus arteriosus: to treat or not to treat? *Arch Dis Child Fetal Neonatal Ed.* 2012; 97(2): F80-F82.
4. Clyman RI, Chorne N. Patent ductus arteriosus: evidence for and against treatment. *J Pediatr.* 2007; 150(3): 216-219.
5. Cassady G, Crouse DT, Kirklin JW, et al. A randomized, controlled trial of very early prophylactic ligation of the ductus arteriosus in babies who weighed 1,000 g or less at birth. *N Engl J Med.* 1989; 320(23): 1511-1516.
6. Noori S, Mccoy M, Friedlich P, et al. Failure of ductus arteriosus closure is associated with increased mortality in preterm infants. *Pediatrics.* 2009; 123(1): e138-e144.
7. Benitz WE. Treatment of persistent patent ductus arteriosus in preterm infants: time to accept the null hypothesis? *J Perinatol.* 2010; 30(4): 241-252.
8. Schmidt B, Davis P, Moddemann D, et al. Long-term effects of indomethacin prophylaxis in extremely-low-birth-weight infants. *N Engl J Med.* 2001; 344(26): 1966-1972.

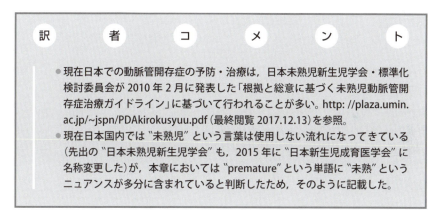

訳者コメント

- 現在日本での動脈管開存症の予防・治療は、日本未熟児新生児学会・標準化検討委員会が 2010 年 2 月に発表した「根拠と総意に基づく未熟児動脈管開存症治療ガイドライン」に基づいて行われることが多い。http://plaza.umin.ac.jp/~jspn/PDAkirokusyuu.pdf（最終閲覧 2017.12.13）を参照。
- 現在日本国内では"未熟児"という言葉は使用しない流れになってきている（先出の"日本未熟児新生児学会"も，2015 年に"日本新生児成育医学会"に名称変更した）が，本章においては"premature"という単語に"未熟"というニュアンスが多分に含まれていると判断したため，そのように記載した。

本項の翻訳に際してご助言いただいた淀川キリスト教病院小児科の豊 奈々絵先生に感謝申し上げる。

小児・青年期における肥満と心血管リスク因子の関係：Bogalusa 心臓研究

The Relation of Overweight to Cardiovascular Risk Factors among Children and Adolescents (the Bogalusa Heart Study)

Jeremiah Davis

> 過体重をリスク因子のスクリーニングとして用いるのは心血管疾患を発症しやすい人を早期同定するのに特に効果的だろう。
> —— Freedman et al.[1]

研究課題：小児において過体重は有害リスク因子(脂質，インスリン，血圧)を予測できるか。過体重に分類することで，どれくらいの感度で有害リスク因子を同定できるか[1]。

研究資金提供：米国国立心肺血液研究所(National Heart, Lung, and Blood Institute：NHLBI)，米国国立衛生研究所(National Institutes of Health：NIH)のグラント HL15103 と HL3219，米国疾病予防管理センター(Centers for Disease Control and Prevention：CDC)，Robert W. Woodruff 財団

研究開始：1973 年

研究発表：1999 年

研究実施場所：米国ルイジアナ州ボガルサ(Bogalusa)

研究対象：対象地域の 5〜17 歳の児童が 1973〜94 年にかけて連続調査を受けた。各調査はボガルサの推定全対象人口の 80％以上に行われた。身体データと検査データが大部分の被験者で少なくとも 2 回調査された。体重のカテゴリーは各個人の最終スクリーニング調査に基づいて決定された。全部で 9,167 人の小児(男児 4,789 人，女児 4,378 人)が組み入れられた。

除外対象：対象地域外の児，空腹時でない検査値の児，身長・体重・収縮期血圧 (systolic blood pressure：SBP)・総コレステロール値 (total cholesterol：TC) が記録されていない児

被験者数：9,167 人

研究概要：研究デザインの概要は図 6.1 を参照

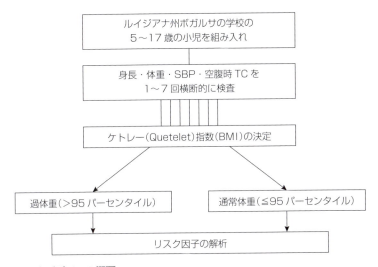

図 6.1　研究デザインの概要

研究における比較項目：身長，体重，上腕三頭筋と肩甲骨の皮下脂肪厚が各調査で測定された。心血管疾患のリスク因子は以下の項目：収縮期 (SBP)・拡張期血圧 (diastolic blood pressure：DBP)，空腹時血清トリグリセリド (triglycerides：TG)，血清総コレステロール (TC)，低比重リポタンパク (low-density lipoprotein：LDL) コレステロール，高比重リポタンパク (high-density lipoprotein：HDL) コレステロール，血清インスリン。個人における最後の調査でのケトレー (Quetelet) 指数〔BMI (body mass index)〕に基づき過体重かどうかが決められた。全国のベンチマーク (全国健康調査サーベイランス II・III，全国健康栄養調査サーベイランス I・II・III) と比較して 95 パーセンタイルを超える BMI を過体重に分類した。血清インスリン値は異常値が確立していないので，年齢・性別・人種で補正した値の 95 パーセンタイル以上をカットオフ値として用いた。

　心血管系のリスク因子は国内の標準値 (表 6.1。HDL は低いか低くないかに二分) を用いて"高い"か"高くない"かに二分した[2-4]。これらの値は今日のガイドラインにおいてはもはや標準ではないことを認識しておかなければならない。各リスク

因子をもつ率を過体重(95 パーセンタイルを超える BMI)群と非過体重(85 パーセンタイル未満の BMI)で同定した。

表6.1　調査したリスク因子における異常値の定義

リスク因子	基準
総コレステロール(TC)	>200 mg/dL
トリグリセリド(TG)	≧130 mg/dL
低比重リポタンパク(LDL)	>130 mg/dL
高比重リポタンパク(HDL)	<35 mg/dL
インスリン	≧95 パーセンタイル[a]
収縮期血圧(SBP),拡張期血圧(DBP)	≧95 パーセンタイル[b]

[a] 年齢・性別・人種で補正。
[b] 米国国立高血圧教育プログラムより引用。

結果

- 研究参加者の 11％が過体重(BMI が 95 パーセンタイルを超える)だった。85 パーセンタイル未満の BMI と 95 パーセンタイルを超える BMI を比較すると,過体重では検討されたすべてのリスク因子に対するオッズ比が高かった(表6.2)。
- BMI が 85 パーセンタイル未満の児は個別のリスク因子(総コレステロール,LDL など)に差はなかった。BMI が 85 パーセンタイルを超えると検討されたリスク因子をもつ率が上昇し,95 パーセンタイルを超えるとさらに高くなった。
- 5～10 歳において過体重の児の 61％がリスク因子を 1 つもっていた。過体重の児は BMI の低い児と比較して当てはまるリスク因子の数が多かった。オッズ比(odds ratio：OR)は,それぞれ 1 つ(OR＝3.8),2 つ(OR＝9.7),3 つ(OR＝43.5)であった。
- 11～17 歳において過体重の児の 58％が少なくとも 1 つのリスク因子をもっていた。過体重の児は BMI の低い児と比較して当てはまるリスク因子の数が多かった。オッズ比はそれぞれ 1 つ(OR＝2.8),2 つ(OR＝6.5),3 つ(OR 22.6)だった。

表 6.2　5〜17 歳の過体重（BMI が 95 パーセンタイルを超える）の児がもつ心血管リスク因子の推定オッズ比（OR）

リスク因子	OR（95%信頼区間）	感度[a]
TC＞200 mg/dL	2.4（2.0〜3.0）	24%
TG＞130 mg/dL	7.1（5.8〜8.6）	47%
LDL＞130 mg/dL	3.0（2.4〜3.6）	28%
HDL＜35 mg/dL	3.4（2.8〜4.2）	25%
インスリン高値	12.6（10〜16）	62%
SBP 高値	4.5（3.6〜5.8）	34%
DBP 高値	2.4（1.8〜3.0）	23%

[a] 過体重の児の中でリスク因子をもつ率。

批判と制限事項：まず，この研究は横断的な調査データの要約であり，参加者個人の縦断的情報（たとえば時間経過により新しくリスク因子が出てくるか）は得られない。そして，全対象人口の 80％以上を調査しているというが，相当数の人が参加していないことになる。最後に，リスク因子の基準値が成人の基準に基づいたものである。

関連研究と有用情報：
- 同じボガルサ心臓研究の集団は何年にもわたって追跡調査された。追加研究ではアフリカ系アメリカ人の女児がより早期に月経開始となること[5]，BMI と上腕三頭筋の皮下脂肪厚が増加すると頸動脈内膜中膜厚（intima-media thickness：IMT）が増加すること[6]，そして最も新しいものではさまざまな身体計測値と心血管系リスク因子の関係（BMI または腹囲/身長比を用いて再確認された）が示された[7]。
- 最終的に，ボガルサ心臓研究は小児期の心血管系リスク因子と動脈硬化の関係を，小児期の肥満と心血管系リスクに関連して確立した[8]。

要点と結果による影響：本研究とその他の研究により小児期の肥満と心血管系リスク因子の強い関連が示された。簡単な外来でのスクリーニング（BMI を計算する）を用いて臨床的に重要な心血管系のリスク因子を同定できる。BMI は大事だが，この研究では複数のデータを含めた多因子リスクアセスメントの役割も示している。小児期の過体重または肥満を早期に認識すること，そしてこのような児に早期介入を目標として脂質や血圧異常のスクリーニングを強調することで成人期の死亡を防ぐかもしれない。

臨床症例　心血管系リスク因子のスクリーニングとしての肥満

症例病歴：

　8歳の男児が健診目的に外来を受診した。BMIは小児の成長曲線において97パーセンタイルだった。その他の血圧を含めたバイタルサインは正常だった。身体所見や健診におけるチェックでは問題なく，予防接種も年齢相応だった。この子の体重について両親にどのような推奨をすべきか。

解答例：

　食事摂取や運動の状況からこの児の肥満について言及することに加えて，そのBMIの高さからは脂質代謝異常がないか確認する血液検査が必要である（ガイドラインでは標準体重であれば9歳までは脂質のスクリーニングは推奨されていない）。ボガルサ心臓研究のコホート集団と関連研究に基づくと，心血管疾患が小児期早期から始まり，過体重や肥満と関連していることは明確である。肥満の若年小児は高血圧，インスリン抵抗性，高脂血症などの合併症の早期徴候がないか観察すべきである。

文献

1. Freedman DS, Dietz WH, Srinivasan SR, Berenson GS. The relation of overweight to cardiovascular risk factors among children and adolescents: the Bogalusa heart study. *Pediatrics.* 1999; 103(6): 1175-1182.
2. National Cholesterol Education Program. *Report of the Expert Panel on Blood Cholesterol Levels in Children and Adolescents.* National Institutes of Health publication no. 91-2732. Washington, DC: US Department of Health and Human Services; September 1991.
3. American Academy of Pediatrics, Committee on Nutrition. Cholesterol on childhood. *Pediatrics.* 1998; 101: 141-147.
4. Kwiterovich PO Jr. Plasma lipid and lipoprotein levels in childhood. *Ann N Y Acad Sci.* 1991; 623: 90-107.
5. Freedman DS, Khan LK, Serdula MK, Dietz WH, Srinivasan SR, Berenson GS. Relation of age at menarche to race, time period, and anthropometric dimensions: the Bogalusa Heart Study. *Pediatrics.* 2002; 110(4): e43.
6. Freedman DS, Dietz WH, Tang R, et al. The relation of obesity throughout life to carotid intima-media thickness in adulthood: the Bogalusa Heart Study. *Int J Obes Relat Metab Disord* 2004; 28(1): 159-166.
7. Freedman DS, Blanck HM, Dietz WH, DasMahapatra P, Srinivasan SR, Berenson GS. Is the body adiposity index [hip circumference/height(1.5)] more strongly related to skinfold thicknesses and risk factor levels than is BMI? The Bogalusa Heart Study. *Br J Nutr.* 2013; 109(2): 338-345.
8. Berenson GS, Srinivasan SR, Bao W, Newman WP III, Tracy RE, Wattigney WA. Association between multiple cardiovascular risk factors and atherosclerosis in children and young adults. The Bogalusa Heart Study. *N Engl J Med.* 1998; 338(23): 1650-1656.

SECTION 4

皮膚科学

Dermatology

7 症候性増殖性乳児血管腫へのプロプラノロール vs プレドニゾロン：ランダム化臨床試験

Propranolol versus Prednisolone for Symptomatic Proliferating Infantile Hemangiomas: a Randomized Clinical Trial

Nina Shapiro

> プレドニゾロン治療では効果は同等だが重篤な有害事象が多かったことから，症候性乳児血管腫の治療は禁忌でなければプロプラノロールを第1選択として考慮するべきである。
>
> —— Bauman et al.[1]

研究課題：症候性増殖性乳児血管腫（infantile hemangioma：IH）の治療においてプロプラノロールはプレドニゾロンよりも効果的で安全か[1]。

研究資金提供：米国国立衛生研究所（National Institutes of Health：NIH）の組織のうち，国立小児保健発達研究所（National Institute of Child Health and Human Development：NICHD）と国立研究資源センター（National Center for Research Resource：NCRR）

研究開始：2010年

研究発表：2014年

研究実施場所：米国国立小児医療センター（Children's National Medical Center），アイオワ大学，ジョンズホプキンス病院

研究対象：生後2週〜6か月の，症候性増殖性IHの乳児。血管腫が機能障害をきたしている（たとえば気道閉塞傾向，嚥下障害，視覚障害，聴力障害）または潰瘍形成，疼痛，整容的に問題のある領域にある場合に症候性と考えた。

除外対象：非増殖性 IH の児と IH に対して他の治療を受けている児は除外となった。加えて，肝疾患，血糖値の異常，低血圧，reactive airway disease［訳注：RS ウイルス感染症などに罹患した後に気道過敏性が亢進し，軽微な気道感染症などを契機に喘鳴を繰り返すようになる病態］，心奇形，PHACE 症候群として後頭蓋窩の脳奇形，血管腫 (hemangioma)，動脈異常 (arterial abnormality)，大動脈縮窄症 (coarctation of the aorta) や心奇形 (cardiac defect)，眼の異常 (eye abnormality) で頭蓋内血管の著明な狭窄のある児は除外された。社会的サポートが不十分な児も除外された。

被験者数：19 人

研究概要：研究デザインの概要は図 7.1 を参照。

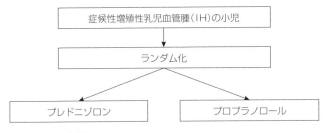

図 7.1　研究デザインの概要

介入内容：症候性増殖性 IH の小児に経口でプレドニゾロン (2.0 mg/kg/日) またはプロプラノロール (2.0 mg/kg/日) のどちらかを投与する。

経過観察：4 か月間

エンドポイント（評価項目）：

　一次評価項目：プレドニゾロンもしくはプロプラノロールによる治療 4 か月後の血管腫の大きさの変化。盲検化された調査者が血管腫の外周から全表面積を計算した。中心部に病変がない (central clearing) 場合は全表面積の調整を行った。縮小（退縮）は，初診時から皮膚病変の大きさや割合が減少したことと定義された。

　二次評価項目：薬剤への反応率，有害事象の頻度，1〜5 (1 は軽度，5 は死亡) の有害事象共通用語規準 (common terminology criteria for adverse event：CTCAE) 尺度に基づく有害事象の重症度

結果

プロプラノロールとプレドニゾロンの両者とも血管腫の縮小効果は認めた。4か月時点で，両群で IH の全表面積，調整全表面率の縮小率に有意差はなかった（それぞれ $P=0.12$, 0.56）。プレドニゾロン群のほうがプロプラノロール群よりも血管腫が速やかに縮小した（$P=0.03$）。しかし，血管腫の中心に病変がない場合の調整全表面率を用いて解析すると，反応率に有意差はなかった（$P=0.91$）。

2群間で有害事象の頻度に差はなかった（$P=0.84$）が，プレドニゾロン群での有害事象はより重篤で，特に成長障害（身長・体重が5パーセンタイル未満）をプレドニゾロン群の5人に認め，プロプラノロール群では0人だった（$P<0.004$）。この重篤な有害事象により，プレドニゾロン群の児の75％が早期から薬剤関連の問題で研究を離脱することになった。プロプラノロール群の児では呼吸器系の有害事象が起きやすく，ほとんどが上気道感染症だった。総じて，有害事象はプロプラノロール群のほうがプレドニゾロン群より軽症だった。血管系の有害事象（血圧の上昇・下降を反映）の数は2群間で差がなく，すべての血管系イベントは無症候性で自然軽快した。プレドニゾロンに関連した重篤な有害事象を重く受けとめ，データ安全性モニタリング委員会（Data Safety Monitoring Board：DSMB）は目標被験者に達する前に研究を中止させた。

批判と制限事項：

- 本研究によりプロプラノロールとプレドニゾロンの効果比較のエビデンスとプレドニゾロンの有害事象の重篤さが示されたが，被験者の少なさと研究の早期中止により IH 治療における両薬剤の確実な比較が妨げられたことになる。被験者の少なさの理由の1つとしては研究センターの1つで均衡［訳注：2つの治療の効果・副作用について評価が二分する状況があるからこそランダム化比較試験を行うという考え方］が失われ，患者を組み入れなかったことによる。このセンターの研究者は研究グループに参加した直後にプロプラノロールがプレドニゾロンより優れていると感じたため，参加者の組み入れを行わなかったのである。この研究者らは，プロプラノロールによる短期間または長期間での重篤な有害事象が将来的に示されるはずで，それによりプロプラノロールの投与が避けられるようになるかもしれず，この情報はその際に有用になるだろうと述べた。
- 血管腫の多様性のため，検証され，標準化され，信頼に足る血管腫の重症度の評価方法がないことが IH の研究における長年の問題だった。血管腫重症尺度（hemangioma severity scale）と血管腫動的複雑度尺度（hemangioma dynamic complication scale）が血管腫調査研究班（hemangioma investigator group research core）により作られ，これらの尺度は IH の重症度を表す信頼できるツ

ールである。この尺度は大きさ，場所，関連した構造異常のリスク，合併症，疼痛，外観上の問題に基づいている[2]。本研究の開始時はこのツールは利用できなかった。本研究のアウトカムは病変の全表面積と調整全表面積に基づいており，これは血管腫の重症度と治療反応性を決定するのに信頼性がない可能性がある。
- プロプラノロールは血管腫を縮小させるのに成功したが，機序は不明である。プロプラノロールにより退縮開始が促進されているだけなのか，実際に退縮という最終目標を改善させているのかという疑問は残る。

関連研究と有用情報：

現時点で米国食品医薬品局(Food and Drug Administration：FDA)に承認されたIHの治療薬はない[訳注：乳児血管腫に対するプロプラノロール製剤は，2014年3月にFDAで認可され，日本でも2016年7月に製造販売承認されている]。プレドニゾロンとプロプラノロールは両者ともこの疾患に対しては適応外使用である[3]。加えて，プロプラノロールはFDAが小児患者への投与を承認しておらず，小児に投与されることは少ない[3]。したがって，用量，安全性と毒性，合併症をもつ患者への投与などのプロトコルのコンセンサスが必要である。2011年にシカゴでコンセンサス会議が開催され，IHへのプロプラノロールの使用についての推奨が出された。大規模な第Ⅲ相試験で効果，適切な投与レジメン，長期の安全性について決定する必要がある[3]。

要点と結果による影響： プレドニゾロンとプロプラノロールで治療開始から4か月での血管腫の表面積の縮小に有意差はなかった。プレドニゾロンは退縮がより速い結果になるだろうが，より重篤な有害事象と関連しており，したがってプロプラノロールが症候性IHの治療における選択肢として考慮されるだろう[1,4]。

臨床症例　　乳児血管腫

症例病歴：

生後4か月の健康な女児が右耳部分の徐々に拡大する赤い大きな色素沈着病変を主訴に外来を受診した。この児は他の皮膚病変はなく，病変は大部分が血管腫から構成されているようだった。耳の構造は不明瞭化し，耳全体を血管腫が占め，外耳道を完全に閉塞していた。病変部は痂皮化し，皮膚が損傷し，出血し，潰瘍形成をしている部分もあった。

推奨される治療は何か。

解答例：

本研究によると，患児には経口プロプラノロール 2 mg/kg/日 分3による治療が提案される。家族には，この薬剤はこの状況に対してFDAの承認を受け

ていないが，効果的で安全と思われると伝える必要がある。心疾患のスクリーニングを行い，心機能を治療前後でモニタリングする必要がある。

文献

1. Bauman NM, McCarter RJ, Guzzetta PC, et al. Propranolol vs prednisolone for symptomatic proliferating infantile hemangiomas: a randomized clinical trial. *JAMA Otolaryngol Head Neck Surg.* 2014; 140(4): 323-330.
2. Haggstrom AN, Beaumont JL, Lai JS, et al. Measuring the severity of infantile hemangiomas: instrument development and reliability. *Arch Dermatol.* 2012; 148(2): 197-202.
3. Drolet BA, Frommelt PC, Chamlin SL, et al. Initiation and use of propranolol for infantile hemangioma: report of a consensus conference. *Pediatrics.* 2013; 131(1): 128-140. doi: 10.1542/peds.2012-1691. Epub 2012 Dec 24. Review.
4. Léauté-Labrèze C, Dumas de la Roque E, Hubiche T, Boralevi F, Thambo JB, Taïeb A. Propranolol for severe hemangiomas of infancy. *N Engl J Med.* 2008 Jun 12; 358(24): 2649-2651.

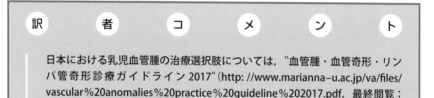

訳者コメント

日本における乳児血管腫の治療選択肢については，"血管腫・血管奇形・リンパ管奇形診療ガイドライン2017"(http://www.marianna-u.ac.jp/va/files/vascular%20anomalies%20practice%20guideline%202017.pdf，最終閲覧：2017年12月13日)に記載されている(当然本研究も引用されている)。

SECTION 5

内分泌学

Endocrinology

糖尿病性ケトアシドーシスの小児における脳浮腫のリスク因子

Risk Factors for Cerebral Edema in Children with Diabetic Ketoacidosis

Jeremiah Davis

本研究では，受診時に血液尿素窒素濃度がより高く，より重度の低二酸化炭素血症がある糖尿病性ケトアシドーシスの小児はそうでない場合よりも脳浮腫のリスクが高かった。

—— Glaser et al.[1]

研究課題：糖尿病性ケトアシドーシス（diabetic ketoacidosis：DKA）において，受診時のどのような患者背景や血液検査，治療が脳浮腫の発症と関連しているか[1]。

研究資金提供：Children's Miracle Network と Ambulatory Pediatrics Association

研究開始：1982 年

研究発表：2001 年

研究実施場所：小児三次医療機関（米国の 9 つとオーストラリアの 1 つの病院）

研究対象：1982〜97 年の間に 10 の小児病院で DKA から二次的に脳浮腫をきたした 18 歳以下の小児。カルテの後方視的検討で以下の患者が選ばれた。すなわち，DKA と脳浮腫，脳梗塞，昏睡，けいれんがみられる児，死亡した児，または CT や MRI 検査が行われ，挿管され，マンニトール投与が行われた患者である。DKA は血糖値 300 mg/dL 超，静脈血 pH 7.25 未満，血清重炭酸濃度 15 mmol/L 超，尿ケトンの存在を満たすものと定義された。脳浮腫の診断は，意識変容と，(1) 放射線画像上または病理組織上の脳浮腫の存在，(2) 脳浮腫の特異的治療（過換気または過浸透圧治療）開始後に臨床的に改善した，の 2 つの基準のうち 1 つでも満たすものと定義された。各症例はそれぞれ 6 例の脳浮腫のない対照例（同様に後方視的に選定，3 例のランダムコントロールと 3 例のマッチドコントロール）と比較された。ランダムコントロールは DKA で入院した例からコンピュータがランダムに抽出し，

マッチドコントロールは DKA で入院し，年齢，糖尿病の発症（新規か既知か），静脈血 pH，血糖値が同等の例が選ばれた．

除外対象：DKA，脳浮腫の定義を満たさない児．19 歳以上

被験者数：症例 61 例，ランダムコントロール 181 例，マッチドコントロール 174 例

研究概要：研究デザインの概要は図 8.1 を参照

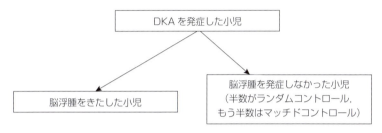

図 8.1　研究デザインの概要

患者のアウトカムの判定：

　研究期間内に研究施設で DKA と診断されたすべての小児のカルテ（研究施設に紹介された場合は紹介元の病院のカルテも含む）がレビューされた．同様に，各施設で死亡したすべての小児のカルテも，DKA 関連の脳浮腫での死亡例が見逃されていないかレビューされた．最後に，脳梗塞を発症したすべての小児の放射線画像が神経病理医により検討され，脳浮腫に関連する梗塞に矛盾しないものであれば脳浮腫の群に組み入れられた．

相関関係の検討方法：

　著者らは脳浮腫群と両コントロール群間について，連続変数については一元配置分散分析を，カテゴリ変数については χ（カイ）二乗検定を行い統計学的に検討した．ランダムコントロール群と症例群は属性データと初期の検査値についてロジスティック回帰分析を行い検討した．マッチドコントロール群と症例群は属性データと初期の検査値，治療について条件付きロジスティック回帰分析を行い検討した．相対リスクの見積もりにオッズ比が算出された．最後に，多変量解析を反復して行っても大半で統計学的に有意と判定されるような関連を調べた．

結果

- ランダムコントロール群と比較し，脳浮腫群は若年齢で，白色人種が多く，新規に糖尿病と診断された例が多く，より重篤なアシドーシスが多く，低二酸化炭素血症の傾向があり，血糖値が高く，血液尿素窒素（blood urea nitrogen：BUN）値とクレアチニン値が高かった。マッチドコントロール群と比較すると，脳浮腫群は BUN 値が高く，動脈血二酸化炭素分圧（$PaCO_2$）値が低かった。
- 多変量ロジスティック回帰分析では BUN 値と $PaCO_2$ 値のみが脳浮腫と関連していた。
- 脳浮腫群とマッチドコントロール群との条件付きロジスティック回帰分析では，BUN，$PaCO_2$，治療中の血清ナトリウム値の上昇率，重炭酸による治療が脳浮腫と統計学的に有意な関連があった（表 8.1）。

表 8.1 症例群とマッチドコントロール群間での脳浮腫のリスク因子の多変量解析

変数[a]	相対リスク（95%信頼区間）	P 値
男性	0.6（0.3〜1.4）	0.27
年齢（1 歳の増加ごと）	0.9（0.6〜1.3）	0.53
初期の血清ナトリウム値（5.8 mmol/L の上昇ごと）	0.7（0.5〜1.02）	0.06
初期の血糖値（244 mg/dL の上昇ごと）	1.4（0.5〜3.9）	0.58
初期の BUN 値（9 mg/dL の上昇ごと）	1.8（1.2〜2.7）	0.008
初期の血清重炭酸濃度（3.6 mmol/L の上昇ごと）	1.2（0.5〜2.6）	0.73
初期の $PaCO_2$（7.8 mmHg の低下ごと）	2.7（1.4〜5.1）	0.002
治療中の血清ナトリウム値の上昇率（5.8 mmol/L/時の上昇ごと）	0.6（0.4〜0.9）	0.01
治療中の血糖値の低下率（190 mg/dL/時の低下ごと）	0.8（0.5〜1.4）	0.41
治療中の血清重炭酸濃度の上昇率（3 mmol/L/時の上昇ごと）	0.8（0.5〜1.1）	0.15
インスリンの急速投与	0.8（0.3〜2.2）	0.62
重炭酸による治療	4.2（1.5〜12.1）	0.008
静脈内輸液の速度（5 mL/kg/時の増加ごと）	1.1（0.4〜3.0）	0.91

ナトリウム点滴の速度 （0.6 mmol/kg/時の増加ごと）	1.2（0.6〜2.7）	0.59
インスリン点滴の速度 （0.04 単位/kg/時の増加ごと）	1.2（0.8〜1.8）	0.3

[a] 連続変数（年齢を除く）において，増加・減少はランダムコントロール群における1SDの値を基準とした。

批判と制限事項：症例の「脳浮腫」の定義が，意識変容と（1）放射線画像上または病理組織上の脳浮腫の存在，（2）脳浮腫の特異的治療（人工呼吸による過換気または過浸透圧治療）開始後に臨床的に改善した，の2つの基準のうち1つでも満たすものとされた。脳浮腫例の中に臨床的基準のみ満たし画像または病理学的に実際の浮腫の所見が得られないものもあったとすると，それはDKAに神経学的変化をきたす他の機序があった可能性がある。

他の多くの小児の研究と同様に，小さな有意差を検出できるほど症例数が多くないため，有意差がないとされた変数も相対リスクは低いが実際は有意差があった可能性がある。最後に，クリニックや他施設での病院前治療が，調整されていない他の交絡因子として残る可能性について考慮されていない。

関連研究と有用情報：
- 著者らは同じデータを用いて，さらに脳浮腫をきたした61例の予後不良のリスクを検討し，脳浮腫の診断時の神経学的所見の重症度，初期のBUN高値，気管挿管による人工呼吸で$PaCO_2$ 22 mmHg未満となるような過換気が予後不良に関連していることを示した[2]。
- 同様にカナダで1999〜2001年にDKAに関連した脳浮腫の前方視的サーベイランスが行われ，後方視的にコントロール群がおかれ，リスク因子が検討された。研究期間中に13例のDKA関連の脳浮腫が検討され，初期の重炭酸低値，初期のBUN高値，DKAと脳浮腫時の血糖値の高値と相関していると示した。輸液速度の速さと重炭酸での治療に有意な関連がないことも示した[3]。

要点と結果による影響：まれではあるがDKAでの脳浮腫は起これば致命的となる。そのため，発症に影響する因子や，慎重な経過観察や特異的治療（集中治療のセッティングで）を行うメリットがある例を予測するための基準について多くの研究がなされてきた。本研究はDKAにおける脳浮腫に関連した因子を同定する過去最大の後方視的コホートであり，DKAにおける脳浮腫の2つの重要な因子を示した。すなわち，初期のBUN値と$PaCO_2$値である。加えて，重炭酸による治療は脳浮腫の高リスクであることを示し，本研究に基づき現在はDKAをきたした小児に対しては重炭酸の投与は推奨されていない。

臨床症例　糖尿病性ケトアシドーシスにおける脳浮腫

症例病歴：
　12歳男児が腹痛，体重減少，倦怠感，血糖値 552 mg/dL，尿ケトン陽性であり，地域の救急医が夜間あなたに相談してきた。初期の動脈血液ガスでは pH 7.09 で $PaCO_2$ 17 で，診察では意識変容があり，見当識障害もあった。輸液とインスリン投与が開始され，救急医はアシドーシスを重炭酸で補正したほうがよいかと聞いてきた。
　本研究をもとに，どのような治療を推奨するか。

解答例：
　Glaser らの研究によると，患者の初期の $PaCO_2$ 値は新規発症 DKA における脳浮腫の高リスクである。重炭酸の投与は推奨されず，患者の小児集中治療室への搬送，こまめな神経学的所見の評価，頭部画像検査，脳浮腫に対する治療の開始が推奨される。

文献

1. Glaser N et al. Risk factors for cerebral edema in children with diabetic ketoacidosis. *N Engl J Med*. 2001; 344(4): 264-269.
2. Marcin JP et al. Factors associated with adverse outcomes in children with diabetic ketoacidosis-related cerebral edema. *J Pediatrics*. 2002; 141: 793-797.
3. Lawrence SE et al. Population-based study of incidence and risk factors for cerebral edema in pediatric diabetic ketoacidosis. *J Pediatrics*. 2005; 146: 688-692.

SECTION 6

耳鼻咽喉科学

ENT

小児の遷延する中耳炎に対する早期鼓膜チューブ留置

A Trial of Early Ear Tube Placement in Children with Persistent Otitis Media

Michael Hochman, revised by Nina Shapiro

遷延する中耳炎がみられる3歳未満の小児においては，早期の鼓膜チューブ留置は有意な発達アウトカムの改善に寄与しない。

—— Paradise et al.[1]

研究課題：遷延する中耳炎がみられる小児に対する早期鼓膜チューブ留置は発達アウトカム（発話，言語，認知，精神発達）を改善させるか[1]。

研究資金提供：米国国立小児保健発達研究所（National Institute of Child Health and Human Development：NICHD），米国医療研究・品質調査機構（Agency for Healthcare Research and Quality：AHRQ），製薬会社2社

研究開始：1991年

研究発表：2001年

研究実施場所：ピッツバーグの8施設（2つの病院外来，6つの開業医グループ）

研究対象：生後2か月から3歳の，抗菌薬投与にもかかわらず，両側なら最低90日間，片側なら最低135日間持続する，「大量の」中耳滲出液のみられる小児。加えて，間欠的な中耳滲出液がある児で特定の基準を満たす場合（両側の中耳滲出液が180日間のうち67％以上の期間あった）。最低1か月に1回耳の診察を受けている小児のボランティアから抽出された。

除外対象：低出生体重児（2.27 kg 未満），大きな先天異常，他の重症合併症がある児

被験者数：429人

研究概要：研究デザインの概要は図9.1を参照

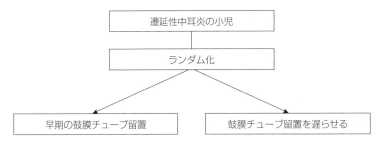

図9.1 研究デザインの概要

介入内容：早期鼓膜チューブ留置群には「できるだけ早く」の留置が計画された。
　留置延期群は両側の中耳滲出液がさらに6か月または片側の中耳滲出液がさらに9か月持続する場合にのみ鼓膜チューブ留置を行った。留置延期群は両親が留置を希望した場合にはいつでも留置を行った。

経過観察：3年間

エンドポイント(評価項目)：著者らは以下の発達アウトカムを評価した。
- 認知能力：McCarthy知能発達検査[2]を用いる。
- 受容言語：Peabody絵画語彙検査[3]を用いる。
- 言語表現：15分の自然会話を解析する。異なる言葉の数，発言の長さの平均，正しい子音の割合を各小児で記録した。
- 両親のストレス：短縮型育児ストレスインデックス(Parenting Stress Index, Short Form)[4]を用いる。
- 児の行動：両親に小児行動チェックリスト(Child Behavior Checklist[5])に答えてもらう。

加えて，著者らは早期留置群と留置延期群の間の中耳滲出液の持続した日数を推測した。

結果

- 研究参加基準を満たした小児の平均月齢は生後15か月であった。
- 早期留置群の82%が3歳までに鼓膜チューブ留置を受けており，64%はランダム化から60日以内に受けていた。
- 留置延期群の34%が3歳までに鼓膜チューブ留置を受けており，4%はランダム化から60日以内に受けていた。

- 早期留置群の小児は留置延期群と比較して中耳滲出液の遷延する率が低かったが，発達アウトカムに群間で差はなかった（表9.1）。

表9.1 試験の主要結果のまとめ

アウトカム	早期留置群	留置延期群	P値
試験開始後12か月間の＞50％の日数で滲出液があった割合	14％	45％	＜0.001
滲出液を認めた日数の平均			
試験開始後12か月	29％	48％	＜0.001
試験開始後24か月	30％	40％	＜0.001
認知能力スコアの平均[a]	99	101	有意差なし[c]
受容言語スコアの平均[a]	92	92	有意差なし[c]
異なる言葉数の平均[a]	124	126	有意差なし[c]
親のストレススコアの平均[b]	66	68	有意差なし[c]
小児行動チェックリストスコアの平均[b]	50	49	有意差なし[c]

[a] 高いスコアほど良い結果。
[b] 低いスコアほど良い結果。
[c] P値は報告なし。

批判と制限事項：留置延期群の小児は中耳滲出液の遷延率が高く，多くの症例に伝音性難聴を認めた。留置延期群の小児の聴覚が一時的に障害されたとしても，発達アウトカムには影響を与えなかった。

関連研究と有用情報：
- 著者らは本研究に参加した小児たちを数年間継続的に経過観察し，聴力処理，識字能力，注意力，社交性，学力といった発達アウトカムについてモニタリングした。経過観察期間中，4歳[6]，6歳[7]，9〜11歳[8]の時点で早期留置群と留置延期群の間で差はみられなかった。
- 米国小児科学会（American Academy of Pediatrics：AAP），米国家庭医学会（American Academy of Family Physicians：AAFP），米国耳鼻咽喉科・頭頸部外科学会（American Academy of Otolaryngology-Head and Neck Surgery：AAO-HNS）の臨床ガイドラインでは，生後2か月から12歳の小児で，発話能力・言語能力・学習能力についてのリスクがなく，重度の聴覚障害がない無症候性の持続性中耳滲出液は，たとえそれが3か月以上持続していたとしても，介入は不要としている。その代わり，こうした小児は滲出液がなくなるまで3〜6か月おきに診察を受けることが推奨されている[9]。本研究が発表される前に出ていた，

米国医療政策研究機構(US Agency for Health Care Policy and Research：AHCPR)[訳注：1999 年に再編成され，AHRQ へ改称された]の以前のガイドラインでは，1〜3 歳のすべての小児で両側聴覚障害を伴い，4〜6 か月間持続する中耳滲出液に対して鼓膜チューブ留置が推奨されていた[10]。
- 鼓膜チューブが不要な子どもに留置が行われすぎていることが，さまざまな研究により明らかになっている[11]。

要点と結果による影響：中耳炎と遷延する中耳滲出液がみられ早期に鼓膜チューブ留置を受けた小児はチューブ留置を延期したまたは受けなかった児よりも中耳滲出液の遷延する率が低くなるが，発達アウトカムは両群で差はなかった。加えて，留置延期群は実際の留置数が圧倒的に少なかった。

臨床症例　遷延する中耳炎の小児に対する鼓膜チューブ留置

症例病歴：
2 歳の男児が急性中耳炎の治療 3 か月後に外来を受診した。この男児は 1 歳のときにも急性中耳炎の治療を受けていた。男児の状態は改善しており，言語習得を含め発達段階としては問題なかった。診察上，中耳炎に起こした鼓膜にはもう発赤・膨隆はなかったが，両側の滲出液を認めた。

本研究の結果に基づくと，この中耳滲出液をどう治療すべきか。

解答例：
本研究では，鼓膜チューブの早期留置は発達アウトカムの改善には寄与しないことが示された。本症例の男児は本研究に組み入れられた児と似ており，無症状なので，鼓膜チューブ留置を考慮する前に少なくとももう数か月観察期間をおくべきである。より長期間中耳滲出液が持続する，または学習能力が障害される，聴覚障害をきたす，急性中耳炎を繰り返すようなことがあれば，鼓膜チューブの留置を考慮するべきである。

文献

1. Paradise JL et al. Effect of early or delayed insertion of tympanostomy tubes for persistent otitis media on developmental outcomes at the age of three years. *N Engl J Med.* 2001; 344(16): 1179-1187.
2. McCarthy D. *Manual for the McCarthy Scales of Children's Abilities.* San Antonio, TX: Psychological Corporation, 1972.
3. Dunn LM, Dunn LM. *Peabody Picture Vocabulary Test — Revised: manual for forms L and M.* Circle Pines, MN: American Guidance Service, 1981.
4. Abidin RR. *Parenting Stress Index: professional manual.* 3rd ed. Odessa, FL: Psychological Assessment Resources, 1995.

5. Achenbach TM. *Manual for the Child Behavior Checklist/2-3 and 1992 profile.* Burlington: University of Vermont Department of Psychiatry, 1992.
6. Paradise JL et al. Otitis media and tympanostomy tube insertion during the first three years of life: developmental outcomes at the age of four years. *Pediatrics.* 2003; 112: 265-277.
7. Paradise JL et al. Developmental outcomes after early or delayed insertion of tympanostomy tubes. *N Engl J Med.* 2005; 353: 576-586.
8. Paradise JL et al. Tympanostomy tubes and developmental outcomes at 9 to 11 years of age. *N Engl J Med.* 2007; 356(3): 248-261.
9. American Academy of Family Physicians; American Academy of Otolaryngology—Head and Neck Surgery; American Academy of Pediatrics Subcommittee on Otitis Media with Effusion. Otitis media with effusion. *Pediatrics.* 2004; 113(5): 1412-1429.
10. Stool S et al. *Otitis media with effusion in young children.* Clinical Practice Guideline, no. 12. Rockville, MD: Agency for Health Care Policy and Research, July 1994. (AHCPR publication no. 94-0622).
11. Keyhani S et al. Overuse of tympanostomy tubes in New York metropolitan area: evidence from five hospital cohort. *BMJ.* 2008; 337: a1607. doi: 10.1136/bmj. a1607.

本章の翻訳にあたり、『医師として知らなければ恥ずかしい50の臨床研究』の「35 小児の持続性中耳炎における早期鼓膜チューブ留置」を参考とした。谷口俊文先生に厚く御礼申し上げる。

SECTION 7

小児科一般

General Pediatrics

10 経静脈的維持輸液の必要量
Maintenance IV Fluid Requirements

Michael Levy

> カロリー消費は，体重が 0～10 kg の場合 100 cal/kg/日，10～20 kg の場合 1,000 cal に加え 10 kg を超える体重 1 kg あたり 50 cal，20 kg 以上の場合 1,500 cal に加え 20 kg を超える体重 1 kg あたり 20 cal である．ナトリウム，クロール，カリウムの維持必要量はそれぞれ 3.0，2.0，2.0 mEq/100 cal/日である．
>
> —— Holliday and Segar[1]

研究課題：生理的喪失を満たす水分・電解質の必要量はどの程度か．

研究資金提供：ライリー記念協会（Riley Memorial Association）

研究発表：1957 年

研究概要：本研究は臨床研究ではなく，むしろ古典的な実践ガイドラインである．著者らは文献レビューによりシンプルな推奨を算出した．

結果

本論文は経静脈的維持輸液必要量の計算でよく使われる "100-50-20 ルール" の元文献である．すなわち 10 kg までは 100 mL/kg/日，次の 10 kg は 50 mL/kg/日，以降は 20 mL/kg/日が必要量である．このルールは過去に報告された基礎代謝率と通常の活動度における推定消費量との中間の 1 日水分量を示している（図 10.1）[2]．これは入院中であってもほぼ通常の活動度であり維持輸液の必要量もそれに近いと仮定される乳児や小さな小児に対しても適用される．この時代に作られた仮定は著者らが認めているように "必然的に恣意的である"．

本論文は維持電解質の必要性も示している．データは少ないが，著者らは Darrow[3] と Welt[4] による過去の推奨の平均から推奨を示している．この平均量は母乳や牛乳の含有量より少ないが，許容範囲内である．

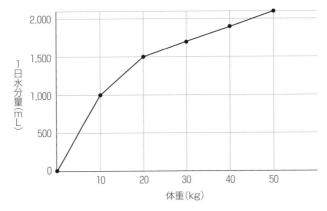

図 10.1　体重ごとの経静脈的維持輸液必要量

批判と制限事項：Holliday と Segar の"100-50-20 ルール"は多くの小児患者における 1 日輸液量の計算において確固たるものであるが，補正して計算すべき患者もいる。著者らは不感蒸泄は必要量の半分ほどを占めると推定している。発熱や熱傷などで不感蒸泄が増加している患者にはより多くの輸液が必要と考えられ，加湿された空気で人工呼吸中の患者や湿度調整された保育器内にいる乳児など不感蒸泄が減少している患者にはより少なくてよいと考えられる。輸液必要量の半分から 2/3 は尿による喪失と見積もられているため，乏尿の患者に対しては維持に必要な量は減少するだろう。

　示された電解質の必要量は近年疑問視されている。著者らのデータを用いると，小児に対する維持輸液はナトリウム濃度からすると低張である。30 kg の小児を例にとると，"100-50-20 ルール"からは 1 日 1,750 mL が必要で，ナトリウムは 3 mEq/kg/日（90 mEq）であり，輸液のナトリウム量は 51 mEq/L となる。これを既存の輸液製剤で近いものに当てはめると 1/2 生理食塩水（77 mEq/L）を選択することになる。同様の計算で 10 kg 未満の乳児に対しては，ナトリウム 30 mEq/L つまり 1/4 生理食塩水（ナトリウム 34 mEq/L）より低張な輸液が必要となる。

　1990 年代初頭に，低張維持輸液による低ナトリウム血症が認知され，議論されるようになった。2003 年 2 月，Moritz と Ayus[5] は入院中に低張維持輸液を受けて神経学的後遺症を呈したまたは死亡した 50 例以上の症例集積を報告した。多くの入院中の小児は抗利尿ホルモン不適合分泌症候群（syndrome of inappropriate antidiuretic hormone：SIADH）をきたす状態，つまり呼吸・中枢神経の病状や，疼痛，嘔吐，ストレスなどがある。SIADH により自由水の維持とナトリウムの尿中排泄をきたし，小児は特に低ナトリウム血症となりやすい。著者らは低張輸液の余剰な自由水は自由水の喪失が進行していなければ不要で，そのためほとんどの入院

中の小児の維持輸液には等張液を推奨している。

　これは論争を生むことになった。Holliday と Segar[6]は初期の生理食塩水の輸液は抗利尿ホルモン（antidiuretic hormone：ADH）分泌刺激が最小限になるため，余剰な塩により高ナトリウム血症のリスクとなると反論した。Hatherill[7]は維持輸液のナトリウム濃度を増やすことにより，全ナトリウムの喪失が起こると主張した。最も疑われている原因としては，"100-50-20 ルール"が入院中の小児の水分必要量を多目に見積もっていることによって生じる余剰な自由水の負荷がある。

関連研究と有用情報：

- 近年の 2 つのメタアナリシス[8,9]では低張な維持輸液は低ナトリウム血症のリスクを増大させると結論づけられた。手術後の患者と集中治療下の患者に最も影響がみられた。
- 等張維持輸液の有害事象を示した研究がないことは注目すべきである。しかし，この点については現在，研究が行われている最中の領域である。

要点と結果による影響：維持に必要な水分量は"100-50-20 ルール"を使ってすぐに計算できる。体重 10 kg までは 100 mL/kg/日，次の 10 kg は 50 mL/kg/日，以降は 20 mL/kg/日である。維持輸液中のナトリウム濃度は 3 mEq/kg/日，クロールは 2 mEq/kg/日，カリウムは 2 mEq/kg/日と推定できるが，経静脈的維持輸液中のナトリウム濃度は変更の必要があるかもしれず，さらなる研究が望まれる。

臨床症例　　入院中の小児の経静脈的維持輸液

症例病歴：

　生後 18 か月の女児が細気管支炎で一般病棟に入院した。女の子の体重は 12 kg である。救急外来で生理食塩水の急速投与を受け，今は体液過剰や脱水はない。彼女は鼻カニューレでの酸素投与を必要とし，呼吸促迫と嘔吐があり経口摂取ができない。どんな輸液をすればよいか。

解答例：

　Holliday と Segar の"100-50-20 ルール"を使うと，患者は 1,100 mL/日の水分が必要である。ナトリウムが 3 mEq/kg つまり 36 mEq 必要とすると，輸液のナトリウム濃度は 36 mEq/1,100 mL つまり 33 mEq/L となる。これは 1/4 生理食塩水（34 mEq/L）製剤が利用できるということである。しかし，低張維持輸液は症候性低ナトリウム血症と関連しており，この患者には SIADH を起こす要素がいくつかある。したがって生理食塩水の投与を考慮してもよい。低張輸液を受けていた細気管支炎患者が低ナトリウム血症をきたした報告[10]や，正常ナトリウム値よりも低ナトリウム血症をきたした細気管支炎患者のほうが予後が

悪かったという最近出された報告[11]もこれを支持している。

文献

1. Holliday MA, Segar WE. The maintenance need for water in parenteral fluid therapy. *Pediatrics.* 1957; 19(5): 823-832.
2. Talbot, FB. Basal metabolism in children. In: *Brennemann's Practice of Pediatrics.* Hagerstown, MD: Prior, 1949, chap. 22.
3. Darrow DC, Pratt EL. Fluid therapy; relation to tissue composition and the expenditure of water and electrolyte. *JAMA.* 1950; 143(4): 365-373.
4. Welt, LG. *Clinical Disorder of Hydration and Acid-base Equilibrium.* Boston, MA: Little, 1955.
5. Moritz ML, Ayus JC. Prevention of hospital-acquired hyponatremia: a case for using isotonic saline. *Pediatrics.* 2003; 111(2): 227-230.
6. Holliday MA, Segar WE, Friedman A. Reducing errors in fluid therapy management. *Pediatrics.* 2003; 111(2): 424-425.
7. Hatherill M. Rubbing salt in the wound. *Arch Dis Child.* 2004; 89(5): 414-418.
8. Wang J, Xu E, Xiao Y. Isotonic versus hypotonic maintenance IV fluids in hospitalized children: a meta-analysis. *Pediatrics.* 2014; 133(1): 105-113.
9. Foster BA, Tom D, Hill V. Hypotonic versus isotonic fluids in hospitalized children: a systematic review and meta-analysis. *J Pediatr.* 2014; 165(1): 163-169.
10. Rodrigues RM, Schvartsman BG, Farhat SC, Schvartsman C. Hypotonic solution decreases serum sodium in infants with moderate bronchiolitis. *Acta Paediatr.* 2014; 103(3): e111-e115.
11. Luu R, Dewitt PE, Reiter PD, Dobyns EL, Kaufman J. Hyponatremia in children with bronchiolitis admitted to the pediatric intensive care unit is associated with worse outcomes. *J Pediatr.* 2013; 163(6): 1652-1656. e1.

11 新生児の顕著な高ビリルビン血症を予測するための退院前の血清ビリルビン値

Predischarge Serum Bilirubin to Predict Significant Hyperbilirubinemia in Newborns

Michael Levy

> すべての正期産とそれに近い新生児のビリルビン値を検査することの，予測における有用性と臨床的価値を示した。
>
> —— Bhutani et al.[1]

研究課題：健康な新生児において退院前の血清ビリルビン値は顕著な高ビリルビン血症が続いて起こるかどうか予測できるか[1]。

研究資金提供：ペンシルベニア病院の新生児小児研究基金

研究開始：1993 年

研究発表：1999 年

研究実施場所：フィラデルフィアのペンシルベニア病院

研究対象：正期産とそれに近い新生児［訳注：在胎週数と出生体重が，36 週以上かつ 2,000 g 以上，または 35 週以上かつ 2,500 g 以上］

除外対象：新生児集中治療室（Neonatal Intensive Care Unit：NICU）に入院した児，直接クームス試験陽性の児，生後 60 時間未満で光線療法を必要とした児。光線療法開始後に採取されたビリルビン値はノモグラムに組み入れられなかった。

被験者数：2,840 人

研究概要：病院が監修した経過観察プログラムにより，新生児の退院前と退院後

24〜48時間後に血清総ビリルビン値が測定された。すべての値は時間ごとのノモグラムにプロットされ，95, 75, 40パーセンタイル値で分けられた。

経過観察：10日間

エンドポイント(評価項目)：95パーセンタイル超の顕著な高ビリルビン血症

結果

- 出生後時間ごとのビリルビン濃度を複数のパーセンタイル値で分けたノモグラム(図11.1)が作られた。
- 退院前のビリルビン値がこのノモグラムに当てはめられ，患者がその後総ビリルビン値が95パーセンタイルを超えるかどうかの予測に利用された(表11.1)。

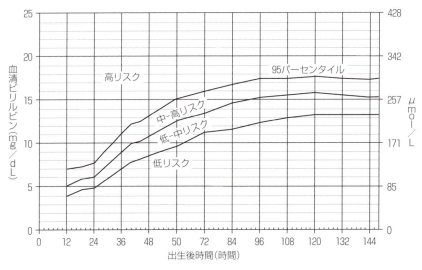

図11.1 時間ごとのリスク領域のノモグラム

- 光線療法は117人(4.1%)の児に開始された。このうち退院前に低リスク領域だった児はいなかった。注目すべきは，本研究は時間ごとの治療域を示したガイドラインが出る前に行われたということである[2]。本研究の多くの児が現在のガイドラインに基づくと不要な光線療法を受けていた可能性がある。
- 本研究では，総ビリルビン値が25 mg/dLを超えたり，交換輸血を必要としたり，急性ビリルビン脳症の症状を呈したりした児はいなかった。

表 11.1　退院前のビリルビン値の予測能力

初期のリスク領域	その後に顕著な高ビリルビン血症が起こる率	ビリルビン値が95パーセンタイルを超える尤度比
高リスク	39.5%	14.08
中-高リスク	12.9%	3.2
低-中リスク	2.2%	0.48
低リスク	0%	0

批判と制限事項：

- 顕著な高ビリルビン血症が 95 パーセンタイルを超えるものと恣意的に定義され，臨床的に重要なアウトカムである，交換輸血，神経毒性などを必ずしも予測できるわけではない。
- 病院側で経過観察すべき児として必要な要件をすべて満たした患者のみが組み入れられている。経過観察されなかった児において高ビリルビン血症のリスクが高いかもしれない。
- 早期の光線療法を受けた児が除外されており，高ビリルビン血症を呈する割合を過小評価しているかもしれないが，そういった児は 18 人で，被験者の 1％未満であった。
- 被験者の 49％が完全母乳栄養だった。この割合は現在の米国ではより増加しており[3]，完全母乳は高ビリルビン血症のリスクが一段高い。

関連研究と有用情報：

- 30 万人以上を対象とした研究では，退院前のスクリーニングを新生児全員に行うことで，交換輸血が推奨されるビリルビン値に達する児を 62％減少させた[4]。100 万人以上を対象とした他の研究では，全員にスクリーニングを行うことでビリルビン濃度が 25.0〜29.9 mg/dL，30 mg/dL 以上になる率が有意に減少した[5]。
- 経皮的ビリルビン測定はスクリーニングには血液検査と同様に有用であり，検査コストも削減できる[6]。
- 総ビリルビン値の利用はビリルビンの神経毒性のリスクを見積もるには不十分である。脳症はまれなため，先行研究においてアウトカムに設定されておらず[7]，またビリルビン脳症のすべての児が高ビリルビン血症の既往があるわけではない[8]。
- 全員へのスクリーニングによるコスト増加[9]と光線療法という資源の利用の増加[4,5]を指摘した研究もあるが，これらは以前からあった医療費の傾向により説明できるだろう[10]。全員へのスクリーニング実施によって入院期間が長期化したりその後の病院受診が増えたりはしなさそうである。

要点と結果による影響：退院前のビリルビン値は新生児がその後高ビリルビン血症をきたすリスクの予測に役立つ。全員をスクリーニングすると，高ビリルビン血症をきたす児はほとんどいない。医療費の増加と，重要なアウトカムであるビリルビン脳症という大きなアウトカムへの不確実なインパクトの間でこの利点のバランスが取られているのだろう。米国小児科学会（American Academy of Pediatrics：AAP）のガイドラインには含まれていないが，最新の報告では退院前のすべての新生児へのビリルビンスクリーニングを推奨としている[11]。

臨床症例　退院前の血清ビリルビン値

症例病歴：

　元気な正期産の新生児が出生翌日に退院した。血清ビリルビン値は24時間の時点で7.0 mg/dLだった。この児には神経毒性のリスク因子はなかった。この児が高ビリルビン血症をきたす確率はどのくらいか。そしてどのように経過観察すべきか。

解答例：

　24時間以内のビリルビン値が7.0 mg/dLであり本研究で作成されたノモグラムによると中–高リスク領域に当てはまる。退院前のビリルビンがこのリスク領域の児は顕著な高ビリルビン血症を呈する割合が12.9%である。このリスクからは，退院して48時間以内はビリルビン値を繰り返し測定するのがよいだろう。

文献

1. Bhutani VK, Johnson L, Sivieri EM. Predictive ability of a predischarge hour-specific serum bilirubin for subsequent significant hyperbilirubinemia in healthy term and near-term newborns. *Pediatrics*. 1999; 103(1): 6-14.
2. Management of hyperbilirubinemia in the newborn infant 35 or more weeks of gestation. *Pediatrics*. 2004; 114(1): 297-316.
3. CDC Breastfeeding Report Card 2014. http://www.cdc.gov/breastfeeding/pdf/2014breastfeedingreportcard.pdf. Accessed February 12, 2015.
4. Kuzniewicz MW, Escobar GJ, Newman TB. Impact of universal bilirubin screening on severe hyperbilirubinemia and phototherapy use. *Pediatrics*. 2009; 124(4): 1031-1039.
5. Mah MP, Clark SL, Akhigbe E, et al. Reduction of severe hyperbilirubinemia after institution of predischarge bilirubin screening. *Pediatrics*. 2010; 125(5): e1143-e1148.
6. Bhutani VK, Gourley GR, Adler S, Kreamer B, Dalin C, Johnson LH. Noninvasive measurement of total serum bilirubin in a multiracial predischarge newborn population to assess the risk of severe hyperbilirubinemia. *Pediatrics*. 2000; 106(2): E17.
7. Trikalinos TA, Chung M, Lau J, Ip S. Systematic review of screening for bilirubin

encephalopathy in neonates. *Pediatrics.* 2009; 124(4): 1162-1171.
8. Screening of infants for hyperbilirubinemia to prevent chronic bilirubin encephalopathy: US Preventive Services Task Force recommendation statement. *Pediatrics.* 2009; 124(4): 1172-1177.
9. Suresh GK, Clark RE. Cost-effectiveness of strategies that are intended to prevent kernicterus in newborn infants. *Pediatrics.* 2004; 114(4): 917-924.
10. Darling EK, Ramsay T, Sprague AE, Walker MC, Guttmann A. Universal bilirubin screening and health care utilization. *Pediatrics.* 2014; 134(5): e1017-e1024.
11. Maisels MJ, Bhutani VK, Bogen D, Newman TB, Stark AR, Watchko JF. Hyperbilirubinemia in the newborn infant ≧35 weeks' gestation: an update with clarifications. *Pediatrics.* 2009; 124(4): 1193-1198.

訳者コメント

- 新生児のビリルビン値の光線療法・交換輸血の適応基準値として日本では神戸大学の基準も広く利用されている（各種マニュアルなどを参照されたい）。
- 私が所属する淀川キリスト教病院小児科は 1957 年に日本で初めて血液型不適合による重症黄疸を呈した新生児に対する交換輸血を行った。その当時の自動交換輸血器（通称 "船戸マシーン"）はつい数年前まで（私が研修医だったときも）実際に使用されていた。

12 乳幼児突然死症候群のリスク因子:
Chicago Infant Mortality Study

Sudden Infant Death Syndrome Risk Factors :
the Chicago Infant Mortality Study

Michael Levy

> 乳幼児突然死症候群における人種差の排除という，国が目指すゴールにたどりつくために，本研究で示されたリスク因子を知るべきだ。
> —— Hauck et al.[1]

研究課題：人口のマイノリティにおいて，乳幼児突然死症候群(sudden infant death syndrome：SIDS)にはどのようなリスク因子が寄与しているか[1]。

研究資金提供：米国国立小児保健発達研究所(National Institute of Child Health and Human Development：NICHD)，米国国立聴覚・伝達障害研究所(National Institute on Deafness and Other Communication Disorders：NIDCD)，米国疾病予防管理センター(Centers for Disease Control and Prevention：CDC)，予防医学教員協会(Association of Teachers of Preventive Medicine：ATPM)

研究開始：1993年

研究発表：2003年

研究実施場所：イリノイ州シカゴ

研究対象：1993年11月から1996年4月の間にシカゴでSIDSにより死亡した全小児と，マッチさせた対照群(マッチドコントロール群)の小児。SIDSは"1歳未満の乳児の突然死で，剖検や死亡現場の調査，病歴聴取を含む詳細な調査によっても死因が説明できないもの"と定義された。本研究参加者の75%が黒色人種，13.1%がヒスパニック系白色人種，11.9%がヒスパニック系でない白色人種だった。

除外対象：なし

被験者数：症例260人とマッチドコントロール群260人

研究概要：Chicago Infant Mortality Studyでは研究期間中におけるシカゴの住民のすべてのSIDSの児を詳細に調査した．本研究においては現場の調査，剖検，家族に対する病歴，睡眠の様子，喫煙の有無，違法薬物の使用，他の要素についても調べられた．

結果

- 症例の母親は，若く，教育レベルが低く，受けた出産前ケアが少なく，シングルマザーであることが多かった．
- 腹臥位かつ柔らかい寝具の組み合わせは特に危険で，修正オッズ比は21.0だった．
- 症例とコントロール群はともに，腹臥位で寝ていた割合（それぞれ57.3%，35.0%）が一般人口（2010年で25%[2]）より高かった（表12.1）．

表12.1 臨床試験の主要結果のまとめ

項目	SIDS症例(%)	コントロール群(%)	修正オッズ比 （95%信頼区間）[a]
腹臥位での睡眠	57.3	35.0	2.3（1.5〜3.5）
柔らかい寝具	48.8	19.2	5.1（2.9〜9.2）
添い寝	50.4	30.4	2.0（1.2〜3.3）
母乳栄養	21.2	50.0	0.4（0.2〜0.7）
おしゃぶりの使用	15.0	31.9	0.3（0.2〜0.5）

[a] 修正オッズ比は母親の年齢，教育，産前ケア，婚姻状況で調整された．

批判と制限事項：
- SIDS症例の母親がコントロール群と異なるリスク因子を報告したなら，思い出しバイアスが影響しているのかもしれない．
- 面接のときに議論しなかったさらなるリスク因子がまだ明らかになっていないかもしれない．
- 本研究の集団での結果は，異なる地域に対して一般化できないかもしれない．

関連研究と有用情報：
- 本研究の結果は，米国小児科学会（American Academy of Pediatrics：AAP）のガイドラインと一致している．つまり仰臥位での睡眠，固い寝具，添い寝をしない，

母乳栄養，定期的な産前ケア，おしゃぶり使用の考慮の推奨である。他には柔らかいものを置くのを避けること，寝具をベッドに固定しないこと，喫煙曝露を避けること，暑すぎないようにすること[3]，などの推奨がある。
- Chicago Infant Mortality Study の結果は，黒色人種の住民への多面的な教育介入につながり，その後数年間で SIDS の発生率は一般人口よりも早く減少した。

要点と結果による影響：本研究は，人口におけるマイノリティ集団の睡眠環境とSIDS のリスクを調査するうえで最も大きく総括的なものであった。米国における腹臥位と SIDS の関連を初めて証明し，腹臥位と柔らかい寝具の付加的影響を初めて示唆した。

臨床症例　SIDS のリスク因子

症例病歴：

あなたは現在，黒色人種が多く受診する環境で働いている。新生児への両親のカウンセリングで，一般集団と比べて，より SIDS で亡くなりやすいと考えられる患者たちに対して，その予防について時間をかけて説明したいと考えている。どんなリスク因子がありそうだと論点をしぼって説明できるか。

解答例：

この黒色人種を対象とした大規模研究では腹臥位，柔らかい寝具，添い寝が有意なリスクとして示された。これらについてより強調すればよいだろう。本研究の結果に基づくと，母乳栄養を推奨し，おしゃぶりの使用も予防になると指摘したくなるが，おしゃぶりの使用は母乳栄養が確立するまで延期すべきである[3,4]。

文献

1. Hauck FR, Herman SM, Donovan M, et al. Sleep environment and the risk of sudden infant death syndrome in an urban population: the Chicago Infant Mortality Study. *Pediatrics*. 2003; 111(5 Pt 2): 1207-1214.
2. Moon RY. SIDS and other sleep-related infant deaths: expansion of recommendations for a safe infant sleeping environment. *Pediatrics*. 2011; 128(5): e1341-e1367.
3. Moon RY. SIDS and other sleep-related infant deaths: expansion of recommendations for a safe infant sleeping environment. *Pediatrics*. 2011; 128(5): 1030-1039.
4. Howard CR, Howard FM, Lanphear B, et al. Randomized clinical trial of pacifier use and bottle-feeding or cupfeeding and their effect on breastfeeding. *Pediatrics*. 2003; 111(3): 511-518.

13 小児急性中耳炎の治療
Treatment of Acute Otitis Media in Children

Michael Hochman, revised by Nina Shapiro

> 6～23か月の急性中耳炎の小児において，アモキシシリン・クラブラン酸による10日間の治療は短期の成績は良好である。しかし抗菌薬の利点がみられる一方，副作用だけでなく耐性菌の発生についても重要視されるべきである。これらを考慮することは，厳しい基準に基づいて急性中耳炎と診断された小児への治療を制限する必要があることを強く主張することにもつながる。
> —— Hoberman et al.[1]

研究課題：2歳未満の急性中耳炎の小児に対してすぐに抗菌薬治療を行うべきか[1]。

研究資金提供：米国国立アレルギー・感染症研究所（National Institute of Allergy and Infectious Diseases：NIAID）

研究開始：2006年

研究発表：2011年

研究実施場所：ピッツバーグ小児病院，アームストロング小児科（ペンシルベニア州の開業医）

研究対象：生後6～23か月の急性中耳炎の小児。以下の条件を満たす必要がある。
- 急性中耳炎の症状が始まってから48時間以内
- 急性中耳炎重症尺度（Acute Otitis Media Severity of Symptoms Scale：AOM-SOS）が3点以上。これは"耳介牽引痛，啼泣，不機嫌，不眠，活動性低下，食欲低下，発熱"について親の申告を元に0～14点のスコアをつけるものである。
- 中耳滲出液
- 中等度から重度の"鼓膜の膨隆，または軽度膨隆と耳痛か鼓膜の明らかな発赤の合併"

除外対象：以下の小児
- 肺炎や嚢胞性線維症など他の疾患を合併している児
- まだ肺炎球菌結合型ワクチンを2回以上接種していない児
- アモキシシリンに対するアレルギー
- 直近の抗菌薬曝露
- 鼓膜穿孔してしまっている児

被験者数：291人

研究概要：本研究のデザインの概要は図13.1を参照。

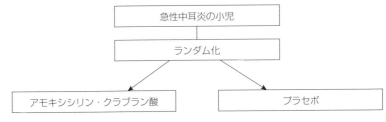

図13.1　研究デザインの概要

介入内容：抗菌薬群に割り付けられた児はアモキシシリン・クラブラン酸を1日2回10日間内服する（1日量アモキシシリン 90 mg/kg，クラブラン酸 6.4 mg/kg）。コントロール群はプラセボを1日2回10日間内服する。

経過観察：研究登録後21～25日の間に何回か評価を受ける。

エンドポイント（評価項目）：
　一次評価項目：症状改善までの時間と症状の重さ
　二次評価項目：臨床的治療失敗，有害事象，医療資源の利用

結果

- ベースラインとして，AOM-SOSスコアの平均は7.8で，52%の児が両側性病変だった。加えて，72%の児に中等度から重度の鼓膜の膨隆があった。
- 抗菌薬群において症状改善の維持がより早期に得られ，症状の重さも軽度だった。しかし，抗菌薬関連の合併症が多かった（表13.1）。
- アモキシシリン・クラブラン酸での治療は，最重症（AOM-SOSスコア＞8）の集団に対してより大きな効果が得られた。

- 抗菌薬群とコントロール群でアセトアミノフェンの使用と医療資源の利用に差はなかった。

表 13.1　試験の主な結果

アウトカム	抗菌薬群	コントロール群	P 値
初回症状改善[a]			0.14[c]
2 日目	35%	28%	
4 日目	61%	54%	
7 日目	80%	74%	
症状改善持続[b]			0.04[c]
2 日目	20%	14%	
4 日目	41%	36%	
7 日目	67%	53%	
症状の重さ[d]	2.79	3.42	0.01
臨床的治療失敗[e]			
4〜5 日目以前で	4%	23%	<0.001
10〜12 日目以前で	16%	51%	<0.001
感染関連の合併症			
乳突峰巣炎	0%	1%	有意差なし[f]
鼓膜穿孔	1%	5%	有意差なし[f]
抗菌薬関連の合併症			
下痢	25%	15%	0.05
オムツかぶれ	51%	35%	0.008
鵞口瘡	5%	1%	有意差なし[f]

[a] 定義：AOM-SOS スコア 0 または 1。
[b] 定義：AOM-SOS スコア 0 または 1 が 2 回記録されたとき。
[c] 全体の傾向。
[d] 定義：観察開始後最初の 7 日間の AOM-SOS スコアの平均。
[e] 定義：4〜5 日目は"症状の消失が得られない，耳鏡所見の増悪，またはその両方"。10〜12 日目は中耳滲出液以外で"症状と耳鏡所見の完全またはそれに近い改善が得られない"。
[f] 実際の P 値は記載なし。

批判と制限事項：本研究の小児は厳しい基準に基づき急性中耳炎と診断されている。中耳炎の診断が"はっきりしない"小児(たとえば明らかな鼓膜の膨隆がない児)には適応できない。

　著者らは臨床的治療失敗を（一部）耳鏡所見に基づき定義した。しかし，無症状になったが耳鏡所見で中耳の感染所見が持続している患者が症状が再燃するリスクが高いかどうかははっきりしていない。

　著者らは，急性中耳炎に対する経口抗菌薬として最も効果があると考えられたため本研究ではアモキシシリン・クラブラン酸を選択した。しかし米国小児科学会（American Academy of Pediatrics：AAP）と米国家庭医学会（American Academy of Family Physicians：AAFP)から出されたガイドラインではアモキシシリンを第1選択に推奨している。

関連研究と有用情報：
- 他の研究では急性中耳炎の小児にすぐに抗菌薬を投与する群と注意深く経過観察する群を比較し，全般的に抗菌薬群のほうがまずまず早い症状・所見の改善が得られたが，副作用(特に下痢と発疹)の率が増加した[2-5]。
- 抗菌薬治療の薬剤耐性に与えるインパクトは限定的である。しかし，抗菌薬投与は鼻咽頭に保菌する肺炎球菌の薬剤耐性率を増加させるという研究もある[6]。
- 米国小児科学会と米国家庭医学会のガイドラインは以下の状況での抗菌薬投与を推奨している。
  - 中耳炎が疑われる生後6か月未満のすべての小児
  - 生後6か月から2歳までで症状が強いとき
  - 2歳以上で診断が確実で重症のとき

ガイドラインでは頻回受診による注意深い経過観察を以下の状況で考慮してもよいとしている[7]。
- 生後6か月から2歳までで，症状が強くなく，診断がはっきりしない場合
- 2歳以上で，診断がはっきりしないか症状が強くない場合のいずれか

要点と結果による影響： 2歳未満の確実に診断がつけられた急性中耳炎の小児に対して，アモキシシリン・クラブラン酸の投与は症状の改善を早め，全体的な症状を軽くし，治療失敗を減らすが，副作用(下痢とオムツかぶれ)とも関連している。米国小児科学会のガイドライン(上述)では，急性中耳炎が疑われる小児に抗菌薬投与をすべきか頻回受診による注意深い経過観察がなされるべきかの推奨がされている。

臨床症例　　急性中耳炎に対する抗菌薬

症例病歴：

　生後18か月の女児。36時間続く鼻汁，不機嫌，37.5℃の微熱を主訴に父親に連れられ外来を受診した。食事摂取は通常どおりだが，前日夜は泣いて何度か起きた。

　診察上，女児は元気そうで鼻汁あり。体温は37.3℃。その他のバイタルサインは正常範囲内だった。鼓膜を観察しようとしたがじっとさせることができなかった。ちらっと見えた範囲では，右耳に中耳の滲出液がありそうで，膨隆はないが鼓膜が軽度発赤していそうな印象だった。

　本研究の結果に基づくと，この女児の急性中耳炎の治療として抗菌薬を処方するべきか。

解答例：

　今回の研究では，2歳未満の小児の厳しい基準に基づき診断された急性中耳炎に対して，抗菌薬は効果があることが示された。

　この女児は急性中耳炎の診断がはっきりしていない（症状はウイルス性上気道炎によるものかもしれない）。加えて，彼女の症状は比較的軽度である。したがって，本研究の結果はそもそもこの児に適応できない。

　米国小児科学会と米国家庭医療学会のガイドラインでは，生後6か月から2歳未満で中耳炎の診断がはっきりしない場合や症状が軽度の場合は，頻回受診による注意深い経過観察が（すぐに抗菌薬を投与するよりは）望ましいとしている。したがって，この女児は注意深く経過観察する良い例である。経過観察の方針が選択された場合，児の状態が増悪したり数日たっても改善しない場合にはすぐに受診するよう父親に指導する必要がある（状態が増悪した際には抗菌薬治療が必要になるだろう）。数日後に女児が改善しているか，確認の電話を家族にするのもいいだろう。

文献

1. Hoberman A et al. Treatment of acute otitis media in children under 2 years of age. *N Engl J Med.* 2011; 364(2): 105-115.
2. Glasziou PP, Del Mar CB, Sanders SL, Hayem M. Antibiotics for acute otitis media in children. *Cochrane Database Syst Rev.* 2004; (1): CD000219.
3. Coker TR et al. Diagnosis, microbial epidemiology, and antibiotic treatment of acute otitis media in children: a systematic review. *JAMA.* 2010; 304(19): 2161-2169.
4. Tähtinen PA et al. A placebo-controlled trial of antimicrobial treatment for acute otitis media. *N Engl J Med.* 2011; 364(2): 116-126.
5. Tähtinen PA et al. Delayed versus immediate antimicrobial treatment for acute otitis media. *Pediatr Infect Dis J.* 2012; 31(12): 1227-1232.
6. McCormick DP et al. Nonsevere acute otitis media: a clinical trial comparing outcomes of watchful waiting vs. immediate antibiotic treatment. *Pediatrics.* 2005; 115(6): 1455-1465.
7. American Academy of Pediatrics Subcommittee on Management of Acute Otitis Media. Diagnosis and management of acute otitis media. *Pediatrics.* 2004; 113(5): 1451-1465.

訳者コメント

日本耳科学会などから出されている急性中耳炎ガイドライン*も，診断において鼓膜所見を重視しており，耳垢除去の技術がない小児科医にとってはやや使いづらい（そもそも耳鼻咽喉科医の利用を想定していると明記されている）。

* http：//www.jsiao.umin.jp/pdf/caom-guide.pdf（最終閲覧 2017/12/17）

本章の翻訳にあたり，『医師として知らなければ恥ずかしい 50 の臨床研究』の「34 小児における急性中耳炎の治療」を参考とした。谷口俊文先生に厚く御礼申し上げる。

14 ヒトパピローマウイルスワクチン：Future II 試験

The Human Papillomavirus Vaccine (the Future II Trial)

Michael Hochman, revised by Nina Shapiro

Future II 試験では，ワクチン接種をされた女性のうち 3.6％，ワクチン接種されなかった女性のうち 4.4％ が平均 3 年の間に grade 2 または 3 の子宮頸部上皮内腫瘍 (cervical intraepithelial neoplasia：CIN) または上皮内腺癌 (adenocarcinoma in situ：AIS) と診断された。全体としてのワクチンの効果，予防の持続期間，時間経過してから発生しうる副反応についての未回答の重要な疑問に対しては慎重なアプローチが求められる。

—— Sawaya and Smith-McCune[1]

研究課題：4 価ヒトパピローマウイルス (human papillomavirus：HPV) ワクチンは HPV の 6, 11, 16, 18 型に対して安全で有効か[2]。
- HPV 16 型と 18 型はすべての子宮頸癌の原因の 70％ を占める。
- HPV 6 型と 11 型は肛門性器疣贅の原因の大部分を占める。

研究資金提供：Merck 社

研究開始：2002 年

研究発表：2007 年

研究実施場所：先進国・発展途上国合わせて 13 か国，90 の施設

研究対象：15～26 歳の女性

除外対象：妊娠中の女性，ベースラインの結果としてパパニコロウ (Papanicolaou：Pap) 染色で異常が指摘されている女性，4 人以上の性的パートナーがいる女性

被験者数：12,167 人

研究概要：研究デザインの概要は図 14.1 を参照

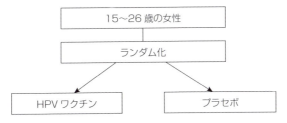

図 14.1 FUTURE Ⅱ試験のデザインの概要

介入内容：HPV ワクチン群の女性は割り付け時，2 か月，6 か月の時点でワクチン接種を受ける．コントロール群の女性は同じスケジュールでプラセボの接種を受ける．

両群の女性はベースラインとワクチン（またはプラセボ）の 3 回目接種後から 1, 6, 24, 36, 48 か月後にそれぞれ Pap 染色と肛門性器スワブで HPV DNA 検査を行う．

Pap 染色で異常があった患者は通常のプロトコルに則った管理を受ける．

経過観察：平均 3 年間

エンドポイント（評価項目）：

一次評価項目：HPV 16, 18 型による高度子宮頸部病変——grade 2 または 3 の CIN，上皮内腺癌，浸潤性子宮頸癌

二次評価項目：すべての型の HPV による高度子宮頸部病変

- CIN は前癌状態の異形成病変で，子宮頸部扁平上皮癌（米国の子宮頸癌で最多の型）の前段階である．
- CIN は grade 1〜3 に分類される．CIN 1 は軽度の病変で自然改善することが多いためこまめな経過観察を行い管理される．CIN 2 と 3 は高度の病変で，治療しなければしばしば浸潤癌へ進展する．
- 上皮内腺癌は浸潤性腺癌に進展しうる前癌状態の異形成病変である（腺癌は米国の子宮頸癌の約 25％を占める）．

結果

- 両群ともに研究期間中に浸潤癌の発生はなかった（表 14.1）．
- ワクチンによる副反応は軽微であったが，ワクチン群のほうがプラセボ群と比較して接種部位の痛み，季節性アレルギー，頸部痛の発生率がわずかに高かった．
- HPV ワクチン接種はベースラインで HPV 16, 18 型に感染していた患者におい

てはこれらの型による子宮頸部高度病変の予防はできなかった。
- ワクチン接種をした女性の99％でワクチン接種後にHPVに対する中和抗体が検出された。しかし，接種後24か月の時点でHPV 18型に対する中和抗体産生の持続は68％にしか認められなかった。
- HPVワクチンはHPV 16, 18型による高度病変とすべてのHPVの型による高度病変を減少させた（表14.1）。

表14.1　試験の主な結果[a]

アウトカム	HPVワクチン群	プラセボ群	P値[b]
HPV 16, 18型による高度病変[c]	<0.1	0.3	有意差あり
すべてのHPV型による高度病変[d]	1.3	1.5	有意差あり

[a] 数値は100人年ごと，つまり100年の参加時間ごとに起こるイベント数である。たとえば100人年で0.3とは，平均して，50人が2年間試験に参加すると0.3人にイベントが起こるということ。
[b] 実際のP値は報告されていない。
[c] ベースラインとワクチン接種1か月後のHPV 16, 18型が陰性で，研究プロトコルに沿ってこまめに経過観察された患者のみが含まれる。
[d] ベースラインでHPV 16, 18型が陽性だったり，研究プロトコルに沿って経過観察されなかったりした患者を含め，研究に組み入れられたすべての患者を含む。この解析は"リアルワールド"の臨床像をよく反映しているだろう。

批判と制限事項：HPVワクチンにより子宮頸部高度病変の率が有意差をもって減少したが，実際の減少率はわずかである（3年間の経過観察でCIN 2/3または上皮内腺癌を1人予防するためには129人の女性にワクチン接種をする必要がある[1]）。この相対的に小さな利益のために長期の安全性や効果が不明確なHPVワクチンを正当化することはできないという専門家もいる。

　HPVワクチンは子宮頸部の前癌病変を減少させるが，子宮頸癌自体は減少させない（効果的な子宮頸癌スクリーニングでも子宮頸癌の率は極めて低い）。特に効果的な子宮頸癌スクリーニングが行われていれば，多くの前癌病変は子宮頸癌へ進行しないため，HPVワクチンによる癌の発生率の減少はこの研究で見られた前癌病変の率の減少よりも極めて少ないだろう。

　研究期間中のHPVワクチンの臨床的効果の漸減はなさそうだったが，24か月後の時点でHPV 18型に対しては68％の患者しか持続的に抗体を保有していなかった。3年後以降の経過観察期間でHPVワクチンの効果が持続するかどうか，Future IIのフォローアップのデータが必要だろう。

関連研究と有用情報：
- Future I試験では，Future II試験よりも患者数は少なかったが，HPVワクチンによりCIN 1/2/3，肛門性器・腟の疣贅のわずかな絶対リスク減少が得られた[3]。

- Patricia 試験では HPV 16 と 18 型の 2 価 HPV ワクチンは CIN 2 に対してわずかに効果的であった。
- 4 価 HPV ワクチンの他の試験では，HPV ワクチンにより HPV 感染と"16〜26 歳の男性における関連する外陰部病変"[4]と肛門部の上皮内癌（肛門癌の前癌病変）が減少した[5]。
- 2006 年に HPV ワクチンが導入されてから，10 代の女性におけるワクチンに含まれる HPV 型の感染の率が 11.5％から 5.1％へ減少した[6]。
- 4 価と 2 価の HPV ワクチンの両者が米国で承認され，11〜12 歳の女児と，接種歴がない 26 歳以下の女性に接種が推奨されている。4 価ワクチンは 9〜26 歳の男性にも承認されている。

要点と結果による影響：4 価 HPV ワクチンは 15〜26 歳の女性の子宮頸癌の前癌病変である子宮頸部高度病変の絶対リスクをわずかに減少させた。現在このワクチンは青年期の男女に推奨されている。しかし，絶対的なベネフィットは小さく，効果持続期間と安全性のリスクが不確かであり正当化できず注意すべきであるという専門家もいる。

臨床症例　HPV ワクチン

症例病歴：

あなたは 12 歳の女児の年 1 回の定期健診を行っている。米国疾病予防管理センター（Centers for Disease Control and Prevention：CDC）は 11〜12 歳の女児への HPV ワクチン接種を推奨していると話すと，彼女は不安そうな顔をした。彼女は「注射はイヤ。そのワクチンは本当にしなくちゃいけないの？」と聞いてきた。さらに聞くと，彼女は現在性的にアクティブではなく，今後もその予定はないとのことだった。

Future II 試験の結果に基づき，彼女に HPV ワクチンのリスクとベネフィットをどう伝えるか。

解答例：

Future II 試験は 4 価 HPV ワクチンによる子宮頸癌の前癌病変である子宮頸部高度病変の予防効果を示した。女性は HPV 感染のリスクである性的活動を始める前にワクチン接種をすることで最も恩恵が得られるだろう。この女児の主治医として，彼女が近い将来性的活動を行う予定がなくても，そうなる前にワクチン接種を行うことがよいと強調してよいかもしれない。

一方で，ワクチンによる絶対的なベネフィットは比較的わずかである。加えて，ワクチンによる長期間の安全性や，長期間 HPV 感染を予防できるかどうかはまだわかっていない。

患者とその家族にワクチン接種を推奨しつつ，受けないという選択肢も妥当であると伝えるのがよいだろう．ワクチン接種をするしないに関わらず，ふさわしい年齢〔米国産科婦人科学会（American College of Obstericians and Gynecology：ACOG）のガイドラインでは 21 歳〕になったら定期的に Pap 染色を受けるべきである．

文献

1. Sawaya GF, Smith-McCune K. HPV vaccination—More answers, more questions. *N Engl J Med*. 2007; 356: 1991-1993.
2. The Future II Study Group. Quadrivalent vaccine against human papillomavirus to prevent high-grade cervical lesions. *N Engl J Med*. 2007; 356: 1915-1927.
3. Garland SM et al. Quadrivalent vaccine against human papillomavirus to prevent anogenital disease. *N Engl J Med*. 2007; 356: 1928.
4. Giuliano AR et al. Efficacy of quadrivalent HPV vaccine against HPV infection and disease in males. *N Engl J Med*. 2011; 364(5): 401.
5. Palefsky JM et al. HPV vaccine against anal HPV infection and anal intraepithelial neoplasia. *N Engl J Med*. 2011; 365(17): 1576-1585.
6. Markowitz LE et al. Reduction in human papillomavirus (HPV) prevalence among young women following HPV vaccine introduction in the United States, National Health and Nutrition Examination Surveys, 2003-2010. *J Infect Dis*. Epub 2013 Jun 19.

本章の翻訳にあたり，『医師として知らなければ恥ずかしい 50 の臨床研究』の「7 ヒトパピローマウイルスワクチン：FUTURE II 試験」を参考とした．谷口俊文先生に厚く御礼申し上げる．

15 青年期および若年女性に対するワクチン型によるヒトパピローマウイルス減少と集団予防効果

Evidence of Decrease in Vaccine-Type Human Papillomavirus (HPV) and Herd Protection in Adolescents and Young Women

Nina Shapiro

4価HPVワクチンが導入されてわずか4年後に,地域におけるワクチン型のHPV発生率の相当な減少が集団予防効果のエビデンスとともに示された。これは地域における子宮頸部上皮内腫瘍(cervical intraepithelial neoplasia：CIN)と子宮頸癌の減少にも当てはめることができるだろう。

—— Kahn et al.[1]

研究課題：HPVワクチンを接種した女性の,HPV感染率におけるワクチンの短期的インパクトはどうか。HPVワクチンが導入された後のワクチン接種を受けていない女性への集団予防効果のエビデンスはあるか。ワクチンによりHPVのワクチン型以外の型による感染は増加するか。

研究資金提供：米国国立アレルギー・感染症研究所(National Institute of Allergy and Infectious Diseases：NIAID)(グラント RO1 073713),米国国立衛生研究所(National Institutes of Health：NIH)

研究開始：2006年

研究発表：2012年

研究実施場所：シンシナティ小児医療センターのティーン健康センター,シンシナティ健康部局に属する地域の健康センター

研究対象：13〜26歳で,性的接触(男性または女性のパートナーと性器-口あるいは性器-性器の接触と定義)がある若年女性。なお,ワクチン前のサーベイランス研究

(2006～07年)ではワクチン接種歴がない参加者のみを対象としたが，ワクチン後のサーベイランス研究(2009～10年)ではワクチン非接種もしくは研究参加前に1回でもHPVワクチンを接種している女性も対象とした。

除外対象：ワクチン前のサーベイランス研究に参加した女性はワクチン後のサーベイランス研究へは組み入れられなかった。

被験者数：ワクチン前サーベイランス研究に女性368人，ワクチン後のサーベイランス研究に女性409人

研究概要：研究デザインの概要は図15.1 を参照

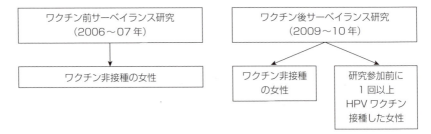

図15.1　研究デザインの概要

参加者への検査：全参加者から子宮頸部・腟のスワブが採取され，HPVの遺伝子型の同定がなされた。参加者は自己記入型の質問票で地理的な因子，HPVの知識，婦人科的病歴，性的活動について回答した。著者らはワクチン接種群と非接種群での統計学的な差と選択バイアスを調整するためにプロペンシティスコア解析を行った。

経過観察：なし

エンドポイント(評価項目)：

ワクチン前後のサーベイランスでの以下の有病率：
1. すべての型のHPV感染
2. 高リスク型HPV—以下のいずれか1つ以上のHPV型陽性：16, 18, 26, 31, 33, 35, 39, 45, 51, 52, 53, 56, 58, 59, 67, 68, 70, 73, 82, IS39
3. ワクチン型HPV—以下のいずれか1つ以上のHPV型陽性：6, 11, 16, 18
4. 高リスクワクチン型HPV—HPV 16や18陽性
5. 非ワクチン型HPV—HPV 6, 11, 16, 18以外の1つ以上のHPV型陽性
6. 高リスク非ワクチン型HPV—HPV 6, 11, 16, 18以外の1つ以上の高リスクHPV型陽性

結果

- 全参加者におけるHPV全有病率(全HPV型)はワクチン前後のサーベイランスで8.5%上昇した。
- 全参加者(ワクチン接種群,非接種群の両群)におけるワクチン型HPVのワクチン前後のサーベイランスでの絶対減少率は18.3%だった。これによりこの地域のHPVワクチン導入の効果が示された。より特徴的にいうと,ワクチン型HPVの全有病率は57.7%減少した。
  - ワクチン接種群においてはワクチン型HPVの有病率は21.9%(全有病率の68.9%)減少した。
  - ワクチン非接種群においてはワクチン型HPVの有病率は14.8%(全有病率の49.0%)減少した。高リスクワクチン型HPVにおいても同様の変化が認められ,集団免疫効果のエビデンスが示された。
- 全参加者において非ワクチン型HPVの有病率は14.0%増加し,高リスク非ワクチン型HPVは7.6%増加した。統計学的に有意だったのはワクチン接種群のみだった。

批判と制限事項:研究参加者がそもそもマイノリティで低所得,若年女性という,HPV感染リスクが高い集団であり,一般的な人口を反映していない可能性がある。加えて,12歳を超えた,"キャッチアップ"の年齢集団と考えられる女性が研究に組み入れられているが,ワクチンの主な対象者は11〜12歳の女児である。著者らは参加者間で異なる変数を統計学的に調整しようとしているが,これらの交絡因子は依然として群間のHPVの有病率の差に関与しているだろう。さらに,非ワクチン型HPVの有病率はワクチン接種群で統計学的に有意に上昇していた。

ワクチン接種によって型の変化が起こったとは考えにくく,個々のHPV型は互いに独立して振る舞うため,この重要な事項に対してはより大規模で長期間の研究が必要である。ワクチン接種により高リスクな非ワクチン型HPVが増加するのであれば,ワクチンの有効性が崩れてしまうだろう。

関連研究と有用情報:
- 米国小児科学会(American Academy of Pediatrics:AAP)の推奨として[2],
  - 11〜12歳の女児はルーチンとして3回の4価または2価HPVワクチン接種を受けるべきである。ワクチンは9歳から開始もできる。
  - 13〜26歳で接種歴のないまたはワクチンシリーズが完了していないすべての女性もワクチン接種を受けるべきである。
  - 11〜12歳の少年も3回の4価HPVワクチン接種を受けるべきである。ワク

チン接種は医師の裁量で9歳から接種開始できる。
- 13〜21歳で接種歴のないまたはワクチンシリーズが完了していないすべての男性と22〜26歳のHPV感染の高リスクの男性は4価HPVワクチン接種を受けるべきである。
- 2012年には，13〜17歳の女児の33％しか3回のHPVワクチン接種を受けていなかった[3]。

要点と結果による影響：本研究では，HPVワクチンはワクチン型のHPV感染をワクチン接種した人に対してもしていない人に対しても減少させることを示した。このワクチン非接種群でのHPV発生率の減少は集団免疫効果の結果と考えられる。これらの知見は青年や若年成人に対するワクチン接種の推奨を支持するものである。

臨床症例　ワクチン型HPVとワクチン導入後の集団免疫効果のエビデンス

症例病歴：
　16歳の，性的にアクティブで，4価HPVワクチン接種歴のない女性が婦人科診察のために受診した。彼女はすでにHPVに曝露されている可能性もある。この患者に4価HPVワクチン接種を勧めるか。

解答例：
　この若い女性は，彼女と性的関係をもったことのあるパートナーの集団によっては，集団免疫効果が得られる可能性がある。この患者に4価HPVワクチンを接種することを推奨する。

文献

1. Kahn JA, Brown DR, Ding L, et al. Vaccine-type human papillomavirus and evidence of herd protection after vaccine introduction. *Pediatrics*. 2012; 130(2): e249-e256.
2. Committee on Infectious Diseases. HPV vaccine recommendations. *Pediatrics*. 2012; 129(3): 602-605.
3. Centers for Disease Control and Prevention (CDC). Human papillomavirus vaccination coverage among adolescent girls, 2007-2012, and postlicensure vaccine safety monitoring, 2006-2013—United States. *MMWR*. 2013: 62(29): 591-595.

訳者コメント

2016年12月に米国予防接種諮問委員会(Advisory Committee of Immunization Practices：ACIP)は，9歳以上15歳未満の男女に対するHPVワクチンの(3回ではなく) 2回接種の推奨を発表した。また，世界的には9価ワクチンも使用されている。

- Meites E et al. MMWR. 2016; 65(49): 1405-1408(PMID：27977643)
- https://www.cdc.gov/mmwr/volumes/65/wr/mm6549a5.htm (最終閲覧：2017/12/18)
- Iversen OE, et al. JAMA. 2016; 316(22): 2411-2421(PMID：27893068)

16 小児期における鉛曝露の影響
Effects of Lead Exposure in Childhood

Ashaunta Anderson

この平均 11.1 年という長期フォローアップ研究で，以前に報告されていた鉛と小児の学力と認知機能の関連が若年成人期にまで持続することが示された。
—— Needleman et al.[1]

研究課題：小児期の低濃度鉛曝露による神経行動学的な悪影響は成人期まで持続するか[1]。

研究資金提供：報告なし

研究開始：1975 年

研究発表：1990 年

研究実施場所：マサチューセッツ教育機関 (Massachusetts school systems) におけるチェルシー (Chelsea) とサマーヴィル (Somerville)

研究対象：初期の歯牙鉛濃度が 6 ppm 未満または 24 ppm 超の，英語を話す家庭に育った小学校 1, 2 年生

除外対象：最初に，研究者らは以下の小児を除外対象とした。出生後，母親と同時に産院を退院しなかった児，顕著な頭部外傷を負った児，鉛中毒の既往がある児，歯牙鉛濃度が基準を満たさなかった児。フォローアップの解析でこれらの因子は目的としていたアウトカムに影響しなかったことがわかったため，最初に除外された小児はこの研究に組み入れられた。

被験者数：132 人

研究概要：研究デザインの概要は図 16.1 を参照

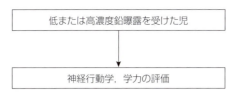

図 16.1 研究デザインの概要

経過観察：オリジナルの研究に参加した 6, 7 歳の小児[2)]が平均 11.1 年後に再調査を受けた。対象者は利用可能な電話番号の追跡，運転免許証記録や他の記録を使用して同定された。参加者の再調査時の平均年齢は 18.4 歳だった。

介入内容：すべての参加者に対して，神経行動学検査が，初期の鉛曝露濃度が評価者にわからないようにして行われた。参加者は多くの認知評価や非社会的行動，暴行犯罪歴についての調査も受けた。11 年生（16〜17 歳相当）以上の学生に対しては，クラスの大きさや順位，最高成績，直近の 1 年（full semester）の欠席・遅刻数についての学校の記録も収集された。

エンドポイント（評価項目）：神経行動学，認知機能，学力の指標，または非行の指標

結果

- 小児期の鉛曝露は，高校が卒業できない，席次の低さ，欠席の多さ，読解力低下，語彙力低下，微細運動能力低下，反応時間低下，手と目の協調運動能力低下について 7 倍のオッズをもって関連していた（表 16.1）。
  - 歯牙の鉛濃度の高さと，読解力低下および高校卒業率の低さの間に相関を認めた。
- 歯牙の鉛濃度が 10 ppm を超えるか超えないかは，高校が卒業できないことに対して感度 71%（±標準誤差 12%），特異度 61%（±標準誤差 5%）であった。

表16.1　小児期の歯牙の鉛濃度と青年期のアウトカムについての回帰分析

アウトカム	回帰係数	標準誤差	P値
最高得点達成	−0.027	0.01	0.013
読解力	−0.072	0.021	0.001
席次	−0.006	0.003	0.048
学校の欠席[a]	4.73	1.8	0.01
文法的推論	0.178	0.068	0.011
語彙力	−0.122	0.033	0.001
指タップ	−0.133	0.05	0.01
手と目の協調運動	0.048	0.019	0.01
反応時間[a]			
利き手	12.9	6.3	0.042
利き手と反対	10.3	5.5	0.06
軽微な反社会的行動[a]	−0.739	0.35	0.038

Needleman et al[1]の表3を改変。多変量回帰分析では年齢・性別・出生順位・家系の大きさ・出生時の母親の年齢・出生後の入院日数・母親の教育レベル・母親のIQ・社会経済的状況・現時点のアルコール摂取状況で調整された。
[a] 主効果には歯牙の鉛濃度の平均の自然対数が用いられた。

批判と制限事項：研究ではいくつかの共変数を調整しているが，ランダム化試験ではないため調整されていない交絡因子がまだあるかもしれない。この再調査で組み入れられた参加者は元々の被験者の代表ではないことも重要である。再調査された参加者はさまざまな指標のなかでも歯牙の鉛濃度が低く，社会経済的状況が良く，成績が良かった。歯牙の鉛濃度とIQの関連の強さは再調査された群では小さかったが，元々の群では統計学的に同等であった。これは研究結果に差がない方向へのバイアスとしてはたらいている。

関連研究と有用情報：
- 文献のメタアナリシスでは鉛が（たとえ低濃度でも）学力低下に影響していることが一貫して示されている[3]。血中の鉛濃度が10〜20 $\mu g/dL$ 増えるごとにIQが1〜2.6ポイント下がる[4,5]。
- 行動上の問題も小児期の鉛曝露と関連がある。
  - 就学前の低濃度の鉛曝露（血中鉛濃度10〜24 $\mu g/dL$）は曝露がない場合（<10 $\mu g/dL$）と比較して行動の問題とより関連している[6]。
  - 11歳男児で骨中の鉛濃度が高いと，より非社会的な行動や非行に走ってしま

- う傾向にある[7]。
- 出生前と新生児期の低濃度の鉛曝露は，乳児期の神経行動学的発達に悪影響を与える[8]。
- 米国小児科学会(American Academy of Pediatrics：AAP)が出している声明によると，血中鉛濃度が10 μg/dL未満でも認知機能に悪影響を及ぼす可能性があるため，小児の鉛濃度を1歳児と2歳児(曝露が最も多くなりやすい時期)でスクリーニングするのが最も良いとしている[9]。

要点と結果による影響：小児期の鉛曝露は，たとえそれが低濃度で無症状でも，長期間における行動と学力に重要な悪影響を与える。臨床医と公衆衛生担当者は生後早期の鉛中毒の発見と予防の重要性に気づくべきである。

臨床症例　小児期の鉛曝露の影響

症例病歴：

2歳の男児が定期健診で外来を訪れた。彼には特記すべき既往歴や急性の症状はなかった。さまざまな食材を食べ，排泄の問題もなかった。両親によると，ボールを蹴ることができ，食事も自分で食べ，2語文を話し，2つ同時に指示をしてもできるとのことだった。

診察上，彼の成長は年齢・性別相当であった。バイタルサインは正常範囲内だった。協力的でコミュニケーションもとれた。彼の言っていることもだいたい半分くらいは理解できた。走ったりペンを持ったりもできている。他の診察所見も異常はなかった。

両親には血中の鉛濃度を測定する必要があると伝えた。両親は針を刺す検査はしないよう望んでおり，この検査が推奨されている理由をたずねてきた。

解答例：

正常な生後6か月〜3歳までのおしゃぶり行動から説明を始めるとよい。ほとんどの塗料やガソリンから鉛は除去されたが，目に見えない埃や他の形で存在しているかもしれない。米国などのほとんどの地域では，血中鉛濃度はこの児の年齢である2歳が最高である。理想的には，今回のケースでは血中鉛濃度を1歳のときに調べ，ピークの前に高濃度でなかったか調べていたらよかったといえる。鉛濃度が高すぎないか，防ぎうる神経系の問題を今後抱えないかどうか今調べることは重要である。研究では高い鉛濃度はIQの低さ，行動の問題，発達の遅れと関連している。今日，この児にはそうした問題はないが，血中鉛濃度を調べることでさらに問題がないことが確認できるだろう。鉛濃度が高いことが判明すれば，安全な濃度まで下げる努力ができる。

文献

1. Needleman HL et al. The long-term effects of exposure to low doses of lead in childhood. *N Engl J Med.* 1990; 322: 83-88.
2. Needleman HL et al. Deficits in psychologic and classroom performance of children with elevated dentine lead levels. *N Engl J Med.* 1979; 300: 689-695.
3. Needleman HL et al. Low-level lead exposure and the IQ of children: A meta-analysis of modern studies. *JAMA.* 1990; 263: 673-678.
4. Schwartz J. Low-level lead exposure and children's IQ: Meta-analysis and search for a threshold. *Environ Res.* 1994; 65(1): 42-55.
5. Pocock SJ et al. Environmental lead and children's intelligence: A systematic review of the epidemiological evidence. *BMJ.* 1994; 309(6963): 1189-1197.
6. Mendelsohn AL et al. Low-level lead exposure and behavior in early childhood. *Pediatrics.* 1998; 101(3): E10.
7. Needleman HL et al. Bone lead levels and delinquent behavior. *JAMA.* 1996; 275(5): 363-369.
8. Dietrich KN et al. Low-level fetal lead exposure effect on neurobehavioral development in early infancy. *Pediatrics.* 1987; 80(5): 721-730.
9. American Academy of Pediatrics Committee on Environmental Health. Lead exposure in children: Prevention, detection, and management. *Pediatrics.* 2005; 116(4): 1036-1046.

SECTION 8

血液学

Hematology

17 母乳栄養児への鉄分補給
Iron Supplementation for Breastfed Infants

Ashaunta Anderson

> 母乳栄養児への鉄分補給は安全で，血液学的にも発達面でも良い影響があるだろう。
>
> ── Friel et al.[1]

研究課題：健康な母乳栄養児への早期の鉄分補給は，血液学的な，そして神経発達的な影響があるか[1]。

研究資金提供：カナダ衛生研究所（Canadian Institutes of Health Research）

研究開始：1999 年

研究発表：2003 年

研究実施場所：ニューファンドランド島（Newfoundland）のセントジョンズ（St. John's）の産後ユニットと開業医

研究対象：両親が完全母乳栄養を計画している乳児（少なくとも 4 か月間は母乳以外の追加の栄養は 1 日 1 回まで）

除外対象：在胎 37 週未満，出生体重 2.5 kg 未満，多胎妊娠，集中治療室への入院，重篤な先天異常のある児

被験者数：77 人

研究概要：研究デザインの概要は図 17.1 を参照

経過観察：子どもたちは生後 1～18 か月までフォローされた。

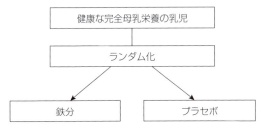

図 17.1 研究デザインの概要

介入内容：生後 1 か月の時点で母乳栄養ができている乳児が，ランダム化され硫酸鉄（鉄として 1 日 7.5 mg）またはプラセボ（味を似せた薬効成分のないシロップ）を 5 か月間与えられた。鉄かプラセボかは両親と研究者には盲検化された。看護師は研究に使用された薬剤と母乳についての質問に回答することができた。

エンドポイント（評価項目）：

血液検査が受診ごとの生後 1，3，5，6，12 か月で行われ，ヘモグロビン，平均赤血球容積（mean corpuscular volume：MCV），ヘマトクリット，赤血球スーパーオキシドジスムターゼ（red blood cell superoxide dismutase），カタラーゼ，フェリチン，鉄還元・抗酸化力（ferric-reducing antioxidant power：FRAP），銅，亜鉛について測定された。体重，身長，頭囲，食事歴が受診ごとに評価された。後半の生後 12，18 か月の受診時は，発達検査が Bayley 精神運動発達尺度による心理運動発達検査により，視力検査が縞視力カード（Teller visual acuity cards）により評価された。

結果

- 鉄分補給群をプラセボ群と比較すると，
    - ドロップアウト率，治療期間，消化器症状，軽微な疾患の発症については同等だった。
    - 鉄の濃度はすべての児が母乳栄養をやめた生後 12 か月の時点まで鉄分補給群が高い値を維持した。
    - 体重，身長，頭囲はすべての受診時において同等だった。
    - スーパーオキシドジスムターゼ，カタラーゼ，鉄還元・抗酸化力，銅，亜鉛はすべての受診時において同等だった。
    - 生後 3 か月半と 6 か月での MCV と生後 6 か月でのヘモグロビン値は鉄分補給群で高かった。
- 鉄分補給群では鉄欠乏と鉄欠乏性貧血から相対的に守られていた（表 17.1）。

- 鉄分補給群の児は，intention-to-treat（ITT）解析で，心理運動発達指数は平均7ポイント高かったが，心的発達指数は差がなかった。
- 鉄分補給群の児は視力も良かった。しかしこれはコンプライアンス不良患者を除外したものである。

表17.1　発達と視力における鉄分補給の効果 [a]

	鉄分補給群	プラセボ群
心的発達指数 [b] （ITT）	108±8.0（26）	108±10.4（20）
心的発達指数 （30日以上鉄分補給を受けた児のみ）	109±7.6（24）	108±10.8（17）
心理運動発達指数 [c] （ITT）	100±12（26）[d]	93±8.8（20）
心理運動発達指数 （30日以上鉄分補給を受けた児のみ）	100±11.8（24）[d]	92±8.2（17）
視力 （ITT）	1.43±1.20（25）	0.91±1.13（20）
視力 （30日以上鉄分補給を受けた児のみ）	1.54±1.18（23）[d]	0.87±0.79（17）

Friel et al [1] の表3を改変。
[a] 数字は平均のZスコア±標準偏差，カッコ内は児の人数。
[b] Bayley 心的発達指数。
[c] Bayley 心理運動発達指数。
[d] $P<0.05$。

批判と制限事項：著者らは，標準的な検出力と α 過誤の値を用いて発達指数の5％の差を検出するために，もともと各群に100人の小児を組み入れようとしていた。ただし研究資金が十分でなく，77人の小児しか研究に組み入れられなかった。77人のうち44人にのみ生後12か月時の血液検査が行われ，46人のみ発達の評価を受けた。参加者自らのドロップアウト以上に，完全母乳栄養を担保するのは困難だった。サンプル数がより大きくコンプライアンスがより良好であれば，より良好な結果が得られたかもしれない。

関連研究と有用情報：
- ランダム化プラセボ比較試験で生後1〜5か月の母乳栄養児に硫酸鉄を7mg/日飲ませる研究では，鉄関連の指標は一過性に改善し，成長への悪影響もないことが示された [2]。
- 生後6〜24か月の鉄欠乏性貧血の小児に対する鉄分補給のシステマティック・レビューでは，血液学的な改善を認めたが，成長，発達，貧血の改善に対する一

- 致したエビデンスは示されなかった[3]。
- 米国小児科学会の栄養部会(American Academy of Pediatrics Committee on Nutrition)は母乳栄養児に対する鉄分補給について以下のアプローチを推奨している[4]。
  - 健康な正期産の完全母乳栄養児は，生後4か月以降，鉄分の含まれた補助食を開始するまでに1 mg/kg/日の鉄分を経口摂取すべきである。
    - 健康な正期産の乳児で鉄分が豊富に含まれた人工乳を飲んでいる児でも，1日の半分以上が母乳栄養で，補助食を摂取していない場合に同様の推奨がされている。
  - 早産の完全母乳栄養児は，鉄分の含まれた人工乳か補助食を開始して1か月までは鉄分補給を2 mg/kg/日受けるべきである。
- 健康な正期産の完全母乳栄養児が鉄分補給を受けることの利点と安全性についてはまだ議論の余地がある[5]。

要点と結果による影響：健康な母乳栄養児に対する鉄分補給は，特定の月齢での赤血球指数，心理運動発達，視力の改善に寄与していた。すべての改善に対する臨床的な有用性についてははっきりとしていないが，鉄分補給は母乳栄養児のある集団の早期乳児期における通常のヘモグロビン値の低下およびそれに関連した神経発達的合併症を予防する可能性がある。米国小児科学会は母乳栄養児に鉄分補給を生後4か月から開始するよう推奨している。しかし，現実的に，これらのガイドラインはこういった補充療法の臨床的な利点が示されていないため，常に遵守されているわけではない。

臨床症例　母乳栄養児に対する鉄分補給

症例病歴：

　生後5か月の正期産で出生した女児が州立のクリニックに診察に訪れた。母親はWomen, Infants, and Children program (WIC)［訳注：低所得者の妊婦や幼い子どもをもつ女性が受けられるサービス］の用紙への記載を依頼してきた。母親の話によれば，最近生計のやりくりは厳しいが，娘は順調に成長しているように見え，寝返りもするようになったとのこと。児には特記すべき医学的既往歴はなく，完全母乳栄養だった。哺乳と排尿は定期的にあった。ビタミンDの摂取も問題なくできていた。母親の健康状態にも問題はなかった。

　診察上，女児は活気よく診察に協力的だった。発達・発育も良好そうで，バイタルサインもその他の診察所見も問題なかった。

　あなたは女児の母親に，この児は生後4か月で通常受けるワクチンを受けていないが，今日クリニックで接種することはできないことを説明した。また，毎日のビタミンDの摂取を続けるよう勧めた。女児の母親は待合室で見ていた

パンフレットをさして，現在，完全母乳栄養だが，娘は健康に過ごすために毎日鉄分の補給も受ける必要があるのかと質問してきた。

解答例：

　米国小児科学会栄養部会の推奨に基づくと[4]，この女児は毎日の鉄分補給を行うべきよい候補である。彼女は完全母乳栄養で，すなわち鉄分の補給源となる他の補助食や人工乳を摂取していない。また，鉄欠乏性貧血のリスクが最も高い生後4か月を過ぎてしまっている。本章の研究では鉄分補給は鉄分の濃度，心理運動発達および視力を，明らかな副作用なく向上させる。この情報は，他の重要なアウトカムについては評価されていない点は注意しつつも，女児の母親に伝えてもよいだろう。

　子どもたち一人ひとりに鉄欠乏性貧血のリスク因子がないかどうか考慮するのは重要で，貧血があってもなくても鉄欠乏は神経発達障害と関与していることが示されている。たしかに，早産，低出生体重，その他の鉄貯蔵が少ない小児は，完全母乳栄養の間は鉄分の補給を受けるよい候補である[6]。加えて，社会経済背景が悪い，メキシコ系アメリカ人，鉛曝露，また適切な栄養や成長を阻害する健康上の問題がある場合，鉄欠乏のリスクが上昇する[6]。この症例の女児は，WICによる家計調査にもとづいた栄養サポートを受けるのに適しており，社会経済的状況が悪く鉄欠乏のリスクがあるとされるだろう。したがって，毎日の経口鉄分補給を鉄分が豊富な補助食を摂取できるようになるまで続けるべきである。

文献

1. Friel JK et al. A double-masked, randomized control trial of iron supplementation in early infancy in healthy term breast-fed infants. *J Pediatr.* 2003; 143: 582-586.
2. Ziegler EE et al. Iron supplementation of breastfed infants from an early age. *Am J Clin Nutr.* 2009; 89: 525-532.
3. McDonagh MS et al. Screening and routine supplementation for iron deficiency anemia: A systematic review. *Pediatrics.* 2015; 135(4): 723-733.
4. Baker RD et al. Clinical report—Diagnosis and prevention of iron deficiency and iron-deficiency anemia in infants and young children (0-3 years of age). *Pediatrics.* 2010; 126: 1040-1050.
5. Schanler RJ et al. Concerns with early universal iron supplementation of breastfeeding infants. *Pediatrics.* 2011; 127: e1097.
6. American Academy of Pediatrics Section on Breastfeeding. Breastfeeding and the use of human milk. *Pediatrics.* 2005; 115: 496-506.

18 小児集中治療室の患者に対する輸血戦略

Transfusion Strategies for Patients in Pediatric Intensive Care Units

Jeremiah Davis

> 輸血制限の戦略は重症の小児において赤血球だけでなくすべての輸血量を安全に減少させた。
>
> —— Lacroix et al.[1]

研究課題：重症の小児に輸血すべきヘモグロビン (Hb) の閾値はどこか[1]。

研究資金提供：カナダ衛生研究所 (Canadian Institutes of Health Research)，ケベック健康研究基金 (Fonds de la Recherche en Santé du Québec)。加えて著者のうち3人は個人的に企業研究資金を受けており，1人はカナダ血液サービス社に雇用されている。

研究開始：2001年

研究発表：2007年

研究実施場所：4つの国 (ベルギー，カナダ，英国，米国) の19の三次医療機関の小児集中治療室 (pediatric intensive care unit：PICU)

研究対象：生後3日～14歳の小児で，PICUに入院していて以下の基準を満たす児：
- PICU入室後7日以内のHb値が9.5 g/dL以下のことがあった。
- 平均の収縮期動脈血圧が年齢平均の−2 SDを下回らない。
- 組み入れられる前の2時間以内に循環作動薬の投与が増量されていない。

除外対象：PICU滞在が24時間未満と見込まれる児，上級医が組み入れに同意しなかった児，生後3日未満・15歳以上の児，循環動態が不安定な児，体重が3 kg未満の児，新生児集中治療室 (Neonatal Intensive Care Unit：NICU) から退院できていない児，別の研究に参加している児は除外された。加えて急性出血の児，心血

管系疾患の児，溶血・血小板減少がある児，低酸素血症の児，治療の差し控えがされている児，予後が24時間未満の児，脳死状態の児，侵襲的な血液交換療法〔血漿交換，体外式膜型人工肺(extracorporeal membrane oxygenation：ECMO)など〕が必要な児も除外された．また，血液製剤の投与が不可能な場合や妊娠中の場合は研究に参加できなかった．

被験者数：637人

研究概要：研究デザインの概要は図18.1を参照

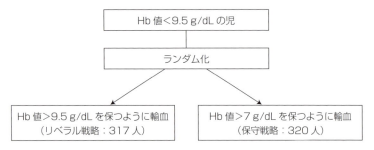

図18.1 研究デザインの概要

介入内容：保守戦略群の児はHb値が7g/dL未満になった12時間以内に白血球除去赤血球輸血(packed red blood cells：PRBC)の投与を受けた．この群はHb値8.5〜9.5g/dLを目標にして輸血された．リベラル戦略群の児はHb値が9.5g/dL未満になった12時間以内に目標Hb値11〜12g/dLとなるようにPRBCの投与を受けた．対象患者はICU滞在28日または死亡するまで経過観察された．

経過観察：最大28日間

エンドポイント(評価項目)：

一次評価項目：以下の割合：28日の間に死亡した患者，2つ以上の臓器不全(multiple-organ-dysfunction syndrome：MODS)またはMODSの増悪

二次評価項目：日々のPediatric Logistic Organ Dysfunction (PELOD)スコア評価，敗血症，輸血反応(transfusion reaction)，院内呼吸器感染症，輸血による副作用，カテーテル関連感染症，PICU滞在期間，入院期間，死亡率

結果

- ベースラインで，両群の平均のHb値は同等だった（8.0±1.0 g/dL vs 8.0±0.9 g/dL）。
- リベラル戦略群の小児は保守戦略群より初回の輸血を早期に受けていた（0.1日 vs 1.7日）。
- リベラル戦略群の小児は保守戦略群より初回の輸血をより高いHb値で受けていた（8.1±0.1 g/dL vs 6.7±0.5 g/dL）。
- Hb値は全期間の94％で輸血閾値を上回っていた。
- リベラル戦略群の小児は保守戦略群より多くの回数輸血を受けていた（表18.1）。
- 一次，二次評価の主な項目の割合は両群間で同等だった（表18.1）。

表18.1 試験の主な結果

アウトカム	保守戦略群	リベラル戦略群	P値
輸血の全回数	301	542	<0.001
輸血を受けなかった患者	54%	2%	<0.001
1人あたり平均の輸血回数	0.9±2.6	1.7±2.2	<0.001
新規または進行する多臓器不全（MODS）	12%	12%	非劣性
28日間での全死亡	4%	4%	0.98
院内感染症	20%	25%	0.16
1つ以上の有害事象	30%	28%	0.59
赤血球輸血による急性反応	1%	2%	0.34
人工呼吸日数	6.2±5.9	6.0±5.4	0.76
ランダム化後のICU滞在日数	9.5±7.9	9.9±7.4	0.39

批判と制限事項：本研究は比較的安定しているPICU入室中の小児を対象としているが，Hb＜9.5 g/dLだった児のうち81％が除外されている（上記除外基準を参照）。そのためこの結果はPICU患者の少数派にしか適応できないことになる。しかし，輸血するかしないかの判断においてリスクベネフィットの考え方に重要な示唆をしている。

加えて，研究プロトコルが一時的に延期となった患者が，保守戦略群で39人（うち36人は輸血を受けた），リベラル戦略群で20人（うち11人は輸血を受けた）いた。

この延期期間の間に，それぞれ71回と61回の輸血が行われた。これは各群においてはわずかな割合(それぞれ12%，6%)だが，保守戦略群では全体の輸血の23%を占めていた。これらはこの群の患者のアウトカムに影響したかもしれない。

関連研究と有用情報：
- Lacroix らの研究はこの種の研究の小児における最初のものである。論文発表までに，その後の解析がいくつかなされた。
  - 術後 PICU 患者[2]はリベラル戦略群と保守戦略群でアウトカムは同等であったが，保守戦略群は PICU 滞在期間がより短かった (7.7 ± 6.6 日 vs 11.6 ± 10.2 日)。
  - 敗血症による PICU 患者は MODS やその他のアウトカムにおいて有意差はなかった[3]。

要点と結果による影響： 生後3日から14歳で体重3 kg 以上で循環動態が安定している小児重症患者では，輸血戦略でリベラル戦略群(Hb 値 9.5 g/dL 以上を目標に輸血する)と保守戦略群(Hb 値 7 g/dL 以上を目標に輸血する)との間でアウトカムは同等であった。保守戦略群のほうが輸血製剤への曝露は少なかった。

臨床症例　PICU での輸血

症例病歴：

11歳の男児。急性小脳失調を呈し，頭部単純 CT により後頭蓋窩の腫瘍が見つかり，PICU へ入室した。脳神経外科医により腫瘍除去術が施行され，組織が病理検査へ提出された。患児は挿管されて帰室し，鎮静状態で，バイタルサインは脈拍数 110 台の頻脈であった。血圧は収縮期 110 mmHg 台，拡張期 70 mmHg 台前半で落ちついていた。初期評価での動脈血液ガス(人工呼吸中)では pH 7.39，CO_2 41，白血球数は正常値で，Hb 値は 8.4 g/dL で，術後の電解質異常はみられなかった。男児を入室させてきた麻酔科医は，「術後頻脈になっている。状態を良くするために輸血をしてもいいんじゃないか」と言った。

本研究結果によれば，この患者に赤血球輸血をしなければならないか。

解答例：

上述の研究では，積極的に輸血する戦略と比較して，Hb 値のカットオフを 7 g/dL として輸血を制限する戦略は本症例のような PICU において結果的に同等なアウトカムを示した。この新規診断された脳腫瘍の患者は機能(および酸素化・呼吸)の回復がはっきりするまで PICU に長期滞在することになるだろう。男児の循環動態は安定しており，Lacroix らの研究の対象者と似た状況である。男児は絶対必要になる(たとえば，急性出血や Hb が 7 g/dL 未満になるなどの

臨床的な変化)まで輸血を遅らせる，よい候補となるだろう。Lacroixらによると，輸血を待っても，この男児が多臓器不全になったり死亡する可能性は高くならないが，赤血球輸血の量は少なくできる。

文献

1. Lacroix J et al. Transfusion strategies for patients in pediatric intensive care units. *N Eng J Med.* 2007; 356(16): 1609-1619.
2. Rouette J et al. Red blood cell transfusion threshold in postsurgical pediatric intensive care patients: a randomized clinical trial. *Ann Surg.* 2010; 251(3): 421-427.
3. Karam O et al. Red blood cell transfusion thresholds in pediatric patients with sepsis. *Ped Crit Care Med.* 2011; 12(5): 512-518.

19 鎌状赤血球症患者に対する予防的ペニシリン投与

Prophylactic Penicillin in Sickle Cell Anemia

Ashaunta Anderson

> このランダム化二重盲検多施設研究で，鎌状赤血球症の小児に対して予防的に経口ペニシリン投与を行うことで肺炎球菌（*Streptococcus pneumoniae*）菌血症を有意に減少させることができると示された。
>
> —— Gaston et al.[1]

研究課題：鎌状赤血球症（sickle cell anemia）の若年小児に毎日経口ペニシリンを投与することで肺炎球菌による重症感染症の発生率が減少するか[1]。

研究資金提供：ペニシリンはワイス研究所（Wyeth Laboratories）より提供された。

研究開始：1983 年

研究発表：1986 年

研究実施場所：23 の臨床現場

研究対象：生後 3〜36 か月の，電気泳動法でヘモグロビンが SS パターン［訳注：βヘモグロビン遺伝子変異のホモ接合体。90％近くの赤血球が鎌状に変形し，重度の貧血をきたす］であった小児

除外対象：ペニシリンアレルギーがある児，すでに長期の抗菌薬投与または輸血治療がなされている児

被験者数：215 人

研究概要：研究デザインの概要は図 19.1 を参照

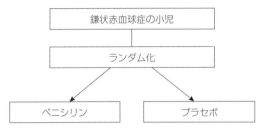

図 19.1　研究デザインの概要

経過観察：本研究の小児は平均 15 か月間経過観察された。研究は独立諮問機関による推奨よりも 8 か月早く終了した。

介入内容：本研究の小児は経口 penicillin V potassium 125 mg の 1 日 2 回内服群と，プラセボ群（ビタミン C 50 mg を 1 日 2 回）とにランダムに割り付けられた。両親と臨床現場のスタッフにはどちらに割り付けられたか隠された（盲検化）。約 3 か月ごとに，病歴（発熱イベントを含む），身体所見，血球検査，薬剤の個数（内服状況確認のため），尿中ペニシリン濃度の検査が行われた。定期的な通院の合間に両親によって尿が採取され，追加の尿中ペニシリン濃度の検査が提出された。研究開始時と終了時に，鼻咽頭培養と肺炎球菌に対する血清抗体価の検査が行われた。

重症細菌感染症が疑われた場合にはプロトコル設定された培養が採取され，尿中ペニシリン濃度が測定された。肺炎球菌が培養で発育した場合には血清型同定がなされ，肺炎球菌に対する血清抗体価が測定された。抗菌薬投与が必要な発熱性疾患の場合は，本研究の薬剤は中止され，抗菌薬投与期間が終了した後に再開された。研究者らは研究開始後に，参加者の臨床現場間での肺炎球菌のワクチンスケジュールを標準化した。

エンドポイント（評価項目）：
　一次評価項目：記録された肺炎球菌による重症感染症
　二次評価項目：記録された肺炎球菌以外の微生物による重症感染症。
　記録とは臨床経過や検査結果が細菌感染症に矛盾なく，関連する体腔液から微生物が発育したもの。重症感染症とは菌血症，髄膜炎，入院が必要となった肺炎，とした。

結果

- 記録された 15 例の肺炎球菌敗血症のうち，2 例はペニシリン群で（$n=105$），13 例はコントロール群（$n=110$，$P=0.0025$）で起こった（図 19.2）。

- リスク因子を補正しても有意なことには変わりなかった。
- 肺炎球菌の重症感染症としては菌血症のみだった。
- 1年間の肺炎球菌敗血症発症率はペニシリン群で0.02，コントロール群で0.09だった。
- 肺炎球菌敗血症ではペニシリン群では死亡者はいなかったが，コントロール群で3人が死亡した。その全員が肺炎球菌ワクチンの接種を受けていた。
- ペニシリン群の1人とコントロール群の2人がインフルエンザ菌b型（*Haemophilus influenzae* type b：Hib）の敗血症をきたし，コントロール群の1人が死亡した。
- Hibワクチンは本研究の後半まで開発されていなかった。

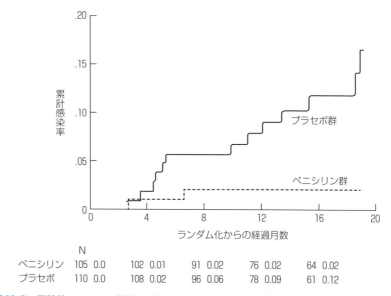

図19.2 予防的ペニシリン投与研究における全患者の累計感染率
Gaston et al[1] より許可を得て引用。

批判と制限事項：研究者は2つの異なる方法（薬剤の個数と尿中ペニシリン濃度）を用いて投薬コンプライアンスを評価しているが，患者数はデータ解析に不十分であった。そのため，ペニシリン群とコントロール群のどちらの患者が与えられた薬剤をしっかり飲んだかという点での議論はできない。しかし，ペニシリン群の小児が1日2回内服することを完全に守り続けることができなかったように，コントロール群の小児も長期間ペニシリンを内服しなかっただろう。完全なコンプライアンスが保証されていれば，より大きな予防効果を示せたであろう。

関連研究と有用情報：
- 3つの研究のシステマティック・レビューでは，鎌状赤血球症（SSホモ接合体とSβ_0-サラセミア型の両者）の若年小児への肺炎球菌感染症予防のペニシリン投与の予防効果が示された[2]。
- 鎌状赤血球症（SSとSβ_0-サラセミア）の小児に5歳になったら予防的ペニシリン投与を中止するランダム化二重盲検プラセボ対照試験では，中止に関連した重症肺炎球菌感染症のリスク増加はみられなかった[3]。
- 専門委員会による鎌状赤血球症の管理指針では以下のように強く推奨されている[4]。
  - 経口予防ペニシリン（3歳未満は125 mg，3歳以上は250 mg）を5歳まで1日2回内服する。
  - 年1回の経頭蓋ドップラー（Doppler）超音波スクリーニングを2歳から少なくとも16歳までは行う（脳の動脈血流速度を測定する）。
  - Doppler超音波の結果が境界域（170〜199 cm/秒）または上昇（≧200 cm/秒）している場合は脳卒中予防のため長期フォローできる輸血専門家に紹介する[5,6]。
  - 生後9か月以上の小児には疾患特異的な合併症予防のためにヒドロキシ尿素を投与する[7,8]。
- 鎌状赤血球症（すべての型）の小児に対しては，
  - 13価結合型肺炎球菌ワクチンを接種する（19歳以上で無脾症の患者には23価多糖体ワクチンを追加接種する）。
  - 10歳までに眼科で網膜症スクリーニングを行う。

要点と結果による影響： 1日2回のペニシリン予防内服は鎌状赤血球症の若年小児の重症肺炎球菌感染症の罹患率を84％減少させた。コントロール群で肺炎球菌敗血症を発症した小児の1/4近くが死亡し，全員が医療機関を受診してから時間単位での死亡だった。このような急速に進行する肺炎球菌敗血症の症例に対しては日常的にペニシリンを内服するという予防的アプローチが命を救うことになる。

臨床症例　鎌状赤血球症に対する予防的ペニシリン

症例病歴：
　生後2か月の正期産で出生した男児が定期健診を受診した。最近別の州から引っ越してきて，あなたのクリニックへは初めての受診だった。出生歴には医学的問題はみられなかった。常用薬はなく，アレルギーもない。自律母乳栄養で排尿もよくしていた。クーと声を出し，笑い，腹臥位にすると頭部を挙上する。両親は困っていることはないとのことだが，新生児スクリーニングで1つ異常があったと言った。両親は最初に診てくれた小児科医が計画していたフォロー

アップを受けることができなかったため，何が問題だったかよくわからないとのことだった。

身体所見として，男児は月齢相応の発育をしており元気そうだった。バイタルサインは正常範囲内で，他の所見も異常な点はまったくなかった。

あなたが推奨ワクチンについて説明しようとしたときに，アシスタントが最新情報をもってやってきた。男児を最初に診察した小児科医からの Fax が届いたのだ。男児は鎌状赤血球症のスクリーニングで陽性だった。この男児が肺炎球菌感染症になるリスクを減らすために今日どんな計画を追加すればよいか。

解答例：

鎌状赤血球症のスクリーニングが陽性（つまりヘモグロビン SS パターン）の場合，重症肺炎球菌感染症のリスクを減少させる最も良い方法は penicillin V potassium 125 mg を 1 日 2 回内服させることと肺炎球菌ワクチンを接種することである。診断確定のために精密検査が必要である。その間，両親には鎌状赤血球症の自然経過について説明し，致死的感染症の発症率を減少させるために継続してペニシリンを服用することが重要だと強調して伝えなければならない。専門家によるケアにつなげるため，健康についての詳細な青写真を描く必要がある。

文献

1. Gaston MH et al. Prophylaxis with oral penicillin in children with sickle cell anemia. *N Engl J Med.* 1986; 314: 1593-1599.
2. Hirst C et al. Prophylactic antibiotics for preventing pneumococcal infection in children with sickle cell disease. *Cochrane Database Syst Rev.* 2014; (11): CD003427.
3. Falletta JM et al. Discontinuing penicillin prophylaxis in children with sickle cell anemia. *J Pediatr.* 1995; 127: 685-690.
4. Yawn BP et al. Management of sickle cell disease: Summary of the 2014 evidence-based report by expert panel members. *JAMA.* 2014; 312(10): 1033-1048.
5. Adams R et al. Prevention of a first stroke by transfusion in children with abnormal results of transcranial Doppler ultrasonography. *N Engl J Med.* 1998; 339: 5-11.
6. Lee MT et al. Stroke prevention trial in sickle cell anemia (STOP): Extended follow-up and final results. *Blood.* 2006; 108(3): 847-852.
7. Ferster A et al. Five years experience with hydroxyurea in children and young adults with sickle cell disease. *Blood.* 2001; 97: 3628-3632.
8. Wang WC et al. A multicenter randomised controlled trial of hydroxyurea (hydroxycarbamide) in very young children with sickle cell anaemia. *Lancet.* 2011; 377(9778): 1663-1672.

SECTION 9

感染症

Infectious Disease

20 皮膚軟部組織感染症に対する経験的抗菌薬治療

Empiric Antimicrobial Therapy for Skin and Soft-Tissue Infections

Michael Levy

市中獲得型MRSAをカバーする経験的治療は，切開排膿・培養検査がされていない皮膚軟部組織感染症の外来管理におけるアウトカム改善には寄与しない。

—— Elliott et al.[1]

研究課題：切開排膿・培養検査がされていない皮膚軟部組織感染症（skin and soft tissue infection：SSTI）の外来における経験的治療では市中獲得型MRSA（community-acquired methicillin-resistant *Staphylococcus aureus*：CA-MRSA）をカバーする治療が必要か。

研究資金提供：米国研究サービス賞（National Research Service Award），米国医療研究・品質調査機構-医療教育研究センター（Agency for Healthcare Research and Quality Centers for Education and Research on Therapeutics：AHRQ CERT）

研究開始：2004年

研究発表：2009年

研究実施場所：フィラデルフィア小児病院（Children's Hospital of Philadelphia）に附属する5つの地域の小児プライマリケアセンター。その地域では，SSTIで陽性になった培養の50%以上がCA-MRSAである。

研究対象：0～21歳の初発のSSTI患者。切開排膿や創部培養がされていない（膿瘍形成していない）患者

除外対象：受診当日に入院した患者，外用薬のみ処方された患者，複数種類の抗菌薬全身投与を受けた患者，βラクタム系・クリンダマイシン・ST（trimethoprim-sulfamethoxazole) 合剤以外の抗菌薬を投与された患者

被験者数：584 人

研究概要：研究デザインの概要は図 20.1 を参照

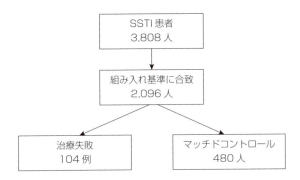

図 20.1　研究デザインの概要

介入内容：初期抗菌薬治療は，CA-MRSA をカバーしない β ラクタム系抗菌薬による単独治療か，クリンダマイシンか ST 合剤（両者とも CA-MRSA をカバーする）との併用か，臨床医が選択した。

経過観察：28 日間

エンドポイント（評価項目）：
　一次評価項目：治療失敗。定義は SSTI や関連する合併症での入院，切開排膿，初期抗菌薬治療の変更やカバーする範囲が広がること

結果

- CA-MRSA をカバーする治療を受けていない患者（β ラクタム系抗菌薬治療）と比較して，ST 合剤により CA-MRSA をカバーする治療を受けていた患者では治療失敗率が有意に高かった〔オッズ比（odds ratio：OR）：2.47（95％ CI：1.41〜4.31）〕。クリンダマイシンにより CA-MRSA をカバーする治療を受けていた患者では有意差はなかった〔OR：1.26（95％ CI：0.71〜2.23）〕。
- 治療失敗と関連する他の因子として，受診時の発熱，初診時の救急外来受診，皮下硬結や膿瘍の存在があった。
- 治療失敗患者のうち，微生物が検出されたのは 27.9％で，うち 69％が CA-

MRSA だった。
- 研究期間中，CA-MRSA をカバーした抗菌薬処方の割合は，2004 年の 16.4％から 2007 年には 62.2％まで上昇した。治療失敗率はこの期間中に変化しなかった。

批判と制限事項：研究データからは，CA-MRSA をカバーする治療を受けていた SSTI 患者は受けていなかった患者よりも良いアウトカムが得られたわけではないが，ランダム化試験ではないため未知の交絡因子が結果に影響していた可能性もある。例えば，より重症な膿瘍形成のみられる患者はより CA-MRSA カバーを行われやすく，そのような患者のアウトカムは同じか悪くなるかもしれない。

関連研究と有用情報：
- 培養が提出されていない蜂窩織炎の成人入院患者を対象とした前方視的研究では，73％が血清学的または血液培養から β 溶血性連鎖球菌（β 溶連菌）感染と診断され，うち 96％が β ラクタム系抗菌薬による治療反応性は良好であり，CA-MRSA の感染率は低いと考えられた[2]。
- 全年齢対象のランダム化比較試験では，セファレキシンと ST 合剤の併用はセファレキシン単独治療と 2 週間後，1 か月後の治療失敗率に差はなかった[3]。
- 2014 年の米国感染症学会（Infectious Diseases Society of America：IDSA）のガイドラインでは，免疫正常患者の軽症または中等症の非化膿性 SSTI に対しては連鎖球菌に効果のある抗菌薬投与が推奨されている。CA-MRSA がカバーできるクリンダマイシンは治療のオプションとなっている[4]。

要点と結果による影響：CA-MRSA に対する経験的治療は，CA-MRSA をカバーしない標準的な β ラクタム系抗菌薬での治療と比較して，CA-MRSA が多く検出されている地域であってもアウトカムを改善しなかった。ST 合剤（β 溶連菌をカバーする効果が弱い）による治療を受けていた患者は治療失敗率が高かった。本研究の結果から，CA-MRSA は非化膿性 SSTI の原因としては多くなく，CA-MRSA に対する経験的治療は必ずしも必要ではないことが示唆される。非化膿性 SSTI に対しては，ガイドラインでは第 1 選択として β 溶連菌をカバーする抗菌薬の使用を推奨している。

臨床症例　蜂窩織炎に対する経験的抗菌薬治療

症例病歴：
　5 歳の男児が，ある夜，あなたの勤務する急患クリニックに，蜂窩織炎の所見と矛盾しない限局した皮膚の発赤を主訴に受診した。発熱はなく，硬結や同部位からの排膿もなかった。彼には薬剤アレルギーはないとのことだった。初

期抗菌薬治療として何を選択すればよいか。

解答例：
　セファレキシンなどのβラクタム系抗菌薬が第1選択として推奨される。非化膿性蜂窩織炎の例では，β溶連菌が最多の原因微生物である。クリンダマイシンの使用もIDSAのガイドラインでは許容されている。この児に発熱や硬結といったリスク因子がある場合はCA-MRSAをカバーする治療も強く考慮してよい。ST合剤はβ溶連菌をカバーする効果が弱いため避けるべきである。

文献

1. Elliott DJ, Zaoutis TE, Troxel AB, Loh A, Keren R. Empiric antimicrobial therapy for pediatric skin and soft-tissue infections in the era of methicillin-resistant *Staphylococcus aureus*. *Pediatrics*. 2009; 123(6): e959-e966.
2. Jeng A, Beheshti M, Li J, Nathan R. The role of beta-hemolytic streptococci in causing diffuse, nonculturable cellulitis: a prospective investigation. *Medicine (Baltimore)*. 2010; 89(4): 217-226.
3. Pallin DJ, Binder WD, Allen MB, et al. Clinical trial: comparative effectiveness of cephalexin plus trimethoprim-sulfamethoxazole versus cephalexin alone for treatment of uncomplicated cellulitis: a randomized controlled trial. *Clin Infect Dis*. 2013; 56(12): 1754-1762.
4. Stevens DL, Bisno AL, Chambers HF, et al. Practice guidelines for the diagnosis and management of skin and soft tissue infections: 2014 update by the Infectious Diseases Society of America. *Clin Infect Dis*. 2014; 59(2): e10-e52.

訳　者　コ　メ　ン　ト

日本において，クリンダマイシンはカプセル製剤しかなく，小児に脱カプセルして内服させるには（成人にとっても）苦味が強すぎるため，クリンダマイシン内服は現実的ではないのが実際のところである。この領域においてST合剤の使用経験がやや乏しいのはいつも悩みどころである。やはり（特にA群）β溶連菌のカバーが弱い要素が大きいのだろう。

21 重症細菌感染症のリスクが低い乳児

Infants at Low Risk for Serious Bacterial Infection

Ashaunta Anderson

> 我々は，急性発熱を呈した生来健康な3か月未満の乳児で，耳・皮膚軟部組織・骨感染症の所見がなく，白血球数と桿状核球数が正常で尿所見が正常な場合は重症細菌感染症の可能性は低いと結論づけた。
>
> —— Dagan et al.[1]

研究課題：スクリーニング基準を使って重症細菌感染症のリスクが低い乳児を同定することができるか[1]。

研究資金提供：外部資金提供なし

研究開始：1982年

研究発表：1985年

研究実施場所：ストロング記念病院(Strong Memorial Hospital)(ニューヨーク州，ロチェスター)

研究対象：1982年7月から1984年6月の間に，敗血症が疑われ入院した生後3か月未満の"生来健康"な乳児。"生来健康"とは以下のように定義——正期産で出生，周産期異常なし，既往歴なし・現在疾患罹患中でない，評価前に抗菌薬投与を受けていない児

除外対象：上記基準に当てはまらない，生来健康でない児

被験者数：233人

研究概要：研究デザインの概要は図21.1を参照

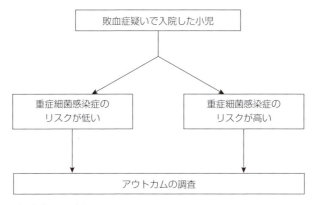

図 21.1　研究デザインの概要

管理：すべての乳児は標準的な敗血症の評価を受ける——白血球分画を含めた血算，尿検査，血液・尿・髄液培養，髄液細胞数・蛋白・糖。入院 24 時間以内にウイルス培養を採取。標準治療として培養結果を待たずに抗菌薬の点滴投与を行う。

低リスク基準("Rochester"基準)：
- 耳・軟部組織・骨感染症の徴候がない
- 白血球数 $5,000 \sim 15,000/mm^3$
- 桿状核球 $< 1,500/mm^3$
- 尿検査異常なし：尿沈渣で白血球数 $\leq 10/HPF$ (high power field)，かつ細菌を認めない。

アウトカム：重症細菌感染症——菌血症，髄膜炎，蜂窩織炎，骨髄炎，胃腸炎，尿路感染症(単一の細菌が $>10^5$ コロニー/mL)

結果

- 基準により"低リスク"に分類された乳児は，"高リスク"と比較して重症細菌感染症である率がより少なかった。"低リスク"の乳児で菌血症の児はいなかった(表 21.1)。
- 高リスクで菌血症をきたしていた乳児 9 人のうち 8 人は，白血球数と桿状核球数が異常だった。
- 低リスクの乳児は高リスクの乳児と比較して有意にウイルス培養が陽性となる例が多かった($P < 0.0005$)。
- 以下の項目は重症細菌感染症を疑う指標にはならなかった：月齢，性別，体温，

易刺激性(irritability)，ぐったりした感じ(lethargy)，哺乳不良(anorexia)，下痢，嘔吐，呼吸器症状，胸部X線の所見あり，髄液細胞数増加，白血球数か桿状核球数のどちらかのみの異常

表21.1 本研究の鍵となる結果の要約

アウトカム	低リスク[a] ($n=144$)	高リスク ($n=89$)	P値
重症細菌感染症[b]	0.7%	25%	<0.0001
菌血症	0%	10%	<0.0005
ウイルス培養陽性[c]	70%	41%	<0.0005

[a] 耳・軟部組織・骨感染症の徴候がない，白血球数 5,000〜15,000/mm^3，桿状核球<1,500/mm^3，尿検査異常なし．
[b] 菌血症，髄膜炎，蜂窩織炎，骨髄炎，胃腸炎，または尿路感染症．
[c] 7月から11月までは咽頭，便または肛門ぬぐい，髄液，血液が，11月から6月までは鼻咽頭または咽頭，便または肛門ぬぐい，髄液がウイルス培養に提出された．RSウイルス(respiratory syncytial virus)とインフルエンザA型ウイルス培養は12月から5月まで鼻腔洗浄液を用いて検査された．ロタウイルス培養は患者の状態をみて疑われるような場合に施行された．

批判と制限事項： この前方視的研究で，著者らは敗血症が疑われる患者の初期選択をしていない．リスクがあるとされたこの集団は医師が敗血症の評価をすると判断したことにより成り立っている．ここから，被験者の選択の初期段階でバイアスがかかっている可能性がある．また，この研究は，敗血症や重症細菌感染症が疑われる乳児をいつ入院させればいいかという疑問に対しては答えていない．

著者らは入院した被験者の管理には関与していない．敗血症疑いで入院した乳児全員に抗菌薬の点滴投与を行うのが原則だが，233人中33人は抗菌薬の点滴を受けていない．その33人に重症感染症患者はいなかった．よって著者らは，敗血症と評価されて入院した患者であっても必ずしも全身抗菌薬投与が必要だとは結果からは言えないとしている．

関連研究と有用情報：
- 1986年：救急外来を受診した3か月未満の発熱した乳児117人の後方視的カルテレビューでは，元々のRochester基準で低リスクに分類された70人中3人(4.3%)が，実際には重症細菌感染症だった[2]．
  - 陰性的中率はDaganらの研究では99.3%だったが，この研究では95.7%だった．
  - この年齢層での重症細菌感染症のもともとの低い事前確率からすると，4.3%の偽陰性率は許容できないほど高いと考えられた．
  - 偽陰性例のほとんどがサルモネラによる感染症だったため，著者らはサルモネラを他の検査で同定できないのであれば低リスク群のスクリーニングに便検査

を追加することを提唱した。
- 1988年：生後2か月未満の発熱した乳児237人の研究では，改訂Rochester基準として，(1)下痢のある児で便中白血球数＜25/HPF(high power field)，(2)化膿性中耳炎がない，の2つの条件を加えた基準を用いて148人が重症細菌感染症の低リスクと判断された[3]。
    - 低リスク乳児の42％が帰宅し，49％が短時間経過観察後に帰宅し，11％が入院した。
    - 低リスクの乳児で重症細菌感染症はいなかった。
- 1994年：生後60日未満の元気な発熱している乳児931人のうち，437人が新しい改訂Rochester基準として，(1)下痢のある児で便中白血球数≦5/HPF，(2)化膿性であってもなくても耳の感染症がないに合致した[4]。
    - 低リスクと判定された5人の乳児が重症細菌感染症を呈した。陰性的中率は98.9％〔95％信頼区間(95％ CI)：97.2〜99.6％〕だった。
    - 著者らは，低リスク乳児については抗菌薬を使用せずに経過観察を考慮するのに十分だと結論づけた。

要点と結果による影響：生後3か月未満の発熱した乳児で，既往歴がなく，軟部組織・骨・耳の感染所見がみられず，白血球数と桿状核球数が正常で，尿検査異常がなければ重症細菌感染症の低リスクである。このような乳児の大半が何事もなく回復する。

臨床症例　重症細菌感染症の低リスクの乳児

症例病歴：

生後6週の正期産で出生した男児が前日夜からの体熱感を主訴に母親に連れられて外来を受診した。男児は出生前後・新生児期に異常なく，投薬も受けたことがなかった。発熱したころからぐずっていて，やや哺乳量が低下していた。母親は，他の症状はなく，この間1回普通に排尿したと言っている。

診察上，男児は元気そうで直腸温は38.2℃，軽度の頻脈があった。その他のバイタルサインはすべて正常範囲内だった。肺・口腔咽頭・鼓膜所見は異常なかった。関節痛はなさそうで皮疹もみられない。毛細血管再充満［訳注："capillary refill"は，爪を5秒間圧迫して離したときに赤みが回復するまでの時間をいう。2秒以上かかると末梢循環不全が示唆される］は正常で，粘膜は湿潤していた。

身体所見上の異常がなかったため血液検査が施行された。白血球数16,000/mm^3，桿状核球数160/mm^{3}で，尿検査には異常がなかった。この結果を受けて，この男児の重症細菌感染症のリスクはあなたの治療方針にどう影響するか。

解答例：

　この患児は 3 か月未満で既往歴がなく，直近に抗菌薬投与も受けていないため，本研究でのスクリーニング基準を適用させてよい。生後 6 週ということは 1 か月を超えており，入院すればルーチンで抗菌薬投与が行われる。この男児は敗血症の評価の一部を省略するほど月齢が進んでいない。

　また，男児は白血球数 5,000～15,000/mm^3 以外は Rochester 基準の低リスクの条件を満たしている。白血球数が 16,000/mm^3 であり，高リスク群との境目に位置している。頻脈は発熱への対応で落ちつくかもしれないとしても，白血球数の上昇と哺乳量の低下は重症細菌感染症の初期症状かもしれない。入院させてさらなる評価と治療を受けるべきである。

　一方で，彼の落ちついている状況と高リスク群との境界に分類される点から，抗菌薬を投与して，または投与せずに外来で経過観察することも考慮されてよいだろう。これらのオプションは論文 22 と論文 23 でも議論されている。

文献

1. Dagan R et al. Identification of infants unlikely to have serious bacterial infection although hospitalized for suspected sepsis. *J Pediatr.* 1985; 107: 855-860.
2. Anbar RD et al. Difficulties in universal application of criteria identifying infants at low risk for serious bacterial infection. *J Pediatr.* 1986; 104: 483-485.
3. Dagan R et al. Ambulatory care of febrile infants younger than 2 months of age classified as being at low risk for having serious bacterial infections. *J Pediatr.* 1988; 112: 355-360.
4. Jaskiewicz JA et al. Febrile infants at low risk for serious bacterial infection — An appraisal of the Rochester criteria and implications for management. *Pediatrics.* 1994; 94: 390-396.

ここから新生児・早期乳児発熱関連の論文が続くが，現実世界におけるこの領域のマネジメントの悩ましさがよく反映されていると感じる。21～23 の 3 論文はそのなかでも代表的な早期乳児発熱における重症細菌感染症のリスク分類の論文で，順にそれぞれ "Rochester"，"Boston"，"Philadelphia" 基準とよばれている。さまざまな基準が提唱されているということは，逆にいうと確実な基準がないということである。

22 重症細菌感染症のリスクが低い発熱した乳児に対する外来治療

Outpatient Treatment of Febrile Infants at Low Risk for Serious Bacterial Infection

Ashaunta Anderson

> すべての敗血症評価の後で，発熱した乳児にセフトリアキソンの筋注を行い，培養結果を待ち密に経過観察を行うプロトコルは，入院をしない選択肢として有効である。
>
> —— Baskin et al.[1]

研究課題：生後1〜3か月の発熱した乳児に外来治療をすることは安全かつ効果的か[1]。

研究資金提供：ロシュ社(Roche Laboratory)がセフトリアキソンを提供した。

研究開始：1987年

研究発表：1992年

研究実施場所：ボストン小児病院(Children's Hospital of Boston)の救急外来

研究対象：1987年2月〜1990年4月に救急外来を受診した，日齢28〜89の元気そうな外観であり直腸温が38℃以上の乳児で，下記の低リスク基準を満たした児

低リスク基準("Boston"基準)：
- 耳・軟部組織・骨感染症の所見なし
- 末梢血白血球数＜20,000/mm^3
- 尿検査異常なし〔白血球数＜10/HPF (high power field)〕または尿試験紙検査で白血球エステラーゼ反応陰性
- 髄液白血球数＜10/mm^3
- 検査した場合，胸部X線で浸潤影の所見なし

- 入院する理由が抗菌薬を点滴投与する以外にない。
  - 日齢と体温から考慮されたバイタルサインが正常
  - しんどそう(ill-appearing)な外観ではない。
  - 脱水所見がない。
  - 水分摂取ができている。
  - 保護者に信頼がおける。
- 保護者に電話連絡可能
- 過去 48 時間以内に抗菌薬投与を受けていない。
- β ラクタム系抗菌薬にアレルギーがない。
- 48 時間以内に DTP(ジフテリア・破傷風・百日咳)ワクチンの接種を受けていない。

除外対象：上記の基準を満たさない児

被験者数：503 人

研究概要：研究デザインの概要は図 22.1 を参照

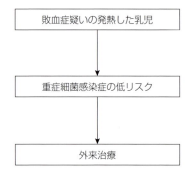

図 22.1　研究デザインの概要

介入内容：各乳児は，血算，尿検査，髄液検査，血液・尿・髄液培養の検査を受けた。上級医が乳児一人ひとりに急性疾患観察尺度(acute illness observation scale score[2])をつけた(表 22.1)。胸部 X 線と便培養は医師が必要と判断した場合に検査した。低リスクに分類された乳児には 50 mg/kg のセフトリアキソンを筋注し帰宅させた。12 時間後に電話で再評価し，24 時間後に再度救急外来を受診しセフトリアキソンを再投与し，研究開始から 48 時間後，7 日後に電話で再評価した。培養が陽性になった児には速やかに連絡し再受診してもらい，適切な治療を行った。

表 22.1 急性疾患観察尺度

観察項目	正常 （1 点）	中等度障害 （3 点）	重度障害 （5 点）
泣き方	強く，声調は正常	すすり泣く	弱い，甲高い
親への反応	すぐに泣き止む	泣いたり 泣かなかったり	泣き続ける， ほとんど反応なし
覚醒状態	覚醒，または 刺激ですぐ覚醒	閉眼しているが すぐに覚醒， 長く刺激すると起きる	覚醒しない
皮膚色	ピンク	四肢が 蒼白またはチアノーゼ	全身蒼白， または大理石様
脱水所見	皮膚・眼・粘膜は 湿潤している	口腔内が軽度乾燥	皮膚ツルゴール低下 口腔内乾燥 または眼の落ちくぼみ
周囲への反応	笑顔または 反応あり（≦2 か月）	やや笑顔または やや反応あり（≦2 か月）	笑顔なし，しんどそう 反応なし（≦2 か月）

個々の項目の点数を合計し合計点とする。

経過観察：7 日間。入院した児のカルテは組み入れの 3～12 か月後に確認する。503 人のうち 1 人は経過を追えなかった。

アウトカム：
　一次評価項目：重症細菌感染症――以下の培養が陽性：血液，尿（単一菌が恥骨上穿刺で＞10^3 コロニー/mL 以上，カテーテル尿で≧10^4 コロニー/mL 以上），髄液，便

結果

- 低リスクに分類された 503 人のうち 27 人（5.4％）が重症細菌感染症だった：9 人（1.8％）は菌血症（1 人が骨髄炎と 7 日後に診断され，1 人は尿路感染症だった），8 人（1.6％）は菌血症を伴わない尿路感染症，10 人（2.0％）は菌血症を伴わない細菌性腸炎だった。全員が救急外来を再受診した際，元気そうだった。
- 重症細菌感染症の 27 人のうち 25 人で，Boston 基準の項目にはない便の guaiac 法（便潜血検査）またはグラム染色が施行されていた。この 25 人のうち，13 人は改訂 Rochester 基準（論文 21 を参照，感度 52％）で高リスクと判定される児だった。
- 重症細菌感染症でなかった 476 人のうち，453 人（95.2％）は入院せず，23 人（4.8％）は他の理由で入院した：後からしんどそうな外観になったのが 2 人（0.4％）と

両親の心配によるものだった。
- 体温，桿状核球の割合と絶対数は重症細菌感染症だった患者とそうでなかった患者間で有意差があったが，群間の差の小ささと標準偏差の大きさから，臨床的に有意なものとはいえない（表 22.2）。
- 日齢，急性疾患観察尺度，白血球数，多核白血球数については重症細菌感染症の有無による有意差はなかった。

表 22.2　試験の主な結果

項目	重症細菌感染症[a] （$n=27$）	非重症細菌感染症[a] （$n=476$）	P 値
日齢（日）	55±17	54±17	有意差なし[b]
体温（℃）	39.0±0.6	38.7±0.6	0.01
急性疾患観察尺度 （範囲は 6～30 点）	8.0±3.2	7.3±2.2	有意差なし[b]
白血球数（/mm^3）	11,300±3,400	10,400±3,800	有意差なし[b]
多核白血球（%）	35±15	31±14	有意差なし[b]
桿状核球（%）	7.7±6.1	4.2±4.9	0.001
桿状核球数（/mm^3）	840±720	440±580	0.001

[a] 平均±標準偏差。
[b] P 値の記載なし。

批判と制限事項：ほとんどの患者が医原性の合併症で入院することはなかったが，重症細菌感染症でなく入院しなかった 476 人全員が抗菌薬治療を受けている。セフトリアキソンに関連した合併症は被験者にはみられなかったが，広く使用し続けていると抗菌薬耐性を取られる可能性がある。加えて，自宅で過ごすことを快適に思う保護者もいれば，不安に思う保護者もいるだろうし（少なくとも 2 人は家族の心配のみを理由に入院している），指示された救急外来の再受診ができない家族もいるだろう。経過観察率は 99％以上だったが，503 人中 1 人は再評価をまったく受けていない。

関連研究と有用情報：
- 改訂 Rochester 基準で低リスクと判定された 86 人の発熱した生後 2 か月未満の乳児がセフトリアキソンを筋注され，外来治療を受けた[3]。
  - 86 人中 1 人が菌血症で，5 人が重症合併症ではないが他の理由で入院した。
- 低リスクの発熱乳児にセフトリアキソンを筋注し外来で管理することは，すべての児を入院のうえ治療したり，患児を選んで抗菌薬なしで管理したりすることと

比べて，コストの面でも最も合理的な戦略と考えられた[4]）。
- 臨床的判断のみに基づいた敗血症評価は臨床的には有用でなくコストの面でも悪かった。
- Milwaukee 基準（Boston 基準と同様だが末梢血白血球数の基準が<15,000/mm^3 である）で低リスクと判定されセフトリアキソン筋注で帰宅した生後4～8週の発熱した乳児143人のうち，重症細菌感染症は1人のみだった[5]）。
  - 著者らは入院を避けることで46万ドルのコストが削減されたと概算している。
- 文献レビューと専門委員会により，感染巣不明の発熱をきたした早期乳児の管理ガイドラインが作成された[6]）。
  - 新生児，高リスクの日齢28～90の乳児，また年齢を問わず重症な外観の発熱した乳児に対しては検査を行い，入院させ，点滴抗菌薬投与を行うことが推奨される。
  - 低リスクの日齢28～90の乳児では，適切な経過観察を続けることができるなら，外来管理も可能である。

要点と結果による影響：生後1～3か月の発熱した乳児で細菌感染症のリスクが低く，電話や受診での密な経過観察が保護者にとって可能であれば，外来治療は安全かつ有効である。これらの状況下では多くの乳児が不必要な入院を避けることができる。

臨床症例　　重症細菌感染症のリスクが低い発熱した乳児の外来治療

症例病歴：

　正期産で出生した生後7週の女児が，8時間前からの発熱を主訴に救急外来を受診した。女児はずっと"体が熱く"，夜もあまり眠れず，いつもよりやや短い間隔で哺乳していた。母親は，他の症状はなくオムツを替えたのは1回のみだと言っている。妊娠中，出生時，退院までに異常はなかった。ワクチンや投薬は受けておらず，薬剤アレルギーもなかった。

　診察上，女児は元気そうで，直腸温は38.2℃，軽度の頻脈がある以外，バイタルサインは正常だった。診察中ずっと泣いており，心音・呼吸音・腹部聴診は問題なかった。毛細血管再充満は速やかで流涙していた。感染巣ははっきりしなかった。

　熱源がはっきりしなかったため，通常の敗血症評価が行われた。末梢血白血球数は16,000/mm^{3}で，桿状核球数は160/mm^3，尿検査・髄液検査は異常なかった。

　本研究の結果をふまえて，この女児の重症細菌感染症のリスクはあなたの治療方針にどう影響するか。

解答例：

　この症例は日齢（日齢 28〜89）で，発熱の定義（≧38℃）に該当し，外観は元気そうであるため，本研究の基準を用いて重症細菌感染症のリスクを評価できる。生後 7 週であり，論文 21 の男児と同様に治療方針についてのはっきりした基準がない患者群である。

　この女児は Boston 基準では低リスクに該当する：白血球数＜20,000/mm^3 で（白血球数 16,000/mm^3 は Rochester 基準では高リスクに該当するが），身体所見上異常なく，既往歴に問題なく，尿・髄液検査で異常がない。保護者が電話でき 24 時間後に病院を再受診できるなら，彼女は低リスクであり外来管理を考慮してもよい。

　この女児には 50 mg/kg のセフトリアキソンを筋注し，帰宅させ，12 時間後に電話再診するとしてよいだろう。24 時間後の再受診時にセフトリアキソンを再投与する必要がある。また 48 時間後と 7 日後の電話再診についても計画する必要がある。本研究では，同じ日齢，体温，白血球数，桿状核球数[7]の低リスク児に大腸菌の菌血症が後日判明した。しかし，24 時間後再度採取した血液培養は陰性であり，適切に治療されていたことになる。患者は最初の培養が陽性になった時点で病院に呼び戻され点滴抗菌薬投与を受け，治癒した。

　この症例とは違い，多くの低リスク患者がウイルス感染であり，経験的な抗菌薬治療の恩恵は受けられない。論文 23 では，発熱した乳児を抗菌薬投与なしで経過観察することの安全性について論じている。

文献

1. Baskin MN et al. Outpatient treatment of febrile infants 28 to 89 days of age with intramuscular administration of ceftriaxone. *J Pediatr*. 1992; 120: 22-27.
2. McCarthy PL et al. Observation scales to identify serious illness in febrile children. *Pediatrics*. 1982; 70: 802-809.
3. McCarthy CA et al. Outpatient management of selected infants younger than two months of age evaluated for possible sepsis. *Pediatr Infect Dis J*. 1992; 11(4): 257-265.
4. Lieu TA et al. Clinical and cost-effectiveness of outpatient strategies for management of febrile infants. *Pediatrics*. 1992; 89(6 Pt 2): 1135-1144.
5. Bonadio WA et al. Efficacy of a protocol to distinguish risk of serious bacterial infection in the outpatient evaluation of febrile young infants. *Clin Pediatr*. 1993; 32(7): 401-404.
6. Baraff LJ. Practice guideline for the management of infants and children 0 to 36 months of age with fever without source. *Ann Emerg Med*. 1993; 22(7): 1198-1210.
7. 元々の論文では桿状核球数の記載が不適切だったが，この症例では修正している。

23 抗菌薬なしで外来治療できる発熱した乳児の選別

Outpatient Treatment of Selected Febrile Infants without Antibiotics

Ashaunta Anderson

厳格な基準を用いることにより，生後 1 〜 2 か月の発熱した乳児のうち，ある一定数は抗菌薬なしで安全に外来で管理できる。

―― Baker et al.[1]

研究課題：発熱した生後 1 〜 2 か月の乳児に対し，抗菌薬を投与せずに外来治療が安全にコスト面でも問題なくできるか[1]。

研究資金提供：外部資金提供なし

研究開始：1987 年

研究発表：1993 年

研究実施場所：フィラデルフィア州の都市部の救急外来

研究対象：1987 年 7 月から 1992 年 6 月に直腸温≧38.2℃で救急外来を受診した日齢 29 〜 56 の乳児

除外対象：上記の組み入れ基準を満たさない乳児

被験者数：747 人

研究概要：研究デザインの概要は図 23.1 を参照

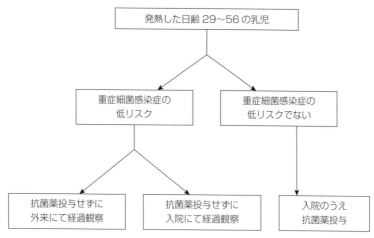

図23.1 研究デザインの概要

低リスク基準("Philadelphia"基準):
- 細菌感染症の症状・所見がない。
- 乳児観察尺度(Infant Observation Scale) ≦10
- 末梢血白血球数<15,000/mm^3
- 沈渣した尿を明視野顕微鏡で観察し,白血球<10/HPF(high power field),かつ細菌がいないもしくはほとんどいない。
- 赤血球混入のない髄液中の白血球数<8/mm^3,かつグラム染色で細菌を認めない。
- 胸部X線で浸潤影の所見なし
- 明らかな免疫不全症候群でない*。
- 桿状核球:好中球比が正常(<0.2) *

*研究開始後に追加された改訂基準の一部

介入内容:病歴・身体所見・乳児観察尺度を各乳児で評価した。標準的な敗血症のすべての評価(full sepsis evaluation:血算,鏡検含めた尿検査,胸部X線,髄液検査,血液・尿・髄液培養)後,重症細菌感染症の低リスクでないと判定された乳児に対しては入院とし,抗菌薬治療を開始した。髄液検体に血液が混入した場合も入院とし,抗菌薬治療を行った。下痢があった場合は便の培養と便中白血球検査を提出した。低リスク基準に合致した場合は以下の2群のどちらかに割り付けた。
1. 偶数日に受診して以下の基準を満たした場合は,抗菌薬投与をせずに外来経過観察を行った。
    - 病院から30分以内の距離に住んでいる。
    - 自宅に電話がある。
    - 両親が24～48時間後に再受診してくれそうである。

2. 奇数日に受診した場合は抗菌薬投与をせず入院経過観察を行った。

症状が増悪したり培養が陽性になったりした場合は，すべての乳児を入院させて，抗菌薬を投与した。

経過観察：入院患者は 24, 48, 72 時間。外来患者は 24, 48 時間。培養は 72 時間。経過観察できなかった外来患者はいなかった。

アウトカム：
- 重症細菌感染症：血液，尿(カテーテル尿で単一菌が $>10^3$ コロニー/mL 発育)，髄液，便培養から細菌が発育した例，蜂窩織炎または膿瘍
- 重症：重症細菌感染症，肺炎(胸部 X 線で新規の浸潤影)，無菌性髄膜炎(血液混入のない髄液で白血球数 $\geq 8/mm^3$，直近の抗菌薬投与歴がない症例のうち，培養陰性)
- コスト(医療資源)：入院期間，輸液療法，抗菌薬治療，合併症，全医療費

結果

被験児のアウトカムは表 23.1 のとおりだった。
- 乳児観察尺度は重症細菌感染症の有無のいずれに対しても信頼性のある相関はみられなかった。
- すべての低リスク乳児 287 人が外来で抗菌薬投与なしで経過観察されていたら，89 万 8,000 ドル以上が節約できたと見込まれる。

表 23.1　試験の主な結果

疾患	入院・抗菌薬 ($n=460$)	外来・経過観察 ($n=139$)	入院・経過観察 ($n=148$)
重症細菌感染症	64	0	1
肺炎	28	0	0
無菌性髄膜炎	100	0	1
中耳炎	18	0	0
ウイルス感染症[a]	250	139	146

患者の絶対数を記載している。
[a] ウイルス感染症には，ウイルス症状，非細菌性胃腸炎，細気管支炎，非細菌性膀胱炎，水痘が含まれる。

批判と制限事項：研究プロトコル下では，安全性を保証するために，full sepsis evaluation が外来患者の厳密な経過観察とともに必要となる。小規模な救急外来では患者の評価や経過観察で同じレベルに達することができないだろう。同様に，再評価のために救急外来に戻ってこられない家族もいるだろう。しかし，経過観察はプライマリケア医でもできるかもしれない。加えて，胸部 X 線が各乳児に施行されたが，肺炎と診断されたのは 747 人中 28 人のみだった。34 人は細気管支炎だった。胸部 X 線を臨床的な適応がある場合のみに行うことで放射線被曝してしまう乳児の数をかなり減らせるだろう。注目すべきは，X 線上の肺炎所見があった 28 人のうち 23 人が，発熱以外に胸部 X 線を撮影する臨床的理由があったことである。

関連研究と有用情報：
- 著者らは発熱した日齢 29〜60 の乳児について，元々の 5 年の研究期間終了後もさらに 3 年間延長して観察を行い，重症感染症の低リスク乳児は 388 人となった[2]。
  - 低リスクの乳児で重症細菌感染症はおらず，陰性的中率は 100%〔95%信頼区間(95% CI)：99〜100%〕だった。
- 重症細菌感染症の低リスクの発熱乳児の分類は，新しいコホート集団において Philadelphia 基準に基づいた 148 人と Rochester 基準に基づいた 259 人でも同様の結果だった[3]。
  - 陰性的中率は，元々の 99.7%と比較して，Philadelphia 基準では 97.1%(95% CI：85.1〜99.8%)だった。
  - Rochester 基準では陰性的中率は以前の解析の 98.9%に比較して 97.3%(95% CI：90.5〜99.2%)だった[4]。
- 文献レビューでは，抗菌薬投与なしで管理する発熱した乳児を選定するための低リスク基準の使用を支持する結果が出ている[5]。
  - 著者らは，この戦略により，約 30%の発熱した乳児について抗菌薬の使用と入院による合併症を避けることができると見積もっている。

要点と結果による影響：本研究では，生後 1〜2 か月の発熱した乳児が full sepsis evaluation（経験に基づいた臨床判断と検査結果）により，または確実なフォローアップが行える環境下においては抗菌薬なしで安全に外来で経過観察できることが示された。Baskin らによって，発熱した乳児を抗菌薬なしで外来で経過観察することのコスト削減効果を示す結果にもつながった。

臨床症例　抗菌薬なしで外来治療する発熱した乳児の選別

症例病歴：
　もうすぐ生後 5 週になる正期産の男児が，2 日間経過して悪化した発熱を主

訴に両親に救急外来に連れてこられた。受診直前は口腔温は37.6℃。哺乳欲求はあり，普段どおりの量を哺乳できていた。両親は，排尿も問題なく発熱以外の症状はないと言っている。出生後入院歴はなく，体調が悪くなることなく過ごしてきた。

　身体所見上，直腸温は38.6℃，発熱以外のバイタルサインは正常範囲内だった。診察に支障なく，乳児観察尺度も正常だった。肌はピンク色で，粘膜は湿潤していた。耳・肺・軟部組織・骨には細菌感染症を示唆する所見はみられなかった。

　日齢と，身体所見上異常がないことから，full sepsis evaluation が行われた。白血球数は 14,300/mm^3，桿状核球は 1,000/mm^3，好中球数は 10,000/mm^3 だった。尿検査および髄液検査はいずれも異常なく，血液混入もなかった。胸部単純 X 線では浸潤影の所見はなかった。

　本研究の結果を受けて，この男児の重症細菌感染症のリスクはあなたの治療方針決定にどう影響するか。

解答例：
　これまでの章と同様に，まず初めにこの症例にスクリーニングの基準が適用できるかどうかの確認を行う。本研究の被験児と同様に，もうすぐ生後 5 週になるこの男児は，日齢（日齢 29～56），直腸温≧38.2℃，免疫不全を疑わせる病歴がない。

　日齢が浅いにもかかわらず，男児は Philadelphia 基準の低リスク基準を初期・改訂（免疫正常，桿状核球-好中球比＜0.2 が加わった）のいずれも満たしている。白血球数 14,300/mm^3 はぎりぎり低リスクの範囲内である。桿状核球（1,000/mm^3）-好中球（10,000/mm^3）比が 0.1 というのも低リスクの範囲である。この結果から，男児は抗菌薬なしで経過観察する良い候補である。

　本研究では，低リスク患者は抗菌薬投与なしで入院または外来経過観察にランダムに割り付けられた。著者らは，臨床と検査結果の両者を考慮すべきであり，いずれかのみではいけないと強調している。この患児は新生児期に近く，両親によると発熱は"悪くなって"おり，2 日間経過しても感染巣ははっきりせず，白血球数の上昇もぎりぎりであり，慎重な管理が必要とされる。なぜ医療機関を受診するまでに 2 日間待ったかは不明だが，これにより安全に外来管理できないかもしれない。こまめに観察できるように，この男児については入院管理すべきである。その後の臨床経過により，抗菌薬を投与するかどうか判断するべきである。この患児に対して抗菌薬なしで経過観察することは研究結果からも妥当である。

文献

1. Baker MD et al. Outpatient management without antibiotics of fever in selected infants. *NEJM*. 1993; 329(20): 1237-1441.
2. Baker MD et al. The efficacy of routine outpatient management without antibiotics of fever in selected infants. *Pediatrics*. 1999; 103: 627-631.
3. Garra G et al. Reappraisal of criteria used to predict serious bacterial illness in febrile infants less than 8 weeks of age. *Acad Emerg Med*. 2005; 12(10): 921-925.
4. Jaskiewicz JA et al. Febrile infants at low risk for serious bacterial infection—An appraisal of the Rochester criteria and implications for management. *Pediatrics*. 1994; 94: 390-396.
5. Huppler AR et al. Performance of low-risk criteria in the evaluation of young infants with fever: Review of the literature. *Pediatrics*. 2010; 125: 228-233.

24 感染巣不明の新生児発熱
Neonatal Fever without a Source

Ashaunta Anderson

生後1〜2か月の発熱した乳児に対するものとは異なり，Philadelphia基準は新生児においては重症細菌感染症の低リスクに対する感度と陰性的中率が悪い。

—— Baker et al.[1]

研究課題：(1) 生後1か月以内の児（新生児）の発熱では生後1，2か月の児と同様の様相を呈するか，(2) 発熱した新生児でも選別すれば安全に外来で管理できるか[1]。

研究資金提供：外部資金提供なし

研究開始：1994年

研究発表：1996年

研究実施場所：フィラデルフィア小児病院（Children's Hospital of Philadelphia）の救急外来

研究対象：日齢3〜28で直腸温≧38.0℃の新生児

除外対象：上記組み入れ基準に合致しない児

被験者数：254人

研究概要：研究デザインの概要は図24.1を参照

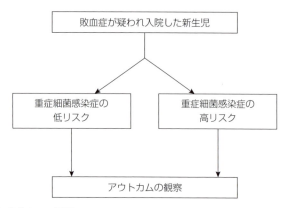

図 24.1 研究デザインの概要

低リスク基準("改訂 Philadelphia"基準):

- 臨床的に元気そうである。
- 細菌感染症の所見がない。
- 末梢血白血球数＜15,000/mm^3
- 遠心した尿で白血球数＜10/HPF (high power field)、かつ明視野顕微鏡で細菌を認めない。
- 血液混入のない髄液で白血球数＜8/mm^3、かつグラム染色で細菌を認めない。
- 胸部 X 線で浸潤影の所見なし
- 桿状核球-好中球比＜0.2
- 便検体に出血なし

介入内容：病歴、身体所見、外観が各新生児で記録された。各新生児から白血球分画を含めた血算、鏡検を含めた尿検査、胸部 X 線、髄液検査、血液・尿・髄液培養を採取した。便の細菌培養・潜血検査・白血球数検査は下痢の病歴があった場合に提出した。すべての新生児が入院のうえ抗菌薬の点滴治療を受けた。改訂 Philadelphia 低リスク基準(元々生後 1〜2 か月の乳児を想定して作成された)が、後方視的に適用された。

経過観察：入院して培養が 72 時間陰性で経過するまで

アウトカム：
　一次評価項目は重症細菌感染症：血液・尿(カテーテル尿で尿路感染症の原因になりうる菌が単一で＞10^3 コロニー/mL 発育)・髄液・便培養陽性、蜂窩織炎または膿瘍。肺炎は血液または気道からの培養で呼吸器感染の原因になりうる細菌が陽性となった場合に重症細菌感染症とした。

結果

- 新生児発熱での重症細菌感染症の率(12.6%, 254人中32人)は，生後1〜2か月の発熱した乳児の率(10.2%, 422人中43人)と同様だった。
  - この2つの群間では同じような細菌による感染巣の分布で，他の感染巣よりも尿路感染症の頻度が多かった(表24.1)。
- 重症細菌感染症と診断された32人の新生児のうち5人が低リスクと判断された。
  - 2人は尿路感染症だった。
  - 2人は菌血症だった。
  - 1人は細菌性腸炎だった。
- 改訂Philadelphia基準での陰性的中率は95.4%〔95%信頼区間(95% CI)：90〜99%〕だった。新生児を100人低リスクに分類すると，実際は最大10人重症感染症であるということである。
  - 陽性的中率は18.6%(95% CI：12〜25%)だった。
  - 感度は84.4%(95% CI：67〜95%)だった。
  - 特異度は46.8%(95% CI：40〜53%)だった。

表24.1　試験の主な結果

分類	SBI[a] の新生児	SBI でない新生児	合計
SBI 高リスク	27	118	145
SBI 低リスク	5	104	109
合計	32	222	254

人数の絶対数を記載。
[a] SBI：serious bacterial infection (重症細菌感染症)。

批判と制限事項：本研究の大きな強みは，発熱した新生児と著者らにより過去に評価されたより月齢の進んだ乳児とが比較できた点である[2]。しかし，新生児群と生後1〜2か月群との間での比較のみ行われ，この2群間での最終的な診断名の発症率を比較するだけの症例数は得られなかった。加えて，2群間での重症細菌感染症の率が同様だったが，これを統計学的に有意差がないと証明することはできなかった。

関連研究と有用情報：
- 発熱した新生児(日齢28日以下) 250人の研究では，重症細菌感染症の低リスクをRochester基準に，CRP＜20 mg/dLを加えて分類した[3]。

- 低リスク新生児として，入院したが抗菌薬治療を受けなかった 131 人の新生児のうち，1 人のみ重症細菌感染症(尿路感染症)だった。
- 入院した全員が非常にこまめに経過観察され，58 人の低リスク新生児が後に高リスクに再分類され，抗菌薬投与が開始された。
- Rochester 基準が 134 人の新生児に適用された。改訂基準として便白血球数≦5/HPF (high power field［訳注：400 倍拡大の 1 視野あたり］)も加わったものを用いた[4]。
  - 後方視的に低リスクの新生児と分類された 48 人のうち 3 人が，実際に重症細菌感染症を起こしていた。
- Boston 基準と Philadelphia 基準の両方が，似たような状態の発熱している新生児 372 人に後方視的に適用された。約 3％の重症細菌感染症の新生児がいったん帰宅とされていた可能性がある(陰性的中率 97％)[5]。
- 文献レビューと専門家のアプローチにより，若年乳児の感染源不明の発熱に対する管理のガイドラインが作成された[6]。
  - 新生児に対しては標準的な全敗血症評価(full sepsis evaluation：血液・尿・髄液培養，白血球分画を含めた血算，尿検査，髄液細胞数・糖・蛋白)，および入院のうえ抗菌薬の点滴投与が推奨される。

要点と結果による影響：改訂 Philadelphia 基準により低リスクに分類された新生児でも，後に重症細菌感染症と診断される高リスクの児が含まれていた。抗菌薬投与なしでの入院または外来治療も現実として許容されるという研究もあるが，現在のガイドラインでは発熱した新生児はすべて詳細に評価され，細菌培養の結果が判明するまでは入院治療を継続することが推奨されている。

臨床症例　熱源不明の新生児発熱

症例病歴：

　生後 2 週の正期産出生の男児が健診目的に小児科を受診した。この男児が 2 歳の姉と同じ風邪をひいたかもしれないと母親は心配している。今朝直腸温が 39℃あったが，他の症状はなかったとのことである。自律哺乳で，平均 2 時間ごとに哺乳していた。毎回哺乳後にオムツは湿っており，黄色い顆粒状の便を 1 日何回かしていた。

　身体所見をとる前に，母親の腕の中で寝ていたが，目覚めはよく，意識は清明だった。しんどそうな様子はなく，刺激に対しても相応に反応していた。直腸温は 39℃で，他のバイタルサインは正常だった。耳・口腔咽頭・胸部・腹部所見に異常はなかった。毛細血管再充満時間も 2 秒未満だった。発疹はなく関節痛もなさそうだった。

　本研究の結果を受けて，この男児の重症細菌感染症のリスクはあなたの治療

方針の決定にどう影響するか。

解答例：
　著者らの研究によれば，この発熱した新生児の重症細菌感染症の確率は，より月齢の進んだ乳児と同様であると考えられる。しかし，男児の月齢を改訂 Philadelphia 基準に当てはめても，生後 1 〜 2 か月の群ほど良く機能しない。さらに，他の低リスク基準も同様に，重症管理をしなくても安全である新生児を同定できない。
　この男児には，発熱した乳児の大半がそうであるようにウイルス感染が疑われるが，この時点で重症細菌感染症が否定できるわけではない。最善の行動は，ふさわしい施設に入院させ，血液・尿・髄液培養が十分な期間，一般的には 48 時間陰性であると確認できるまでは点滴抗菌薬治療をすることである。

文献

1. Baker MD et al. Unpredictability of serious bacterial illness in febrile infants from birth to 1 month of age. *Arch Pediatr Adolesc Med.* 1999; 153: 508-511.
2. Baker MD et al. Outpatient management without antibiotics of fever in selected infants. *NEJM.* 1993; 329(20): 1237-1441.
3. Chiu C et al. Identification of febrile neonates unlikely to have bacterial infections. *Pediatr Infect Dis J.* 1997; 16(1): 59-63.
4. Ferrera PC et al. Neonatal fever: Utility of the Rochester criteria in determining low risk for serious bacterial infections. *Am J Emerg Med.* 1997; 15: 299-302.
5. Kadish HA et al. Applying outpatient protocols in febrile infants 1-28 days of age: Can the threshold be lowered? *Clin Pediatr.* 2000; 39(2): 81-88.
6. Baraff LJ. Practice guideline for the management of infants and children 0 to 36 months of age with fever without source. *Ann Emerg Med.* 1993; 22(7): 1198-1210.

25 発熱した乳児における重症細菌感染症とウイルス感染症

Serious Bacterial Infections and Viral Infections in Febrile Infants

Ashaunta Anderson

> 我々のデータによれば，ウイルス検査とRochester基準を組み合わせると，乳児の重症細菌感染症リスクに基づいたより良い管理ができる。
> —— Byington et al.[1]

研究課題：ウイルス感染の有無は発熱した乳児の重症細菌感染症の予測の補助となるか[1]。

研究資金提供：米国国立研究資源センター（National Center for Research Resources：NCRR）

研究開始：1996年

研究発表：2004年

研究実施場所：ユタ州ソルトレイクシティ（Salt Lake City）の小児プライマリケアセンター

研究対象：体温≧38℃の日齢1〜90の乳児で敗血症評価がされた児（出生後，退院している必要がある）

除外対象：受診前48時間以内に抗菌薬治療を受けた児，または経口ポリオワクチンの接種を受けた児

被験者数：1,779人

研究概要：研究デザインの概要は図25.1を参照

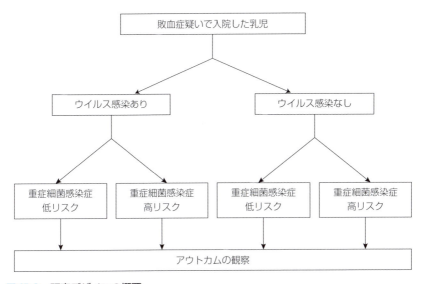

図 25.1 研究デザインの概要

低リスク基準("Rochester"基準)[2,3]:
- 耳・軟部組織・骨感染症の所見なし
- 末梢血白血球数 5,000〜15,000/mm^3
- 末梢血桿状核球数＜1,500/mm^3
- 尿検査正常〔沈渣尿で白血球数≦10/HPF (high power field)〕

介入内容：1996年12月から2002年6月まで組み入れが行われた。検査としては血液・尿・髄液の細菌培養が行われた。他の培養や胸部X線検査は軟部組織感染症・胃腸炎・肺炎の乳児に対して施行された。この検体から、1,385人の乳児に何らかのウイルス検査が行われた。

- 被験者全員の血液・髄液のPCRまたは髄液・便・鼻咽頭・咽頭の培養によりエンテロウイルスの検査を行った。
- 1999年から、11月から4月までの間は鼻腔洗浄液でRSウイルス (respiratory syncytial virus)、インフルエンザA・B、パラインフルエンザ1〜3、アデノウイルスの検査がELISA (enzyme-linked immunosorbent assay)法、PCR検査、直接蛍光法により施行された。
- ELISAによるロタウイルスの同定およびヘルペスウイルスの培養が、治療している医師の判断で施行された。

Rothester基準はウイルス検査を行った被験者の一部に適用された（被験者1,779人のうち1,385人）。

経過観察：正確な経過観察期間については言及なし

エンドポイント(評価項目)：
　一次評価項目：重症細菌感染症(菌血症，細菌性髄膜炎，尿路感染症，軟部組織または骨感染症，細菌性肺炎，細菌性腸炎)の有無
　二次評価項目：身体所見，臨床診断，抗菌薬投与，退院時診断

結果

- 敗血症評価とウイルス感染の評価がされた 1,385 人の発熱した乳児のうち，ウイルス感染があった児の 4.2%(21/491 人)が重症細菌感染症だった．ウイルス感染がなかった児の 12.3%(110/894 人)が重症細菌感染症だった($P=0.0001$)(表 25.1)．
- ウイルス感染があった児の 1%(5/491 人)，なかった児の 2.7%(24/894 人)が菌血症だった($P=0.038$)．
- Rochester 基準で高リスクと判断された 922 人のうち，ウイルス感染があった児の 5.5%，なかった児の 16.7%が重症細菌感染症だった($P<0.0001$)．
- 低リスクと判断された児ではウイルス感染の有無で重症細菌感染症の率には有意差はなかった($P=0.4$)．

表 25.1　試験の主な結果

Rochester 基準	ウイルス検査結果	SBI[a,b]	オッズ比(95% CI[c])
低リスク	ウイルス感染あり	3/167 (1.8%)	1 (基準)
低リスク	ウイルス感染なし	9/289 (3.1%)	1.76 (0.47〜6.58)[d]
高リスク	ウイルス感染あり	18/323 (5.5%)	3.23 (0.94〜11.11)[d]
高リスク	ウイルス感染なし	100/599 (16.7%)	13.67 (4.27〜43.72)

[a] SBI：serious bacterial infection (重症細菌感染症)．
[b] 重症細菌感染症の乳児/リスク・ウイルス検査結果のサブグループの人数．
[c] 95% CI：95% confidence interval (信頼区間)．
[d] 95% CI が 1 をまたいでいるので，SBI のオッズは基準と比較して有意差なし．

批判と制限事項：組み入れられた乳児の全員がすべてのウイルス検査を受けているわけではない．これらのほとんどが，両親がウイルス検査に同意しなかった，または検体が不適切だったものである．ウイルス検査が施行されなかった児の重症細菌感染症の率が報告されていない．したがって，ウイルス検査がされなかった群と

された群が同質かわからない。これは重症細菌感染症が予測できないという方向へ結果を動かすバイアスとなるだろう。

加えて，ウイルス検査した検体数が患者ごとに異なる。検査された数が少ない患者ほどウイルス感染が見逃されているかもしれない。ヒトヘルペスウイルス6型（human herpesvirus 6：HHV-6）とライノウイルスという重要な2つのウイルスが本研究では検討されていない。これもウイルス感染症のある患者を過小評価しているだろう。

関連研究と有用情報：
- 日齢60以内の発熱した乳児1,169人において，RSV感染の児はそうでない児より重症細菌感染症のリスクが低かった（相対リスク：0.6, 95% CI：0.3〜0.9）が，両群で尿路感染症は多くみられた（それぞれ5.4%と10.1%）[4]。
- 日齢60以内の発熱した乳児809人において，インフルエンザ感染の児はそうでない児より重症細菌感染症のリスクは低かった（相対リスク：0.19, 95% CI：0.06〜0.59）が，やはり両群で尿路感染症は多くみられた（それぞれ2.4%と10.8%）[5]。
- 生後3か月以下の発熱し入院した乳児1,125人の研究では細気管支炎の児はそうでない児より重症感染症の率が低かった（それぞれ4%と12.2%，$P<0.001$）が，このことは新生児期を超えた後にしかいえなかった[6]。
- 改訂Rochester基準と呼吸器ウイルススクリーニング検査をもとに治療モデルを適用させた後，8,044人の発熱した乳児に対して，より良いアウトカムと短い入院期間，およびコスト削減が達成できた[7]。

要点と結果による影響：Rochester基準で高リスクと判定された発熱した早期乳児において，ウイルス感染の存在は重症細菌感染症のリスクを低下させた。迅速ウイルス検査により，ウイルス感染のない高リスク乳児も適切に早期退院できた。原因となる細菌のほとんどが24時間以内に同定できるという事実がこれをより強固にしている。

臨床症例　発熱した乳児における重症細菌感染症とウイルス感染症

症例病歴：

論文21の，正期産で出生した生後6週の男児の重症細菌感染症について再度議論したい。母親によれば，まだ1日は経過していない発熱と，軽度の易刺激性がみられ，哺乳量はやや低下していたが尿量は正常だということである。男児は他に症状がなく，既往歴がなく，直近の抗菌薬投与歴もなかった。

男児は元気そうで，診察では正常に反応していた。明らかな感染所見はなかった。月齢が浅いことと発熱していることより，スクリーニングの血液検査が

行われ、白血球数は 16,000/mm³、桿状核球数 160/mm³ で、尿検査は異常なかった。

今回はもう1つの診断情報があるとする。すなわち、迅速ウイルス検査で RS ウイルスが陽性だった。

本研究の結果をふまえて、この男児の重症細菌感染症のリスクはあなたの治療方針決定にどう影響するか。

解答例：

もともと、この男児は Rochester 基準を適用させるのにふさわしい3か月未満という月齢であり、生来健康で抗菌薬投与歴がないということだった。男児は白血球数が 16,000/mm³ で、低リスクの範囲である 5,000～15,000/mm³ を外れているため、重症細菌感染症の高リスクに分類された。この検査結果は Philadelphia 基準[8]でも高リスクに分類される(低リスクは白血球数＜15,000/mm³)。したがって、詳細な検査での評価と、入院と、抗菌薬点滴投与が推奨された。

今回新しい重要な情報が得られた。男児は RS ウイルス陽性であり、発熱についてはこれで説明できる。重症細菌感染症が完全に否定できるわけではないが、研究結果によるとウイルス感染がない高リスクの乳児よりも重症細菌感染症のリスクは下がる。

臨床状況をおさらいすると、Byington らの提唱どおり 24 時間の経過観察後に退院を考慮してもよいかもしれない。少なくとも血液・尿培養を採取する必要はある。髄液培養は抗菌薬投与をするのであれば採取が推奨される。退院については細菌培養が 24 時間陰性であり、他の標準的な退院基準を満たしており、しっかり経過観察できるのであれば計画してもよい。

受診時に髄液検査が採取され、正常であれば、Boston 基準では低リスクにあたり[9](低リスクは白血球数＜20,000/mm³)、セフトリアキソン筋注のうえ外来治療も妥当かもしれない。Rochester、Philadelphia、Boston 基準が同じ患者に適用されていることに注目してほしい。各医師または施設で発熱した乳児へのアプローチをどれか1つ選択して適用させる必要がある。

文献

1. Byington CL et al. Serious bacterial infections in febrile infants 1 to 90 days old with and without viral infections. *Pediatrics*. 2004; 113: 1662-1666.
2. Dagan R et al. Identification of infants unlikely to have serious bacterial infection although hospitalized for suspected sepsis. *J Pediatr*. 1985; 107: 855-860.
3. Dagan R et al. Ambulatory care of febrile infants younger than 2 months of age classified as being at low risk for having serious bacterial infections. *J Pediatr*. 1988; 112: 355-360.
4. Levine DA et al. Risk of serious bacterial infection in young febrile infants with respiratory

syncytial virus infections. *Pediatrics.* 2004; 113: 1728-1734.
5. Krief WI et al. Influenza virus infection and the risk of serious bacterial infections in young febrile infants. *Pediatrics.* 2009; 124: 30-39.
6. Yarden-Bilavsky H et al. Month-by-month age analysis of the risk of serious bacterial infections in febrile infants with bronchiolitis. *Clin Pediatr.* 2011; 50(11): 1052-1056.
7. Byington CL et al. Costs and infant outcomes after implementation of a care process model for febrile infants. *Pediatrics.* 2012; 130: e16-e24.
8. Baker MD et al. Outpatient management without antibiotics of fever in selected infants. *NEJM.* 1993; 329(20): 1237-1441.
9. Baskin MN et al. Outpatient treatment of febrile infants 28 to 89 days of age with intramuscular administration of ceftriaxone. *J Pediatr.* 1992; 120: 22-27.

26 胸部X線と下気道感染症
Chest Radiograph and Lower Respiratory Tract Infection

Ashaunta Anderson

生後2か月以上の小児の外来でみる急性下気道感染症において，胸部X線撮影は，回復までの期間短縮やその後の医療機関受診の減少にはつながらなかった。

— Swingler et al.[1]

研究課題：外来での小児急性下気道感染症の管理と臨床的アウトカムにおいて胸部X線はどう影響するか[1]。

研究資金提供：南アフリカ医学研究協議会(Medical Research Council of South Africa)，ケープタウン大学(University of Cape Town)

研究開始：1995年

研究発表：1998年

研究実施場所：赤十字小児病院(南アフリカ，ケープタウン)の外来

研究対象：生後2〜59か月の小児で世界保健機関(World Health Organization：WHO)の肺炎の定義に合致した児
- 咳嗽
- 頻呼吸
  - 生後2〜11か月：≧50回/分
  - 生後12か月以上：≧40回/分
- 水分摂取良好
- 以下が認められない：吸気性喘鳴，陥没呼吸，チアノーゼ，意識障害

除外対象：咳嗽が14日以上続いている，活動性結核患者と家庭内で接触がある，部分的な喘鳴，心不全の臨床所見がある小児。胸部X線による評価が必要だと臨床医が判断した場合も除外した。

被験者数：522 人

研究概要：研究デザインの概要は図 26.1 を参照

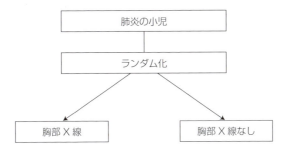

図 26.1 研究デザインの概要

介入内容：介入群に割り付けられた児は胸部 X 線（正面と側面）を撮影した。臨床医は X 線写真と放射線部門による所見を参照した。

経過観察：疾患の経過は週 2 回の定型的な電話連絡で評価した。522 人中 295 人のみ電話連絡できた。経過観察目的の画像検査，再受診，入院は電子カルテで確認

エンドポイント（評価項目）：
　一次評価項目：回復までの期間（保護者に電話がつながった 295 人のみで評価）。
　二次評価項目：出された検査，処方ごとの薬剤数，抗菌薬の使用，経過観察目的の予約受診，すぐまたは後日の入院（522 人全員に評価された）

結果

- 改善までの中央値は両群で 7 日間だった（95% CI は胸部 X 線群 6～8 日，コントロール群 6～9 日。ログランク検定で $P=0.5$）（表 26.1）。
- 胸部 X 線群とコントロール群との間での改善におけるハザード比（1.08，95% CI：0.85～1.34）は月齢，体重，受診までの症状持続期間，呼吸数，臨床医の小児科専門資格や臨床経験，また臨床医による胸部 X 線の必要性の評価で補正しても変わらなかった。
- 胸部 X 線群の児は肺炎・上気道感染症，コントロール群は細気管支炎といった診断がより多くつけられた（3 つの診断名それぞれを比較し，$P=0.03$）。

表 26.1　試験の主な結果

アウトカム	胸部X線群 %(n)[a]	コントロール群 %(n)[a]	%リスク減少 (95% CI)[b]
初期管理			
追加検査	9.3 (257)	10 (261)	6 (57, −45)
処方ごとの平均薬剤数	3.2 (245)	3.2 (255)	N/A
抗菌薬投与	60.8 (245)	52.2 (255)	−17 (0, −33)
28日以内の再診予約	13.5 (245)	8.6 (255)	−56 (7, −120)
入院	4.7 (257)	2.3 (261)	−104 (25, −239)
28日以内のアウトカム			
経過観察目的の病院受診	32.8 (259)	32.3 (263)	−1.5 (23, −26)
経過観察目的の他の医療機関受診	15 (139)	11.5 (156)	−31 (37, −99)
入院	3.5 (259)	3.4 (263)	0 (91, −94)
胸部X線撮影	7.7 (259)	9.1 (263)	15 (68, −37)

Swingler et al[1]の表4を改変。
[a] それぞれの%と評価された人数。
[b] %リスク減少と95%信頼区間(95% CI)。

批判と制限事項：被験者の一定数は電話で一次評価項目である回復までの時間を把握することができなかった。ベースラインは電話連絡した群としなかった群で同様だが，電話連絡しなかった群の回復までの時間についてはわからない。電話のつながりやすさに影響する変数が，回復に対する胸部X線検査の有用性にも影響するかもしれない。

著者らは電話連絡した群の22%がフォローアップできなかったとしている。ここで，胸部X線群とコントロール群で脱落した児は同数である。重要なのは，電話連絡した（フォローアップできなかった児も含め）児において，電話の記録と電子カルテの記録によるアウトカムが一致しているということである。

また，症状が強すぎて除外されたり，受診時の状況から臨床医により胸部X線が必要だと判断された例は除外されている。したがって本研究はそのような児には適用できない。しかし，電子カルテの検討では，胸部X線が必要だったため研究から除外された児に胸部X線を撮影することによる明らかな効果はなかった。

関連研究と有用情報：
- この話題に関するランダム化比較試験をまとめた2013年のCochraneレビュー[1]では，小児[2]と成人[3]において，急性下気道感染症に対する胸部X線検査は臨床的アウトカムに影響しないと報告された。
- 米国小児感染症学会(Pediatric Infectious Diseases Society：PIDS)と米国感染症学会(Infectious Diseases Society of America：IDSA)のガイドラインでは，

外来で十分管理できる市中肺炎が疑われる小児に対し，胸部 X 線検査をルーチンでは推奨しないとしている[4]。
- 低酸素血症，著明な呼吸窮迫，初期抗菌薬治療がうまくいかない場合に正面・側面方向の胸部 X 線撮影を推奨している。
- 肺炎が疑われた 1〜16 歳の 507 人の小児の前方視的研究では，胸部 X 線での局所浸潤影の予測因子として以下があげられた[5]。
  - 発熱
  - 頻呼吸
  - 頻脈
  - 陥没呼吸
  - 呻吟
  - ラ音
  - 呼吸音の減弱

要点と結果による影響：生後 2 か月以上の小児の外来でみる急性下気道感染症において胸部 X 線を撮影しても回復までの時間は短縮されなかった。さらに，患児の臨床的な分類や，臨床医の経験によっても，その効果のなさに変化はなかった。

臨床症例　胸部 X 線と下気道感染症

症例病歴：

6 歳の男児が 4 日間持続する発熱と咳嗽を主訴に救急外来を受診した。母親は，男児はしんどそうな様子で食欲も落ちてきたが，飲み物はたくさん飲むようにしており，尿はいつもどおり出ていると言っている。少しの鼻汁がみられるが，呼吸に問題はなく，嘔吐や下痢もなかった。学校でうつされたのではないかとのことだった。

診察上，男児は意識清明で元気そうで，体温は 38.8℃，呼吸数 45 回，酸素飽和度 98％だった。呼吸はしんどくなさそうで陥没呼吸・鼻翼呼吸はなかった。胸部の右前方で呼吸音が軽度減弱していた。粘膜は湿潤しており，皮膚はピンク色だった。毛細血管再充満時間は 2 秒未満だった。

本研究の結果を受けて，市中肺炎診断のために胸部 X 線検査が必要となるか。

解答例：

本研究では生後 2 か月以上の，咳嗽・頻呼吸はあるが経口摂取量減少や呼吸窮迫，チアノーゼ，意識変容のない軽度の肺炎を評価の対象としている。本症例の男児は咳嗽と頻呼吸があり，この状況に一致する。診察上，努力呼吸はなく皮膚はピンク色で，意識清明である。それに局所的な喘鳴や心不全徴候もなさそうである。

本研究の主な結果は，胸部 X 線検査は回復を早めることはないということであり，この男児に胸部 X 線検査を実施すべきではない。健康上の効果が得られないのに放射線被曝をさせてしまうことになる。肺炎があり，症状は合計 7 日間前後続くだろうと母親には説明する。男児には経口抗菌薬を処方し，帰宅させてよい。

　この診療は米国小児科学会（American Academy of Pediatrics：AAP）が賛同する米国小児感染症学会と米国感染症学会のガイドラインでも支持されている。ガイドラインでは，外来経口抗菌薬治療がうまくいかない場合は胸部 X 線撮影の対象のため注意すべきとしている。この症例では，画像検査は膿胸などの肺炎の合併症検索のために必要である。

文献

1. Swingler GH et al. Randomised controlled trial of clinical outcome after chest radiograph in ambulatory acute lower-respiratory infection in children. *Lancet*. 1998; 351: 404-408.
2. Cao AM et al. Chest radiographs for acute lower respiratory tract infections. *Cochrane Database Syst Rev*. 2013; 12: CD009119. doi: 10.1002/14651858.CD009119.pub2.
3. Busyhead JB et al. The effect of chest radiographs on the management and clinical course of patients with acute cough. *Medical Care*. 1983; 21(7): 661-673.
4. Bradley JS et al. Executive summary: The management of community-acquired pneumonia in infants and children older than 3 months of age: Clinical practice guidelines by the Pediatric Infectious Diseases Society and the Infectious Diseases Society of America. *Clin Infect Dis*. 2011; 53(7): 617-630.
5. Lynch T et al. Can we predict which children with clinically suspected pneumonia will have the presence of focal infiltrates on chest radiographs? *Pediatrics*. 2004; 113(3): e186-e189.

27 新生児単純ヘルペスウイルス感染症に対するビダラビン治療

Vidarabine Therapy of Neonatal Herpes Simplex Virus Infection

Jeremiah Davis

新生児単純ヘルペスウイルス感染症において，感染早期に皮膚・眼・口といった体表に病変が限局している場合は，他の病型よりも予後が非常に良い。

— Whitley et al.[1]

研究課題：単純ヘルペスウイルス（herpes simplex virus：HSV）感染症の新生児に対するビダラビン治療により，死亡率・合併症率を減少させられるか[1]。

研究資金提供：米国国立アレルギー・感染症研究所（National Institute of Allergy and Infectious Diseases：NIAID）の委託研究（NO-1-AI-22532，CA-13148，RR-032），ロバート・マイヤー財団（Robert Meyer Foundation）。ビダラビンとプラセボは Warner-Lambert 社 Parke-Davis 研究部門〔ミシガン州アナーバー（Ann Arbor）〕により提供された。

研究開始：1974 年

研究発表：1980 年

研究実施場所：米国の 15 の病院

研究対象：HSV 感染症が証明された生後 1 か月未満の新生児。HSV 感染症は播種型（肝炎，肺臓炎，または播種性血管内凝固±中枢神経病変），中枢神経型，限局型（皮膚・眼・口病変）に分類された。

除外対象：生後 1 か月を超えた乳児

被験者数：56 人

研究概要：研究デザインの概要は図 27.1 を参照

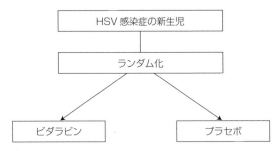

図 27.1 研究デザインの概要

介入内容：二重盲検により，HSV 感染が培養で証明された新生児は 2 群に分けられた：28 人が 10 日間のビダラビン点滴を受け，もう一方の 28 人がプラセボ投与を受けた。

経過観察：組み入れから死亡または 30 日後まで毎日評価した。神経学的状態を組み入れの 3, 6, 12, 24 か月後に評価した。

エンドポイント（評価項目）：
- 疾患の進展：新規病変，神経学的症状，肺炎，肝炎，眼内病変，合併症・合併感染，死亡
- 3, 6, 12, 24 か月後の再診時に指摘された神経学的，眼科的後遺症，再発性皮膚病変
- 薬剤の副作用

結果

- 両群の性別・人種・在胎週数・出生体重・早産の有無・組み入れまでの罹病期間・母親の因子には有意差はなかった。
- もともと組み入れられた 63 人のうち 7 人が有効性評価から除外された。薬剤投与量が多かった（2 人），ビダラビン投与 2 コース目（1 人），進行する病態に対してビダラビンを投与した（4 人）のが理由だった。
- 在胎週数の平均はビダラビン群 36.4±1.2 週，コントロール群 36.6±0.8 週だった。組み入れまでの HSV 感染症の罹病期間はビダラビン群 7.5±1.2 日，コントロール群 6.6±0.9 日だった。
- 両群合わせての死亡率は播種型 70%，中枢神経型 25% だった。

- 播種型と中枢神経型において，ビダラビン治療はプラセボと比較して6か月後の死亡率を有意に減少させた(死亡率はプラセボ群74%，ビダラビン群38%，$P = 0.014$)。全群の1年後の死亡率は表27.1 を参照。
- 疾患の期間，発熱，チアノーゼ，結膜炎が死亡率に有意に影響していた。ビダラビン群の死亡率の改善はこれらの因子で補正しても有意なままだった。
- ビダラビンによる長期の合併症へのインパクトについてはサンプル数が少なすぎて判明していない。播種型HSV感染症での生存者は，プラセボ群と比較して，ビダラビン治療の有効性はなさそうだったが，逆に中枢神経型では，1年後の発達が正常だったのはプラセボ群の17%(6人中1人)に対してビダラビン群では50%(10人中5人)であり，後遺症に対してのビダラビンの効果が示唆される結果だった。

表27.1 試験の主な結果(12か月後)

病型(患者数)	1年後の生存率	
	ビダラビン	プラセボ
播種型(27人)	43%	15%
中枢神経型(16人)	90%	50%
播種型＋中枢神経型(43人)	62%	26%
限局型(皮膚・眼・口)(12人)	100%	100%[a]

[a] この群では研究期間中に1人死亡したが，病理解剖によって死因は黄色ブドウ球菌による敗血症と肺炎であると判断された。

批判と制限事項：本研究のサンプル数は死亡率の評価には十分だが，合併症の評価には不十分である。母親のHSV感染状況，出生時の病変の有無，出産方法(経腟か帝王切開か)が検討されていない。最後に，"プラセボ群の4人には病態が進行したためビダラビンが投与された"とあるが，なぜ盲検化されていなかったかはっきりしない。この患者がプロトコルを外れた理由，その後の解析に含めるべきかどうか，については議論されていない。

関連研究と有用情報：

- 同じ研究の56人に39人が追加され，2段階のビダラビンの投与量(15または30 mg/kg/日×10～14日間)で比較された。追加された児の死亡率は同様だった(播種型と中枢神経型合わせて40%)。皮膚・眼・口病変は中枢神経病変への進展のリスク(12%)であることも指摘された[2]。
- 多施設ランダム化盲検法によるビダラビンとアシクロビル(ともに30 mg/kg/日×10日間)の比較では2群間の死亡率に差はなく，副作用も同様に少なかった[3]。

- 2009 年の Cochrane レビューでは，いずれか一方の治療法の推奨を示すことはできなかった[4]。
- Red Book では，用量・投与法・全身毒性の低さから，新生児 HSV 感染症の治療としてアシクロビルを推奨している[5]。

要点と結果による影響：新生児 HSV 感染症は未治療では非常に高い死亡率と合併症率をきたす。本研究は播種型，中枢神経型，そしてその両者に対して抗ウイルス薬治療を行うことで死亡を防ぐはっきりした有効性があると証明された，最初の良質な研究である。抗ウイルス薬が合併症率に与えるインパクトを評価するにはサンプル数が不十分だったが，この弱い集団に対して早期に HSV 感染症を認識し抗 HSV 薬の治療を行うことは重要であることが示唆された。現在のガイドラインでは新生児 HSV 感染症の治療にアシクロビルが推奨されている。

臨床症例　新生児 HSV 感染症の治療

症例病歴：

日齢 8 の男児が生後 1 週間健診目的に外来を受診した。診察するとしんどそうな様子であり，著明な黄疸と頻呼吸がみられた。周産期歴として，母親が B 群溶連菌陽性だったため，経腟分娩前に適切な抗菌薬が投与された。母親には出産前数日間 1〜2 個の小さな赤い発疹があったが分娩時までスタッフに伝えなかったとのことだった。スクリーニング検査では総ビリルビン値の上昇と胸部 X 線での肺臓炎所見があった。

本研究をふまえ，どのような治療方針を立てればよいか。

解答例：

Whitley らにより新生児 HSV 感染症の非常に高い死亡率と合併症率が示された。この児の高ビリルビン血症と肺臓炎からは予後が最も悪い播種型 HSV 感染症が強く疑われる。新生児 HSV 感染症が疑われたら，速やかに入院し HSV の証明のために皮膚・眼・粘膜のスワブと血液と髄液を採取し HSV の遺伝子検査を行う。経静脈的および外用による抗ウイルス治療を可能なかぎり早期に開始する。この研究では新生児 HSV 感染に対するビダラビンの有用性が示されたが，現在のガイドラインでは使用しやすさと毒性の低さから，第 1 選択薬としてアシクロビルが推奨されている。

文献

1. Whitley RJ et al. Vidarabine therapy of neonatal herpes simplex virus infection. *Pediatrics*. 1980; 66(4): 495-501.
2. Whitley RJ et al. Neonatal herpes simplex virus infection: Follow-up evaluation of vidarabine

therapy. *Pediatrics*. 1983; 72(6): 778-785.
3. Whitley RJ et al. A controlled trial comparing vidarabine with acyclovir in neonatal herpes simplex virus infection. *N Eng J Med* 1991; 324(7): 444-449.
4. Jones CA, Walker KS, Badawi N. Antiviral agents for treatment of herpes simplex virus infection in neonates. *Cochrane Database Syst Rev*. 2009; (3): CD004206. doi: 10.1002/14651858.CD004206.pub2.
5. American Academy of Pediatrics. Herpes simplex. In: Pickering LK, ed. *Red Book: 2012 Report of the Committee on Infectious Diseases*. 29th ed. Elk Grove Village, IL: American Academy of Pediatrics, 2012; 398.

訳者コメント

アシクロビル点滴の投与量として，生後3か月未満に対しては60 mg/kg/日，8時間ごとの投与が推奨されている。
(Red Book 2015, Kimberlin DW et al. *Pediatrics*. 2001; 108(2): 230-238, PMID：11483782)

28 小児・新生児敗血症性ショックからの早期離脱

Early Reversal of Pediatric and Neonatal Septic Shock

Michael Levy

地域の医師による新しい ACCM-PALS ガイドラインに沿ったショックからの早期離脱と蘇生は予後の改善につながる．

— Han et al.[1]

研究課題：米国集中治療医学会の小児二次救命処置法(American College of Critical Care Medicine—Pediatric Advanced Life Support：ACCM-PALS)ガイドライン[2]に基づいた蘇生とショックからの早期離脱は，敗血症性ショックの小児患者の予後を改善させるか．

研究資金提供：小児救急医療サービス，母子保健局助成金(Maternal and Child Health Bureau Grant)，レールダル(Laerdal)救急医学基金，米国国立衛生研究所(National Institutes of Health：NIH)

研究開始：1993 年

研究発表：2003 年

研究実施場所：ピッツバーグ地域の地域病院と三次医療機関であるピッツバーグ小児病院(Children's Hospital of Pittsburgh：CHP)

研究対象：地域の病院を受診し敗血症性ショックのため三次医療レベルの治療を必要として CHP へ転送された乳児・小児．敗血症性ショックは以下のように定義する．
- 発熱または低体温をきたし感染症が疑われる
- "意識障害，毛細血管再充満時間の延長，末梢動脈触知不良，四肢網状チアノーゼといった循環不全の徴候"

除外対象：在胎週数が修正 36 週未満の早産児

被験者数：91 人

研究概要：これは CHP の施設間搬送記録の後方視的検討である (図 28.1)。

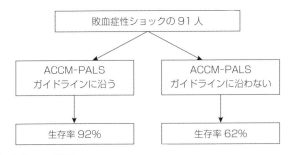

図 28.1　研究デザインの概要

介入内容：地域の医師により ACCM-PALS ガイドラインに沿った初期蘇生を行う。ガイドラインは循環不全の早期認識と最初の 1 時間で 60 mL/kg 以上の等張液の輸液を行うことである。ショックが輸液に反応しなければ，中心静脈路を確保し，循環作動薬を開始する。

経過観察：患者を病院退院まで経過観察した。

エンドポイント(評価項目)：
一次評価項目は
- ショックからの離脱(正常な収縮期血圧と毛細血管再充満時間)
- 病院での死亡率

著者らは ACCM-PALS に基づく 9 つの介入の頻度を記録し，地域の医師による蘇生が成功した例としなかった例で有意差があるか検討した。疾患の重症度の補正に PRISM (Pediatric Risk for Mortality) スコアを用いた。

結果

- 地域の医師による ACCM-PALS ガイドラインに沿った蘇生は 30％の患者に対して実施されていた。ACCM-PALS ガイドラインに沿った蘇生を受けた児の生存率は 92％で，ガイドラインに沿っていない蘇生を受けた児の生存率は 62％だった

（表 28.1）。
- 地域の医師の介入により 26％の患者が三次医療機関への輸送前にショックを離脱した。地域医師の段階でショックから離脱した児の生存率は 96％で，三次医療機関へ輸送された時点でショックが続いていた場合の生存率は 63％だった。
- ショックが持続していると 1 時間ごとに死亡率も増加した。
- 年齢，合併症の有無，原因菌が判明している敗血症かどうかについては死亡群と生存群で同様だった。死亡群は生存群よりも PRISM スコアが高かった。

表 28.1　生存・死亡のオッズ比（PRISM スコアで補正）

項目	生存オッズ比	死亡オッズ比	95％信頼区間
ACCM-PALS ガイドラインに沿った蘇生	6.81	－	1.26～36.80
ショックからの離脱	9.49	－	1.07～83.89
ACCM-PALS ガイドラインに沿った治療の遅れ（1 時間遅れるごとに）	－	1.53	1.08～2.16
ショックの持続（1 時間続くごとに）	－	2.29	1.19～4.44

本研究で行われた ACCM-PALS の介入のなかで，注目すべきは輸液療法である。地域の医師はショックの持続する患者の 25％にしか適切な輸液（≧60 mL/kg）を行っておらず，全輸液量の中央値はショックの持続する患者(20.0 mL/kg)とショックから離脱した患者(23.9 mL/kg)で同様だった。

批判と制限事項：本研究は後方視的研究でありランダム化試験ではない。加えて，ショックからの離脱が侵襲的な循環動態の測定ではなく臨床判断で定義されており，評価者間の違いを招く。それぞれの児のショックの持続時間は地域の病院を受診してからの時間で計算されたが，最初にいつ体調が悪くなったかはわからない。患者たちは退院後は経過観察されなかったため，生存例の後遺症率はわからない。また，抗菌薬投与のタイミングと抗菌薬選択については考慮されていない。

関連研究と有用情報：
- 本研究は地域医療において早期目標指向型治療（early goal-directed therapy：EGDT）[3]を行うことで敗血症性ショックのアウトカムを改善させることができるという，小児で最初の研究である。のちに行われたより大きな前方視的データベース研究で，Carcillo ら[4]はショックからの早期離脱とガイドラインに沿った蘇生で死亡率が減少することを示した。彼らは小児全身機能カテゴリー（Pediatric Overall Performance Category）スコアを用いて機能的後遺症率の改善も示した。

- 本研究に先立って Booy ら[5]は，新しく小児集中治療室(Pediatric Intensive Care Unit：PICU)を開設し，地域の医師に教育を行うことで小児の髄膜炎菌感染症の死亡率が低下したと報告した．
- 敗血症性ショックの小児に対する輸液療法のランダム化試験が1つある．FEAST試験[6]では驚くべきことに医療資源の乏しい状況で発熱とショックをきたした小児に対して急速輸液をすると死亡率が上昇することを示した．しかしこの研究は医療資源の豊富な状況と，診断が異なる場合，また侵襲的なモニタリングと血管作動薬による治療が広く行われる状況下には適用できないかもしれない．
- さらに最近，Paul ら[7]は救急外来でガイドラインの遵守率を向上するための質の改良プロジェクト(quality improvement project)を実施した．その結果，最初の 60 分に輸液を 60 mL/kg 行うことを含めた多くの項目の遵守率を有意に上昇させることができた．死亡症例の合間の敗血症性ショック症例数の増加もみられた［訳注：敗血症性ショックで死亡する症例の合間の助かる症例が増えたということ］．

要点と結果による影響：小児においては，三次医療機関へ搬送する前の地域の医師による敗血症性ショックからの早期離脱は死亡率を低下させる．これは ACCM-PALS ガイドラインの早期目標指向型治療に沿うことで達成することができる．

臨床症例　敗血症性ショックの小児患者

症例病歴：
小児が発熱を主訴にあなたの勤務する地域の病院の救急外来に搬送された．男児は意識がもうろうとしているようだと母親は言っている．診察上，末梢動脈の拍動は弱く，毛細血管再充満時間は4秒だった．初期管理をどう行うか．

解答例：
この小児は感染が疑われ循環不全の徴候があり敗血症性ショックの状態にある．ショックからの早期離脱は死亡率と後遺症率を著明に減少させ，逆に1時間ごとの遅れが死亡率を上げる．
最初は ABC，すなわち気道(airway)，呼吸(breathing)，循環(circulation)に注目すべきである．気管挿管・人工呼吸も考慮すべきである．循環補助のために静脈路を確保し，適切な輸液を行う．1回 20 mL/kg の生理食塩水を急速投与しても循環が改善しない場合は，急速投与を最初の1時間または循環が改善するまで 60 mL/kg 以上行う．ラ音や心拡大，肝腫大などの輸液過剰の徴候があれば輸液の急速投与は繰り返し行わない．適正な輸液量を確保した後にはじめて循環作動薬の投与へ進む．
この小児は三次医療機関への搬送が絶対必要だが，ショックからの早期離脱

を目標としてACCM-PALSガイドラインに沿った地域医療における早期治療が，良いアウトカムへつながるだろう。

文献

1. Han YY, Carcillo JA, Dragotta MA, et al. Early reversal of pediatric-neonatal septic shock by community physicians is associated with improved outcome. *Pediatrics*. 2003; 112(4): 793-799.
2. Carcillo JA, Fields AI. Clinical practice parameters for hemodynamic support of pediatric and neonatal patients in septic shock. *Crit Care Med*. 2002; 30(6): 1365-1378.
3. Rivers E, Nguyen B, Havstad S, et al. Early goal-directed therapy in the treatment of severe sepsis and septic shock. *N Engl J Med*. 2001; 345(19): 1368-1377.
4. Carcillo JA, Kuch BA, Han YY, et al. Mortality and functional morbidity after use of PALS/APLS by community physicians. *Pediatrics*. 2009; 124(2): 500-508.
5. Booy R, Habibi P, Nadel S, et al. Reduction in case fatality rate from meningococcal disease associated with improved healthcare delivery. *Arch Dis Child*. 2001; 85(5): 386-390.
6. Maitland K, Kiguli S, Opoka RO, et al. Mortality after fluid bolus in African children with severe infection. *N Engl J Med*. 2011; 364(26): 2483-2495.
7. Paul R, Melendez E, Stack A, Capraro A, Monuteaux M, Neuman MI. Improving Adherence to PALS Septic Shock Guidelines. *Pediatrics*. 2014; 133(5): e1-e9.

29 ヒト免疫不全ウイルスの垂直感染の減少

Reduction of Vertical Transmission of Human Immunodeficiency Virus

Jeremiah Davis

> 我々の研究で，母子への毒性を最短期間にしても HIV の母子感染率を減少させることが可能であることが示された。
>
> —— Connor et al.[1]

研究課題：ジドブジンは出生時の HIV 母子感染を減少させることができるか[1]。

研究資金提供：米国国立アレルギー・感染症研究所 (National Institute of Allergy and Infectious Diseases：NIAID)，米国国立小児保健発達研究所 (National Institute of Child Health and Human Development：NICHD)，米国国立衛生研究所 (National Institutes of Health：NIH)，Burroughs Wellcome Company (米国)，フランス国立エイズ研究機構 (Agence Nationale de Recherche sur le SIDA)

研究開始：1991 年

研究発表：1994 年

研究実施場所：米国，フランス，プエルトリコの 59 の施設

研究対象：HIV に感染した，妊娠 14〜34 週で，$CD4^+$ T 細胞数が $200/mm^3$ 以上で抗レトロウイルス療法を行っていない妊婦。加えてヘモグロビン値，血小板数，ALT (alanine aminotransferase) 値，クレアチニン値 (または尿クレアチニンクリアランス)，好中球数が正常であること

除外対象：超音波で，説明のできない羊水過少が妊娠第 2 三半期に，羊水過多が第 3 三半期にある場合，致死的な胎児異常がある場合，胎児の異常がジドブジンまたはその代謝物の濃度上昇に関与しうる場合。妊娠前に母親が抗レトロウイルス療法を受けていた場合，抗 HIV ワクチンや免疫療法，放射線療法，細胞溶解作用の

ある化学療法を受けたことがある場合

被験者数：477人の妊婦が組み入れられ，409出生，415人の生児が対象となった。

研究概要：ランダム化二重盲検プラセボ比較多施設臨床試験(図29.1)

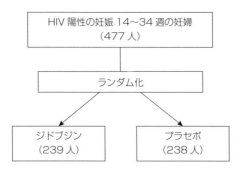

図29.1　研究デザインの概要

介入内容：ランダム化でジドブジン群に振り分けられた妊婦はジドブジンを分娩前(100 mgを1日5回内服)と分娩中(最初2 mg/kgを1時間で静注，その後1時間ごとに1 mg/kgを分娩まで)に投与し，出生した児は生後8〜12時間でジドブジン経口内服を開始(2 mg/kgを6時間ごとに内服)し，生後6週まで続ける。

経過観察：妊婦は分娩後6週と6か月時に評価を受ける。児は出生時と生後1，2または3，6，12，24，36，48，60，72，78週に評価を受ける。児の末梢血単核球(peripheral-blood mononuclear cell：PBMC)を用いてHIVの培養を生後12，78週に行う。ウエスタンブロットと酵素免疫法(enzyme immunoassay)を生後72，78週に行う。

エンドポイント(評価項目)：
　一次評価項目：児のHIV感染。少なくとも1回のPBMCでのHIV培養陽性で診断する。

結果

- 母親のベースラインの特徴は，組み入れ時の妊娠週数(およびプラセボ・ジドブジン治療期間)の中央値，$CD4^+$ T細胞数，分娩中に試験薬剤を点滴された割合，また治療中に薬剤投与量を調整した割合など，両群で同様だった。

- 新生児のHIV感染は，少なくとも1回のHIV培養がされた363人の出生児(ジドブジン群180人，プラセボ群183人)の生存解析(Kaplan-Meier)から決定された。生後18か月での感染児の割合はジドブジン群8.3%(95% CI：3.9〜12.8)，プラセボ群25.5%(95% CI：18.4〜32.5)と推定された($P=0.00006$)。
- HIV感染を2回の培養陽性，HIV陰性を2回の培養陰性と過去陽性となったことがない，と定義したもう1つの解析でも同様の結果だった(表29.1)。
- 研究期間中，母親に治療に直接関連した有害事象は観察されず，死亡した母親はいなかった。$CD4^+$ T細胞数は両群の母親で産後有意に上昇したが，ジドブジンを投与された方が高かった(しかし，プラセボ群と有意差はなかった)。
- 治療群とプラセボ群で新生児・乳児死亡は同様の頻度で発生し，ジドブジンとの関連はなかった。新生児期以降の死亡はHIV感染によるもの(ジドブジン群2人，プラセボ群4人)または事故(ジドブジン群1人)だった。ジドブジン群での初期のヘモグロビン値は有意に低値だったが，生後12週ではプラセボ群と同様だった。

表29.1 試験の主な結果[a]

	ジドブジン群	プラセボ群	P値
生後32週以降の感染児	9(7.4)	31(24.4)	0.002
全小児	150	149	
1歳以降の感染児	7(8.4)	20(22.5)	0.03
全小児	95	104	

[a] カッコ内は母子感染率を示す(%)。

批判と制限事項：治療のコンプライアンスは自己申告でモニターされ，ジドブジンの薬剤濃度は測定されていない。同様に，HIVは母乳からも感染するが，母乳栄養かどうかは自己申告である。プラセボ群の母親はジドブジン群と比較して治療を完遂できなかった人数がやや多い(15人 vs 9人)。ジドブジン群でHIVに感染した児が少なかったことで，計画されていたサブグループ解析の多くが完遂できなかった。被験者数がもっと多ければ適切なサブグループ解析ができただろう。

関連研究と有用情報：
- 同じ研究グループが本研究の母親の血液を解析し，母親のHIVのウイルス量と母子感染の関連を調べた。母親の血漿中HIV高濃度は新生児への感染のリスクであると示したが，ジドブジンによるウイルス量の減少はウイルスの母子感染の減少に部分的にしか寄与しなかった[2]。
- 本研究の結果は速やかに米国国内に適用され，妊婦のルーチンのHIV検査と組み合わせて実施されることで，米国のHIV母子感染率は急激に減少した[3]。抗レ

トロウイルス療法の登場は感染妊婦のウイルス量を劇的に減少させ，次いで新生児の HIV 感染も減少させた。これらの介入を総合的にみると，HIV の母子感染率は 22.6％から 1.2％に減少したことになる[4]。

- 同様の推奨と国内プログラムの適用は英国やアイルランドなどの他の国でも HIV 感染率を劇的に低下させた[5]。21 世紀という大きな視点で，全世界の発展途上地域に対するこれらのシンプルな介入が進められている。米国と世界保健機関（World Health Organization：WHO）が共同で米大統領エイズ救済緊急計画（U.S. President's Emergency Plan for AIDS Relief：PEPFAR）を立てている[6]。

要点と結果による影響： 本研究では母子両方への抗レトロウイルス薬治療によって HIV の母子感染を効果的に減少させることができると示された。これらの予防は今日では標準的なものとされている。本研究が行われた約 20 年前，抗レトロウイルス薬が使用でき，総合的なアプローチで分娩前・中・後の HIV 母子感染リスクのある乳児のケアができる国々では，感染率が劇的に減少した。

臨床症例　　乳児への HIV 感染予防

症例病歴：

地方病院で新生児室の回診をしていたら，出産センターの看護師に呼び止められた。夜間に HIV 陽性妊婦が予定日近くで破水し入院し，お産になるだろうとのことである。母親は抗レトロウイルス療法を出産前から受けており，ウイルス量は検出感度未満で全身状態は良好だった。母は子どもへの HIV 感染のリスクについてかなり心配しており，HIV 陽性妊婦から出生した児に対する出産後の管理について小児科医に聞きたいとのことだった。

本臨床研究の結果と出されているガイドライン（http://aidsinfo.nih.gov/guidelines）をもとに，この母親には一般的な治療の情報をどのように伝えたらよいか。

解答例：

出生後 6～12 時間以内に児にジドブジンを経口投与する必要がある。これは生後 6 週まで続けられる。典型的には経過観察は生後 2～4 週で行い，薬が飲めているかのチェックとジドブジンによる貧血がないかを調べる。HIV DNA または RNA PCR は通常日齢 14～21 で行い，検出感度未満であれば生後 1～2 か月，そして最後に生後 4～6 か月で行う。注目すべきは，HIV RNA PCR は抗レトロウイルス薬を飲んでいる児では陰性に出ることがあるということである。したがって細胞由来の HIV DNA PCR がより診断の補助になる。児が HIV に感染していた場合はジドブジンによる予防ではなく抗レトロウイルス薬による治療が必要である。そして，HIV 感染は母乳でも起こることを母親に対して教育

することが重要で，先進国ではHIV陽性妊婦は母乳栄養を避ければ感染の機会を減らすことができる．

　母親由来の抗体がなくなり児由来の抗体を正確に反映する生後12～18か月時に血清抗体価測定を行い，児がHIV陰性であることを確認する医師が多い[7]．

文献

1. Connor EM, et al. (Pediatric AIDS Clinical Trials Group Protocol 076 Study Group) Reduction of maternal-infant transmission of human immunodeficiency virus by zidovudine. *N Eng J Med* 1994; 331(18): 1173-1180.
2. Sperling RS et al. Maternal viral load, zidovudine treatment, and the risk of transmission of human immunodeficiency virus type 1 from mother to infant. *N Eng J Med* 1996; 335(26): 1621-1629.
3. Centers for Disease Control and Prevention. Achievements in public health. Reduction in perinatal transmission of HIV infection—United States, 1985-2005. *MMWR.* 2006; 55: 592-597.
4. Cooper ER et al. Combination antiretroviral strategies for the treatment of pregnant HIV-1 infected women and prevention of perinatal HIV-1 transmission. *J Acquir Immune Defic Syndr* 2002; 29: 484-494.
5. Townsend CL et al. Low rates of mother-to-child transmission of HIV following effective pregnancy interventions in the United Kingdom and Ireland, 2000-2006. *AIDS* 2008; 22(8): 973-981.
6. Chi BH et al. Progress, challenges, and new opportunities for the prevention of mother-to-child transmission of HIV under the US President's Emergency Plan for AIDS Relief. *J Acquir Immune Defic Syndr* 2012; 60(S3): S78-S87.
7. American Academy of Pediatrics. Human immunodeficiency virus infection. In: Pickering LK, Baker CJ, Kimberlin DW, Long SS, eds. *Red Book: 2009 Report of the Committee on Infectious Diseases.* 29th ed. Elk Grove Village, IL: American Academy of Pediatrics; 2012; 418-439.

RSウイルス感染症高リスクの乳児に対するパリビズマブによる予防

Palivizumab Prophylaxis against Respiratory Syncytial Virus in High-Risk Infants

Jeremiah Davis

パリビズマブは気管支肺異形成症（bronchopulmonary dysplasia：BPD）を含む早産児（在胎35週以下）の重症RSウイルス感染症の予防に安全かつ有効に使用できる。

—— The Impact-RSV Study Group[1]

研究課題：パリビズマブは高リスクの乳児のRSウイルス（respiratory syncytial virus）感染症に関連した入院やその他の合併症を安全で効果的に減少させることができるか[1]。

研究資金提供：メディミューン社（MedImmune, Inc.）

研究開始：1996年

研究発表：1998年

研究実施場所：Impact-RSウイルス研究グループに参加した米国の119施設，カナダの9施設，英国の11施設（全139施設）

研究対象：以下の基準のいずれかを満たす小児
- 在胎35週以下で出生した，生後6か月以下の児
- 生後24か月以下のBPDの児（過去6か月で利尿薬，ステロイド，気管支拡張薬，酸素投与を受けていたことのある児）

除外対象：RSウイルス感染症に現在罹患しているまたは最近罹患した児，過去3か月以内にRSウイルス免疫グロブリンの投与を受けた児，これまでに他の実験的

製剤（RS ウイルスワクチンなど）の投与を受けた児，複雑または循環動態が不安定な先天性心疾患，腎疾患，肝疾患，けいれん性疾患，免疫不全，研究開始時に入院中で 30 日以上の入院が予想されるまたは人工呼吸器管理中の児

被験者数：1,502 人

研究概要：研究デザインの概要は図 30.1 を参照

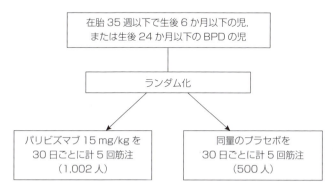

図 30.1　研究デザインの概要

介入内容：治療群の児には，1996～97 年の RS ウイルス流行期に抗 RS ウイルスヒト化モノクローナル抗体（パリビズマブ）15 mg/kg を 30 日ごとに計 5 回筋注した。プラセボ群の児には同量のプラセボを筋注した。

経過観察：最終の筋注後 30 日間（計 150 日間），各投与時と，入院した場合は毎日被験者を評価し経過観察した。研究期間中，有害事象を継続してモニタリングした。初回投与前と最終投与後に採血を行い，BUN，クレアチニン，ALT，AST，パリビズマブ濃度，抗パリビズマブ抗体を測定した。

エンドポイント（評価項目）：
　一次評価項目：気道分泌物での抗原検査で確認された RS ウイルス細気管支炎による入院
　二次評価項目：中耳炎の罹患率，RS ウイルスに関連のない呼吸器疾患での入院，RS ウイルス感染症での合計入院日数，酸素需要の増加，集中治療，人工呼吸，中等度または重症の下気道疾患

結果

- ベースラインの情報はパリビズマブ群とプラセボ群で，同居者の少なくとも 1 人が喫煙者である割合がパリビズマブ群で高かった以外は同様だった。
- パリビズマブでの予防は RS ウイルス関連の入院を 55％（$P=0.0004$，95％ CI：38〜72％）減少させた。BPD，組み入れ時の体重・月齢・性別で補正してもまだ統計学的に有意だった（$P<0.001$）（表 30.1）。
- パリビズマブ投与を受けた児は RS ウイルス感染症での合計入院期間，酸素需要増加の日数，中等度から重度の下気道感染症の日数が有意に少なかった。パリビズマブ群の児は ICU 入室数が少なかった（かつ ICU 滞在日数も短かった）が，人工呼吸を要した割合と期間には差はなかった。
- プラセボ群とパリビズマブ群で有害事象に統計学的有意差はなかった。

表 30.1 試験の主な結果

アウトカム	プラセボ	パリビズマブ	P 値
RS ウイルス感染症での入院：全被験者	10.6％	4.8％	<0.001
RS ウイルス感染症での入院：早産児（BPD でない）	8.1％	1.8％	<0.001
RS ウイルス感染症での入院：BPD	12.8％	7.9％	0.038

批判と制限事項：一次評価項目である入院は各医師の判断次第であり，施設間で入院基準が異なる可能性がある。これが入院率の減少に大きな幅がある理由と考えられる（米国 56％，英国 64％，カナダ 40％の減少）。統一された入院基準があれば，結果はより強固なものとなっただろう。加えて，他のウイルスや細菌との共感染の可能性ははっきり記載されていない。さらに，腎障害，肝障害，高度な心臓合併症，またけいれん性疾患や免疫不全のある児は除外されており，研究結果はこれらの高リスク患者には適用できない。

関連研究と有用情報：
- 本研究は，RS ウイルス免疫グロブリンによる受動免疫が高リスク乳児[2,3]の重症 RS ウイルス感染症を減少させるという先行研究に基づいている。免疫グロブリンと違い，パリビズマブは経静脈的投与が不要であり，血液媒介感染のリスクもない。
- Impact-RS ウイルス研究後，パリビズマブは高リスク乳児に広く推奨された。そして続く 2 つの研究で，パリビズマブによる予防は RS ウイルス感染症での入院

率の減少に寄与することが示された[4,5]。
- 本研究後，すべての RS ウイルス感染症による入院率は減少し，新生児医療の向上により早産児が全体としてより健康になった。これらにより，予防の適応が元の研究より未熟な乳児(在胎29週未満)と慢性疾患をもつ乳児に制限された[6]。

要点と結果による影響：高リスク患者(在胎35週以下の早産児で生後6か月以下の児または2歳以下の BPD の児)への RS ウイルス感染症の予防は，RS ウイルス関連の入院率の減少，入院期間の短縮，酸素需要の低下，ICU 入室の減少につながる。早産児には毎年冬シーズンの RS ウイルス流行期の開始時に予防を考慮すべきである。

臨床症例　高リスク乳児への RSV 感染の予防

症例病歴：

在胎28週の早産で出生した生後8か月の女児が12月にあなたの外来を受診した。新生児期には8週間 NICU に入室し1週間挿管され，3週間にわたって非侵襲的陽圧換気(noninvasive positive pressure ventilation：NPPV)を受け，退院時にも酸素投与が必要だった。彼女はⅡ度の脳室内出血(intraventricular hemorrhage：IVH [訳注：脳室拡大のない脳室内出血])を起こしたが，感染症・水頭症やその他の後遺症はなかった。酸素投与は退院2か月後に不要になった。女児の成長発達は修正月齢相当だった，両親は，早産児とその親のオンラインフォーラムで聞いてきた"RS ウイルスをもらう"リスクを減らすために何かできることはないか尋ねてきた。

本研究の結果をふまえ，どのような予防を家族に提案すべきか。

解答例：

感染を避ける(手洗い，明らかに感染している人との接触を避ける)ことに加え，この乳児に対してはパリビズマブによる予防を提案することが重要である。低月齢で早産でもあり，彼女は"高リスク"患者にあたり，感染する前に予防として抗体を投与することで RS ウイルス関連の入院を50％以上減少させることができるかもしれない。

文献

1. The Impact-RSV Study Group. Palivizumab, a humanized respiratory syncytial virus monoclonal antibody, reduces hospitalization from respiratory syncytial virus infection in high-risk infants. *Pediatrics*. 1998; 102(3): 531-537.
2. Groothuis JR, Simoes EAF, Levin MJ, et al. Prophylactic administration of respiratory syncytial virus immune globulin to high-risk infants and young children. *N Eng J Med*. 1993; 329: 1524-1530.

3. The PREVENT Study Group. Reduction of respiratory syncytial virus hospitalization among premature infants and infants with bronchopulmonary dysplasia using respiratory syncytial virus immune globulin prophylaxis. *Pediatrics*. 1997; 99: 93-99.
4. Sorrentino M, Powers T. Effectiveness of palivizumab: evaluation of outcomes from the 1998 to 1999 respiratory virus season. The Palivizumab Outcomes Study Group. *Pediatr Infect Dis J*. 2000; 19(11): 1068-1071.
5. Lacaze-Masmonteil T, Roze JC, Fauroux B. Incidence of respiratory syncytial virus-related hospitalizations in high-risk children: follow-up of a national cohort of infants treated with palivizumab as RSV prophylaxis. *Pediatr Pulmonol*. 2002; 34(3): 181-188.
6. Committee on Infectious Diseases and Bronchiolitis Guidelines Committee. Updated guidance for palivizumab prophylaxis among infants and young children at increased risk of hospitalization for respiratory syncytial virus infection. *Pediatrics* 2014; 134(2): 415-420.

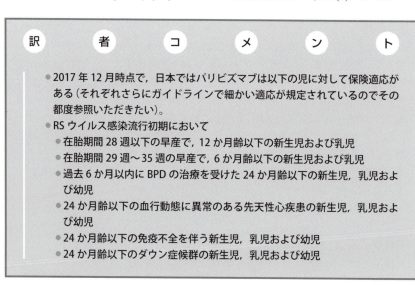

訳者コメント

- 2017年12月時点で，日本ではパリビズマブは以下の児に対して保険適応がある（それぞれさらにガイドラインで細かい適応が規定されているのでその都度参照いただきたい）。
- RSウイルス感染流行初期において
  - 在胎期間28週以下の早産で，12か月齢以下の新生児および乳児
  - 在胎期間29週〜35週の早産で，6か月齢以下の新生児および乳児
  - 過去6か月以内にBPDの治療を受けた24か月齢以下の新生児，乳児および幼児
  - 24か月齢以下の血行動態に異常のある先天性心疾患の新生児，乳児および幼児
  - 24か月齢以下の免疫不全を伴う新生児，乳児および幼児
  - 24か月齢以下のダウン症候群の新生児，乳児および幼児

31 細気管支炎スペクトラム

The Spectrum of Bronchiolitis

Jeremiah Davis

臨床医は，患者の年齢と性別，季節，地域で発生している疾患の特徴を考慮すれば，喘鳴をきたす呼吸器感染症の原因をかなり正確に見積もることができる。
—— Henderson et al.[1]

研究課題：外来の環境下で喘鳴をきたす小児呼吸器疾患の特徴は何か[1]。

研究資金提供：米国国立衛生研究所(National Institutes of Health：NIH)内の米国国立アレルギー・感染症研究所(National Institute of Allergy and Infectious Diseases：NIAID)ワクチン開発局(Vaccine Development Branch)，米国陸軍医学研究開発司令部(U.S. Army Medical Research and Development Command)，NIH内の米国国立心肺血液研究所(National Heart, Lung, and Blood Institute：NHLBI)

研究開始：1964年

研究発表：1979年

研究実施場所：ノースカロライナ州チャペルヒル(Chapel Hill)の1件の小児科開業医

研究対象：1964～75年に急性下気道疾患(lower respiratory illness：LRI)を主訴に受診した0～15歳の小児。下気道疾患の症状は喘鳴(細気管支の閉塞を意味する)，陥没呼吸，air trapping［訳注：普通または最大の呼出を行っても肺内に相当量の空気がとどまっている状態］があり，頻呼吸の有無は問わない。下気道疾患はクループ–喉頭炎，気管気管支炎，細気管支炎，肺炎に分類した。アレルギーがある小児は，喘鳴が他の呼吸器感染症を示唆する症状とともに生じている場合は組み入れ対象とした。

除外対象：他の目的で受診した児，16歳以上の児，保護者の同意が得られなかった児

被験者数：外来受診56,025人年で，6,165回のLRIがあった。その中で1,412人の患者が1,851回の喘鳴をきたす呼吸器疾患(wheezing-associated respiratory illness：WARI)を発症した。

研究概要：(親による)同意が得られた小児の臨床・疫学的データを収集し，咽頭検体を採取しウイルスとマイコプラズマの培養を行った。臨床，疫学，検査結果が記録され，WARIの年齢，性別，原因微生物，疫学的特徴が解析された。

結果

- 研究期間中，6,165回のLRIが検討され，1,851回(全LRIの30%)が特に喘鳴をきたすものだった(1,412人の児が対象)。
- WARIは1歳未満で罹患率が最多で(100人あたり11.4例/年)，その後1年ごとに急激に低下した(生後12〜24か月は100人あたり6.0例/年，小学生は100人あたり1.3例/年)。
- 9歳までは男児の方がよりWARIに罹患しやすかった。それ以降は性別でのリスクは同様だった。
- 1,851回のWARIのうち，396回で非細菌性の呼吸器感染症の原因になりうる微生物が検出された(全WARIの21%)。このうち87%がRSウイルス(respiratory syncytial virus)，アデノウイルス(adenovirus：AV)，ライノウイルス(rhinovirus：RV)，パラインフルエンザウイルス(parainfluenza virus)1型(P1)と3型(P3)，肺炎マイコプラズマ(*Mycoplasma pneumoniae*：MP)だった。就学前の小児において最多の原因はRSウイルスで，学童ではMPが最多だった(表31.1)。
- LRIにおいて喘鳴はライノウイルス(49%)，RSウイルス(38%)，アデノウイルス(35.9%)でよく聴取されたが，LRIで検出されたすべての微生物が喘鳴と関連があった。
- WARIの季節との関連として，冬はLRIからの微生物検出が増加した。0〜2歳ではRSウイルスがWARIの流行と関与していた。2〜5歳ではRSウイルスのアウトブレイク，パラインフルエンザウイルス，肺炎マイコプラズマと関連があった。5歳以上では肺炎マイコプラズマと，より少ないがパラインフルエンザウイルスのアウトブレイクと関連があった。

表 31.1　試験の主な結果

年齢 (歳)	WARIの 件数	微生物の 検出件数	微生物[a]					
			RSウイルス	P1	P3	AV	RV	MP
0〜2	909	203	90(44.3)	26(12.8)	28(13.8)	27(13.3)	9(4.4)	6(3.0)
2〜5	542	117	36(30.8)	14(12)	21(17.9)	12(10.3)	5(4.3)	13(11.1)
5〜9	275	57	7(12.3)	6(10.5)	7(12.3)	3(5.3)	8(14.0)	17(29.8)
9〜15	125	19	2(10.5)	3(15.8)	1(5.3)	0	2(10.5)	10(52.6)
全年齢	1,851	396	135(34.1)	49(12.4)	57(14.4)	42(10.6)	24(6.1)	46(11.6)

[a] 微生物の検出件数。カッコ内は微生物が分離された中での%。
RSウイルス：respiratory syncytial virus, P1：parainfluenza type 1, P3：parainfluenza type 3,
AV：adenovirus, RV：rhinovirus, MP：*M. pneumoniae*

批判と制限事項：本研究は単施設で行われ，最初は2人の小児科医だったがその後4人に増えた。患者の組み入れは臨床的な下気道疾患の分類によって行われ，画像やその他の方法と合わせては行われていない。加えて，異なる医師間の解釈の違いや信頼性について記載されていない。どれくらいの両親が参加を辞退したか書かれておらず，LRI の全小児のうち被験者がどのくらいの割合を占めるのかはわからない。下気道疾患の原因の同定のために咽頭培養が用いられているが，口腔咽頭に存在する微生物が正確に下気道疾患の原因微生物を表しているかについては明らかではない。同様に，より近年出てきた同定方法としてポリメラーゼ連鎖反応(polymerase chain reaction：PCR)などはより感度が高く，同じ検体でPCRをかけると原因微生物が増えるだろう。加えて，"クループ-喉頭炎"が単一疾患とされているが，現在では異なる臨床分類とされている。すべての WARI の 1/5 しか微生物が陽性になっておらず，これらの結果を完全に一般化するのは困難である。

関連研究と有用情報：
- この研究グループは開業医の外来と地方大学の外来でのデータを用いても呼吸器感染症の解析をしている[2]。また，クループ[3]と気管気管支炎[4]の疫学と原因についても研究している。これらの結果は系統的レビューとして論文発表されている[5]。これらは小児の外来診療でよくある疾患の発症率と原因についての最初の報告である。
- 追って行われた研究では細気管支炎における RS ウイルスの重要性がさらに示されたが[6,7]，ライノウイルスがこの病態の重要な原因としてより認識されてきている[8]。
- LRI と喘鳴の関連は，特に小児期の LRI と喘息発症の関連性の点で積極的に研究される領域になっている。アリゾナ州ツーソン (Tucson) での研究によって小児

期早期の LRI からの喘鳴は小児期のアトピー性喘息とは異なる表現型であり，これらの違いは少なくとも青年期まで続くことが示された[9,10]。

要点と結果による影響： 本研究は前方視的コホート研究で，外来診療での呼吸器疾患関連の喘鳴の特徴を描写した。より年齢の進んだ学童期の小児においても WARI は LRI の代表的な症状であり，年齢と季節を加味して最も可能性の高い原因微生物を推測することができる。2 歳未満，特に乳児期の WARI における RS ウイルスの重要性も確認された。これらはリスクのある乳児や新生児の RS ウイルス感染症を減少させるための将来的な治療法や微生物の同定法開発への努力につながる。

臨床症例　外来における下気道感染症患者の喘鳴

症例病歴：

10 月，外来に 3 歳の男児が 3 日間の微熱と頻呼吸，鼻汁，咳嗽を主訴に両親に連れられ受診した。診察上，全身状態は良好で，鼻汁あり，ときおり咳嗽あり，両側肺野の湿性ラ音と呼気終末の喘鳴を認めた。両親は，児が生後 4 か月児に細気管支炎で一晩入院したことがあるのを心配しており，再度 RS ウイルスに罹患したのか，再度入院治療が必要そうかどうか知りたいと言っている。

Henderson らの研究に基づくと，両親に何を伝えることができるか。

解答例：

Henderson らは外来診療での下気道疾患に関連する喘鳴は，以前に考えられていたよりも年齢の進んだ小児にも多くみられることを示した。2～5 歳の小児において RS ウイルスは未だに重要な原因だが，パラインフルエンザウイルス，アデノウイルス，肺炎マイコプラズマも季節性の流行がみられ，WARI と関連している。Henderson らのデータからは，10 月にはパラインフルエンザウイルスと肺炎マイコプラズマが RS ウイルスよりも流行しやすいことが示唆され，この仮説は今回の原因微生物を含む地域の検査データと相関しているはずである。この患児の両親には，彼の年齢からは他の微生物も同様に LRI に寄与しているかもしれず，またその臨床経過は本人が乳児のときとまったく一緒というわけではないと説明してよい。

文献

1. Henderson FW et al. The etiologic and epidemiologic spectrum of bronchiolitis in pediatric practice. *J Pediatrics.* 1979; 95(2): 183-190.
2. Denny FW et al. The epidemiology of bronchiolitis. *Pediat Res.* 1977; 11: 234-236.

3. Denny FW et al. Croup: an 11-year study in a pediatric practice. *Pediatrics*. 1983; 71(6): 871-876.
4. Chapman RS et al. The epidemiology of tracheobronchitis in pediatric practice. *Am J of Epidemiology*. 1981; 114(6): 786-797.
5. Denny FW, Clyde WA Jr. Acute lower respiratory tract infections in nonhospitalized children. *The J of Pediatrics*. 1986; 108(5): 636-646.
6. Hall CB et al. The burden of respiratory syncytial virus infection in young children. *N Eng J Med*. 2009; 360: 588-598.
7. Koehoorn M et al. Descriptive epidemiological features of bronchiolitis in a population-based cohort. *Pediatrics*. 2008; 122(6): 1196-1203.
8. Miller EK et al. Viral etiologies of infant bronchiolitis, croup, and upper respiratory illness during four consecutive years. *Pediatr Infect Dis J*. 2014; 32(9): 950-955.
9. Martinez FD et al. Asthma and wheezing in the first six years of life. *N Engl J Med*. 1995; 332: 133-138.
10. Morgan WJ et al. Outcome of asthma and wheezing in the first 6 years of life: follow-up through adolescence. *Am J Resp Crit Care Med*. 2005; 172(10): 1253-1258.

32 新生児早発型B群溶連菌感染症の予防

Preventing Early-Onset Neonatal Group B Streptococcal Disease

Michael Levy

本研究の結果から，患者を選択して分娩中に抗菌薬投与することにより，新生児早発型B群溶連菌感染症が効果的に予防できることが示された。
—— Boyer and Gotoff [1]

研究課題：分娩中の抗菌薬予防投与は新生児早発型B群溶連菌感染症を予防できるか[1]。

研究資金提供：米国国立衛生研究所（National Institutes of Health：NIH）

研究開始：1979年

研究発表：1986年

研究実施場所：シカゴのマイケルリース病院・医療センター（Michael Reese Hospital and Medical Center）の産科部門，健康維持機構（Health Maintenance Organization：HMO［訳注：会員制保険医療会社］），産科開業医

研究対象：腟または直腸培養でB群溶連菌（Group B *Streptococcus*：GBS）が陽性の妊婦と出生児。妊娠37週未満での早産か，破水後12時間を超えるかのいずれかがある（ともに敗血症のリスク因子である）。

除外対象：ペニシリンアレルギー，その他の抗菌薬投与を受けている，分娩中の体温が37.5℃を超えている妊婦

被験者数：180人の妊婦とその児185人がランダム化された。その後20人の妊婦と21人の児が，分娩中の発熱，ランダム化の不具合，データの不備を理由に除外された。ランダム化されなかった1,648人の妊婦および1,658人の児もいた。

研究概要：研究デザインの概要は図 32.1 を参照

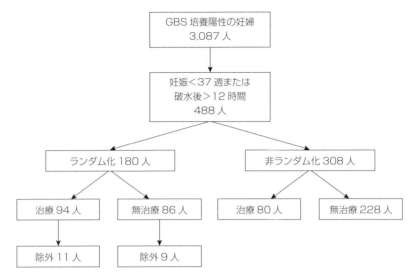

図 32.1　研究デザインの概要

介入内容：分娩中のアンピシリン静注，初回 2 g，以後 4 時間ごとに分娩まで 1 g 投与

経過観察：新生児の分娩後の培養結果が判明するまで経過観察する。母親の分娩後の臨床経過も観察する。

エンドポイント(評価項目)：

　新生児は"表面"(外耳道，咽頭，胃液，臍，直腸)への保菌と菌血症について検査された。妊婦は分娩後の腟の GBS 保菌と産褥熱(体温＞37.5℃)について評価された。一次評価項目は指定されていなかった。

結果

- 早発型 GBS 感染症はランダム化されたコントロール群の 5 人 (6.3%) とランダム化されなかったコントロール群の 7 人 (3.1%) にみられた。
- ランダム化されたコントロール群で GBS 感染症を発症した児 1 人 (1.3%) が死亡した。
- ランダム化された患者とされなかった患者の両方において，治療群では新生児早

- 発型 GBS 感染症や産科関連感染症はなかった（$P<0.001$）。
- ランダム化されたコントロール群の 79 人中 40 人（50.6%）が少なくとも 1 か所の表面培養が陽性で，ランダム化された治療群では 85 人中 8 人（9.4%）だった（$P<0.001$）。
- 有害事象として，治療群の母親 1 人に蕁麻疹が出た。

批判と制限事項：20 人の妊婦が除外されているが，13 人は分娩中の発熱を理由に除外されており，症例減少バイアスが発生している可能性がある。これらの妊婦と児は感染症を発症している可能性が高いが解析には組み入れられていない。本研究の参加者は，結果の解釈をする者も含めて盲検化されておらず，検出バイアスが発生している可能性がある。正期産の分娩で破水から 12 時間未満の場合も除外されており，結果についてこれらの患者に一般化することはできないだろう。

関連研究と有用情報：
- 本研究は新生児早発型 GBS 感染症が分娩中の抗菌薬予防投与で減少することを示した最初の研究である。本研究の後，追っていくつかの新生児 GBS 感染症に対する分娩中抗菌薬予防投与の効果を調べるランダム化試験が行われた[2]。
- 早発型 GBS 感染症の発症率は，1,000 出生あたり 1993 年の 1.7 から 1998 年には 0.6 へ減少した[3]。必ずしも原因ではないが，この傾向は分娩中抗菌薬投与を推奨するガイドラインが出されたことに関与している。
- GBS 培養陽性の妊婦に分娩中抗菌薬投与を行うことは現在，米国[4]や他の多くの国での標準的な医療となっている。
- 現在まで，GBS や他の新生児早発型敗血症を起こす微生物の抗菌薬耐性の増加はみられておらず，また GBS 以外の微生物による敗血症の発症率は変わっていない[4]。

要点と結果による影響：本研究は新生児早発型 GBS 感染症が分娩中の抗菌薬予防投与で減少することを示した最初の研究である。現在のガイドラインでは妊娠中に GBS 培養陽性となった妊婦全員に対して分娩中に抗菌薬予防投与を行うことが推奨されている。治療ガイドラインの適用後，GBS 感染症の発症率は 5 年間で 65%減少し，その他の微生物による早発型敗血症が同時に増えることもなく，抗菌薬耐性も増加していない。

臨床症例　早発型 GBS 感染症の予防

症例病歴：
　産科チームから，第 1 子を分娩中の妊婦について診療依頼があった。この妊

娠中 GBS 培養が陽性だったため主治医は分娩中のアンピシリン投与を推奨していた．妊婦はペニシリンアレルギーの友人がいるということで，リスクが効果を上回るのではないかと心配だという．彼女は「調子が悪くないのになぜ抗菌薬の投与が必要なの」とも言っている．

解答例：
　この患者は，重要かつ多くの場面で耳にする質問を投げかけている．彼女に対してはこう説明できるだろう．GBS は他の細菌と同様に病気を起こすことなく私たちと共存することができる．GBS はときに新生児に重症感染症を引き起こす特徴がある．母親が分娩中に抗菌薬治療を受けると新生児への感染をかなり減らすことができる．この効果は抗菌薬耐性やその他の細菌による感染症のリスクを上回るだろう．アレルギー反応については，分娩中の抗菌薬投与によるアナフィラキシーは，特に今までペニシリンアレルギーがない人にはかなりまれであり，主治医は反応が起きないかどうかをこまめに観察してくれるだろう．

文献

1. Boyer KM, Gotoff SP. Prevention of early-onset neonatal group B streptococcal disease with selective intrapartum chemoprophylaxis. *N Engl J Med*. 1986; 314(26): 1665-1669.
2. Ohlsson A, Shah VS. Intrapartum antibiotics for known maternal Group B streptococcal colonization. *Cochrane Database Syst Rev*. 2014; 6: CD007467.
3. Schrag SJ, Zywicki S, Farley MM, et al. Group B streptococcal disease in the era of intrapartum antibiotic prophylaxis. *N Engl J Med*. 2000; 342(1): 15-20.
4. Verani JR, Mcgee L, Schrag SJ. Prevention of perinatal group B streptococcal disease— revised guidelines from CDC, 2010. *MMWR Recomm Rep*. 2010; 59(RR-10): 1-36.

訳　者　コ　メ　ン　ト

分娩中の抗菌薬予防投与により，産道での垂直感染と考えられている早発型 GBS 感染症はかなり減少したが，産後の水平感染の要素が大きい日齢 7 以降に発症する遅発型 GBS 感染症の発症率は横ばいであり，分娩中の抗菌薬投与では予防できないことがわかっている〔*MMWR Recomm Rep*. 2010 Nov 19; 59(RR-10): 1-36, PMID：21088663〕．

SECTION 10

新生児学

Neonatology

33 分娩時における小児の Apgar スコア

Apgar Scoring of Infants at Delivery

Michael Levy

> この論文の目的は単純明快な新生児の"採点"による分類の再確立である。これはディスカッションの際の基本的事項として使用でき，産科の管理や母親への鎮痛の種類，また蘇生の効果を比較できる。
>
> —— Apgar [1]

研究課題：新生児の状態を素早く客観的に表現できるか，そしてそれは予後予測に使えるか [1]。

研究発表：1953 年

研究実施場所：プレスビテリアン病院(ニューヨーク)

研究対象：7 か月半の研究期間内に出生した児

除外対象：スコアがつけられなかった児，カルテが参照できなかった児

被験者数：1,021 人

研究概要：Virginia Apgar は産科麻酔医であり，産科・麻酔科の管理と蘇生の効果を調査する方法として，出生時の児の状態を客観的に表現する方法を探索していた。Apgar 医師は出生した新生児を表現するうえで，自身が感じた客観的な徴候を書き留めることから始めた。彼女は有用でかつ数字をつけやすいと考えた 5 つの指標を選んだ。これらがアプガースコア(Apgar score)の項目となった(表 33.1)。

表 33.1 Apgar スコアの項目

	Apgar スコア		
	0	1	2
心拍	なし	<100	100〜140
呼吸	無呼吸	不規則または浅呼吸	呼吸または啼泣している
反射	なし	低下	顔をしかめる，くしゃみ，咳嗽
筋緊張	弛緩	弱い	良好，自身で手足を動かす
皮膚色	チアノーゼ	末梢チアノーゼ	全身がピンク色

さらに Apgar 医師は，低いスコアと関連する分娩方法や麻酔の種類を検討した。

結果

- 自然経腟分娩または低位鉗子分娩で出生した新生児の Apgar スコアの平均値は 8.4 と，その他の型で出生した児（平均 7.0 以下）より高かった。
- 帝王切開で出生した児のうち，脊椎麻酔が行われた場合は平均スコアが 8.0（$n=83$），全身麻酔では平均 5.0（$n=54$）だった。本研究では交絡因子は考慮されていない。
- 生後 1 分の Apgar スコア低値は新生児死亡の予測因子だった（表 33.2）。

表 33.2 Apgar スコア別の死亡率

Apgar スコア	患者数	死亡率(%)
8〜10	774	0.1
3〜7	182	1.1
0〜2	65	13.8

批判と制限事項：
- 研究期間に出生した児の半分以下しかスコアがつけられなかった。著者はカルテが参照できなかったものの多くは低リスクの出生だったとしている。スコアがつけられなかった 712 の出生についても何もわからない。
- データは統計学的解析がされておらず，みられた効果が有意かどうかの判断は主観的なものである。

関連研究と有用情報：
- 多くの研究では生後5分のスコアがより死亡率と相関するとしている[2]。
- 132,228人の正期産の児を対象とした後方視的コホート研究では，新生児死亡リスクはApgarスコア5分値が7～10点の児と比較して0～3点は相対リスク1,460，4～6点は相対リスク53と上昇していた[3]。
- 生後5分のApgarスコア低値は神経学的予後との強い相関はなかった。49,000人の児を7年間フォローしたコホート研究では，脳性麻痺となった児の73％がApgarスコア5分値が7点以上だった。Apgarスコア10分値が0～3点で生存した児の88％が脳性麻痺にはならなかった[4]。
- 本論文が出てまもなく，2人の小児科医がApgar医師の名前に合わせてこのスコアの記憶法を提示した[5]。
  - Appearance（皮膚色）
  - Pulse（心拍）
  - Grimace（反射）
  - Activity（筋緊張）
  - Respiratory effort（呼吸）
- Apgarスコアは新生児蘇生の場においては使われていない。新生児蘇生は生後1分を待たずに開始する必要があるためである。

要点と結果による影響：（Apgarスコアをつけることで）新生児の状態を分娩室で即座に客観的に表現することができる。分娩方法や麻酔方法などの要素はスコアの低値を予想する一助となる。非常に低いスコアは新生児死亡の予測となる。

臨床症例　分娩時における小児のApgarスコア

症例病歴：
あなたは真夜中に正期産児の全身麻酔下緊急帝王切開に呼ばれた。特記すべきリスク因子は何か。どう蘇生の準備をするか。

解答例：
全身麻酔下の帝王切開で出生した児は，他の分娩方法または局所麻酔での帝王切開で出生した児よりも概してApgarスコアは低い。Apgarスコアは蘇生の場では用いられないが，低いスコアは介入の必要性を表し，新生児死亡リスクと関係している。この症例では児に蘇生が必要となった場合を想定し準備しておくのが賢明である。児に関わる十分な人数の確保，可能なら新生児科医の待機も望ましい。

文献

1. Apgar V. A proposal for a new method of evaluation of the newborn infant. *Curr Res Anesth Analg.* 1953; 32(4): 260-267.
2. Finster M, Wood M. The Apgar score has survived the test of time. *Anesthesiology.* 2005; 102(4): 855-857.
3. Casey BM, Mcintire DD, Leveno KJ. The continuing value of the Apgar score for the assessment of newborn infants. *N Engl J Med.* 2001; 344(7): 467-471.
4. Nelson KB, Ellenberg JH. Apgar scores as predictors of chronic neurologic disability. *Pediatrics.* 1981; 68(1): 36-44.
5. Butterfield J, Covey MJ. Practical epigram of the Apgar score. *JAMA.* 1962; 181: 143.

訳者コメント

Apgar スコアは "Every Pediatrician Should Know" の筆頭にあがる，"世界共通言語" だろう。頭文字が Apgar 医師の名前となっているのもよく知られたことだが（後から他の先生が語呂合わせしたんですね），"元論文" を読んだ人は少ないだろう。Apgar スコアによる新生児の評価は現代でも十分通用することは最近の文献でも示されている（*Lancet* 2014; 384: 1749-1755, PMID：25236409）。

34 超早産児へのサーファクタントによる予防的治療

Prophylactic Treatment with Human Surfactant in Extremely Preterm Infants

Michael Levy

> サーファクタントによる治療で，呼吸窮迫症候群による新生児死亡率はかなり減少し，気管支肺異形成症も減少した。
>
> —— Merritt et al.[1]

研究課題：早産児(在胎24～29週でリン脂質 [訳注：肺サーファクタントの主成分] の産生が不十分な児)への出生時のサーファクタントの予防的投与は呼吸窮迫症候群(respiratory distress syndrome：RDS)，気管支肺異形成症(bronchopulmonary dysplasia：BPD)，そして新生児死亡を予防できるか[1]。

研究資金提供：米国国立衛生研究所(National Institutes of Health：NIH)，総合臨床研究センター(General Clinical Research Center)，March of Dimes(米国のボランティア団体)，米国食品医薬品局(Food and Drug Administration：FDA)，Joan B. Kroc 基金，フィンランド国立アカデミー(Finnish Academy)，Sigrid Juselius 基金

研究発表：1986年

研究実施場所：カリフォルニア大学サンディエゴ医療センター・小児病院(University of California, San Diego Medical Center and Children's Hospital)，ヘルシンキ大学(University of Helsinki，フィンランド)

研究対象：在胎24～29週で出生した児，出生前の羊水もしくは出生後の咽頭または気管吸引でリン脂質プロファイルが不十分(レシチン/スフィンゴミエリン比＜2.0かつフォスファチジルグリセロール陰性)とされた新生児

除外対象：リン脂質プロファイルが成熟している児，肺の成長に悪影響のある奇形や疾患のみられる児，母親の敗血症，破水から3週間以上経過し羊水過少がある

場合，ベタメタゾン治療［訳注：肺成熟を促す］から48時間以上経過している場合

被験者数：60人

研究概要：研究デザインの概要は図34.1を参照

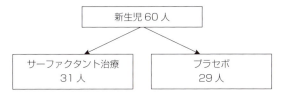

図34.1 研究デザインの概要

介入内容：出生後速やかに気管チューブを通してヒトサーファクタントを1回投与する。

経過観察：死亡または新生児集中治療室(Neonatal Intensive Care Unit：NICU)退院まで新生児を経過観察した。

エンドポイント(評価項目)：
　一次評価項目：BPDのある児・ない児それぞれの日齢28での生存，日齢28前での死亡
　二次評価項目：人工呼吸の必要性，合併症，NICU入院期間

結果

- サーファクタント群は有意に死亡率が低く，BPDが少なく，人工呼吸関連の合併症が少なく，NICU入院期間が短かった(表34.1)。
- サーファクタント群は人工呼吸の設定として，呼気終末陽圧(positive end-expiratory pressure：PEEP)，呼吸数，FiO_2，平均気道内圧(mean airway pressure：MAP)が有意に低かった。
- 2群間で動脈管開存症，感染症，壊死性腸炎，脳室内出血の発症率の差はなかった。
- 死亡率，合併症率の減少がみられたため，研究は早期中断された。

表 34.1　試験の主な結果

	新生児数		P値
	サーファクタント群 ($n=31$)	コントロール群 ($n=29$)	
28日以内の死亡	5（16%）	15（52%）	<0.001
生存者でBPDあり	5（19%）	9（62%）	<0.001
気胸	2（6%）	7（24%）	<0.02
間質性肺気腫	1（3%）	14（48%）	<0.001
生存者のNICU平均入院期間	70	122	<0.015

批判と制限事項：

- すべての新生児が速やかに挿管され，慣習的に人工呼吸された。このアプローチはもはや標準的なものではなく，現在の診療現場においてもサーファクタントが有益なものかどうかについては新たな疑問が生じている。
- レシチン/スフィンゴミエリン比はもはやルーチンでは測定されておらず，サーファクタントによる恩恵を最も得やすい児を特定しにくくなってきている。
- 著者らはBPDについて定義しておらず，本研究が発表された後も定義は変化している。

関連研究と有用情報：

- 予防的サーファクタント投与は，RDSと診断がついてから投与する治療的投与と比較して，死亡率を減らすことが示されている[2]。
- より非侵襲的なアプローチとして，挿管してサーファクタントを投与し抜管する方法，すなわちINSURE (intubation-surfactant-rapid extubation)が，治療的サーファクタント投与の場合と比較して人工呼吸・酸素需要を減少させた[2]。
- 他の非侵襲的な方法として，早期にCPAP (continuous positive airway pressure, 持続陽圧呼吸療法)を導入したサーファクタント投与を選択的に行う方法によって，死亡率とBPD率が低下した[3,4]。
- 米国小児科学会(American Academy of Pediatrics：AAP)は，ルーチンの予防的サーファクタントとは別の選択肢として，出生後すぐにCPAPを導入するサーファクタント投与を，患者を選んで行う方法として考慮するよう推奨している[2,3]。

要点と結果による影響：本研究は適切に選択された超早産児に対して早期にサーファクタントを投与することの有用性を示した，中心となる研究である。慣習的な人工呼吸療法を行う場合，予防的サーファクタント投与はプラセボと比較して致死

率・合併症率を減少させる。新しい戦略として，予防的にサーファクタントを投与して早期に抜管する方法や，非侵襲的人工呼吸を行いサーファクタント投与は選択的に行う方法がさらに有効かもしれない。

臨床症例　早産児に対する予防的サーファクタント投与

症例病歴：

あなたはオンコール医として妊娠28週の早産となりそうな妊婦から相談を受けた。彼女は動揺しており，心配げな様子で，生まれてくる児に呼吸の問題があるかもしれないと言っている。1980年代に同じく早産で出生した家族が"肺の未成熟"が原因で亡くなっているとのことだった。

解答例：

30年前と比較して，この女性の家族が経験したようなRDSの原因・治療についての知識は現在では豊富になった。サーファクタント補充を行い，より非侵襲的な人工呼吸を行うことで，生まれてくる児の死亡や呼吸器合併症の率をかなり減らせる可能性がある。

文献

1. Merritt TA, Hallman M, Bloom BT, et al. Prophylactic treatment of very premature infants with human surfactant. *N Engl J Med*. 1986; 315(13): 785-790.
2. Polin RA, Carlo WA. Surfactant replacement therapy for preterm and term neonates with respiratory distress. *Pediatrics*. 2014; 133(1): 156-163.
3. Committee on Fetus and Newborn; American Academy of Pediatrics. Respiratory support in preterm infants at birth. *Pediatrics*. 2014; 133(1): 171-174.
4. Rojas-Reyes MX, Morley CJ, Soll R. Prophylactic versus selective use of surfactant in preventing morbidity and mortality in preterm infants. *Cochrane Database Syst Rev*. 2012; 3: CD000510.

SECTION 11

腎臓病学

Nephrology

小児の有熱性尿路感染症に対する経口または初期静注抗菌薬投与

Oral versus Initial Intravenous Antibiotics for Urinary Tract Infection in Young Febrile Children

Michael Levy

> 我々の研究では若年小児の有熱性尿路感染症の治療としての経口セフィキシムと静注セフォタキシムの効果は同等であった。
>
> —— Hoberman et al.[1]

研究課題：若年小児の有熱性尿路感染症 (urinary tract infection：UTI) の初期治療として，経口抗菌薬単独治療は，初期は抗菌薬を点滴し，後に経口投与を行うことと同様に安全かつ効果的か[1]。

研究資金提供：ピッツバーグ小児病院 (Children's Hospital of Pittsburgh) 総合臨床研究センター研究資源部門生物医学研究支援助成プログラム，ボストン小児病院 (Children's Hospital, Boston) —— 両病院ともにメリーランド州ベセスダ (Bethesda) の米国国立衛生研究所 (National Institutes of Health：NIH) から支援，Lederle/Wyeth-Ayerst 研究所

研究開始：1992 年

研究発表：1999 年

研究実施場所：ピッツバーグ小児病院，コロンバス小児病院 (Columbus Children's Hospital)，フェアファクス小児病院 (Fairfax Hospital for Children)，ボストン小児病院

研究対象：生後 1～24 か月の発熱あり (体温≧38.3℃)，UTI と診断された小児。UTI は膿尿 (非遠心尿で白血球≧10/mm^3) と細菌尿 (非遠心尿のグラム染色でグラム陰性桿菌 1 ≧油浸 10 視野) の場合に疑われるとした。UTI の診断はカテーテル尿検体で単一菌が ≧5×10^{4}CFU (colony-forming units)/mL 発育した場合と定義された。

除外対象：尿培養陰性，セファロスポリンアレルギーあり，尿の鏡検でグラム陽性球菌あり，他の明らかな熱源あり，UTI の既往または尿路奇形あり，慢性疾患あり，受診前 48 時間以内に全身抗菌薬投与を受けている場合。また 3 人の児は非常に重症だったためランダム化されなかった。

被験者数：421 人が評価され，309 人が尿培養陽性であり組み入れられた。

研究概要：研究デザインの概要は図 35.1 を参照

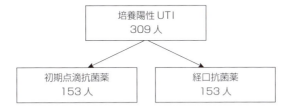

図 35.1　研究デザインの概要

介入内容：対象となった小児はランダム化され，14 日間経口セフィキシム投与を受ける群と，点滴セフォタキシムを 3 日間または 24 時間解熱を維持するまで（どちらか長い方）投与された後に経口セフィキシムを合計治療期間が 14 日間になるように投与される群とに振り分けられた。全員が組み入れから 48 時間以内に，^{99m}Tc-DMSA(dimercaptosuccinic acid, ジメルカプトコハク酸)腎シンチグラフィを受けた。

経過観察：6 か月間

エンドポイント(評価項目)：

短期アウトカムは尿培養陰性化と解熱。長期アウトカムは再感染率と 6 か月時点での DMSA シンチでの腎瘢痕化率と瘢痕の大きさ

結果

- 抗菌薬開始後 24 時間以内に採取できた尿培養の再検査で全員(291 人)が培養陰性だった。
- 解熱までの時間は経口群が 24.7 時間，静注群が 23.9 時間だった($P=0.76$)。
- 有症状の再感染は両群で同様の頻度だった(経口群 4.6％，静注群 7.2％，$P=0.28$)。

- 腎瘢痕化と瘢痕の範囲は両群で有意差はなかった(経口群 9.8％，静注群 7.2％，$P=0.21$)。これは急性腎盂腎炎(DMSA シンチで，腎の外縁への集積は保たれている中で集積欠損域がみられるもの)を起こした小児のみの解析でも同様だった。
- コンプライアンス(経過観察時の尿からセフィキシムが検出できる)は両群で同様だったが，症例数は記載されていない。

批判と制限事項：
- 1例を除き全例で検出された菌が第3世代セファロスポリンに感受性があった。この結果は他の抗菌薬や尿の細菌の耐性パターンが違う地域には適用できないかもしれない。
- 4～6週後に施行された排尿時膀胱尿管造影(voiding cystourethrogram：VCUG)検査で膀胱尿管逆流(vesicoureteral reflux：VUR)がみられた小児のほとんどで，抗菌薬の予防投与が開始されていた。これは初期治療の2群に関係なく長期アウトカムを改善させることになっただろう。

関連研究と有用情報：
- 2つの同様の研究で，生後1か月の小児でも初期静注抗菌薬投与は経口抗菌薬のみの治療と比較して，6～8か月後[2]と12か月後[3]それぞれの時点で，腎瘢痕化率に差がないことが示された。
- 米国小児科学会(American Academy of Pediatrics：AAP)のガイドライン[4]では，初期治療において抗菌薬の経口と静注は同等に効果があるとされ，重症でなく経口摂取が可能であれば経口抗菌薬投与が推奨されている。このガイドラインは生後2か月未満を対象とはしていない。追って実施されたCochraneレビュー[5]でもこの推奨が支持されている。
- UTIで入院した生後1～31日の新生児の後方視的レビューでは治療失敗や再燃はみられなかった[6]。この研究での新生児は中央値4日間の静注抗菌薬投与により，治療された。
- UTIの生後6か月未満の乳児の後方視的コホート研究では，初期短期間(≦3日)静注抗菌薬投与群は長期投与群と比較して，30日後の治療失敗率に差が認められなかった[7]。この研究では，3,383人の児が生後1か月未満だった[8]。

要点と結果による影響：生後2か月以上で発熱がありUTIと診断された乳幼児に対して，抗菌薬を経口のみで治療してもよい。初期静注抗菌薬治療と比較して，再燃や腎瘢痕化率に差はない。このことは，以前は入院していた多くの児が今は外来で治療できることを意味する。ほとんどの研究やガイドラインには含まれていないが，短期の静注抗菌薬を行った後に経口抗菌薬に切り替えて治療期間を完遂する方法は，生後2か月未満の乳児に対して安全だと考えられる。

> **臨床症例　尿路感染症に対する経口または初期静注抗菌薬**
>
> **症例病歴：**
> 　あなたは外来で生後6か月の割礼されていない男児を診察している。この男児には38.5度の発熱と嘔吐がみられる。尿検査ではUTIが疑われ，尿培養が提出された。最初の抗菌薬をどう投与するか。この小児は入院する必要があるか。
>
> **解答例：**
> 　多くの研究によって，生後1か月ほどの小児でも，経口抗菌薬のみの投与でも，初期に静注で抗菌薬投与するのと比較して，効果は同様であることがさまざまなアウトカムにおいて示されている。経口抗菌薬で外来治療をすることも考慮される。しかし，この小児は嘔吐しており，経口抗菌薬が摂取できるかも考慮しなければならない。この症例では，経口で水分摂取できるか観察したうえで経口セファロスポリンで治療開始することがよいかもしれない。それができなければ，経口抗菌薬が摂取できるようになるまでは入院が望ましい。

文献

1. Hoberman A, Wald ER, Hickey RW, et al. Oral versus initial intravenous therapy for urinary tract infections in young febrile children. *Pediatrics*. 1999; 104(1 Pt 1): 79-86.
2. Bocquet N, Sergent Alaoui A, Jais JP, et al. Randomized trial of oral versus sequential IV/oral antibiotic for acute pyelonephritis in children. *Pediatrics*. 2012; 129(2): e269-e275.
3. Montini G, Toffolo A, Zucchetta P, et al. Antibiotic treatment for pyelonephritis in children: multicentre randomised controlled non-inferiority trial. *BMJ*. 2007; 335(7616): 386.
4. Roberts KB. Urinary tract infection: clinical practice guideline for the diagnosis and management of the initial UTI in febrile infants and children 2 to 24 months. *Pediatrics*. 2011; 128(3): 595-610.
5. Strohmeier Y, Hodson EM, Willis NS, Webster AC, Craig JC. Antibiotics for acute pyelonephritis in children. *Cochrane Database Syst Rev*. 2014; 7: CD003772.
6. Magín EC, García-García JJ, Sert SZ, Giralt AG, Cubells CL. Efficacy of short-term intravenous antibiotic in neonates with urinary tract infection. *Pediatr Emerg Care*. 2007; 23(2): 83-86.
7. Brady PW, Conway PH, Goudie A. Length of intravenous antibiotic therapy and treatment failure in infants with urinary tract infections. *Pediatrics*. 2010; 126(2): 196-203.
8. Schroeder AR, Ralston SL. Intravenous antibiotic durations for common bacterial infections in children: when is enough enough? *J Hosp Med*. 2014; 9(9): 604-609.

微小変化型ネフローゼ症候群の小児の同定

SECTION 11 腎臓病学

36 Identifying Children with Minimal Change Disease

Jeremiah Davis

> 大量ステロイド治療への反応が良い初発の小児ネフローゼ症候群は微小変化型の場合であると，かなり正確に予測できる。
> —— International Study of Kidney Disease in Children（ISKDC）

研究課題：ネフローゼ症候群（nephrotic syndrome）の小児で，プレドニゾロンへの治療反応性が良いことが微小変化型（minimal change disease：MCD）の診断の補助となるか[1]。

研究資金提供：米国国立衛生研究所（National Institutes of Health：NIH）研究助成金（Research Grant 1 RO1 AM18234），ニューヨーク腎臓基金（Kidney Foundation of New York），ニューヨーク州腎疾患研究所（Kidney Disease Institute of the State of New York），オランダ腎臓基金（Kidney Foundation of the Netherlands），英国国立腎臓研究基金（National Kidney Research Foundation），John Rath 基金

研究開始：1967 年

研究発表：1981 年

研究実施場所：北米・中米・欧州・アジア・イスラエルの 24 施設

研究対象：1967 年 1 月から 1976 年 4 月までにネフローゼ症候群と診断された生後 16 週から 15 歳までの小児。低アルブミン血症（≦2.5 g/dL），夜間蛋白尿が≧40 mg/時/m^2 あり，腎生検を受けている場合

除外対象：以前に免疫抑制薬（ステロイドまたは細胞傷害性）による治療を受けている場合，またはネフローゼ症候群と関連する他の全身性疾患の診断を受けている患者。元々の被験者のうち 50 人はデータ不十分のため除外（うち 10 人は膜性増殖

性糸球体腎炎と診断された後に治療を開始)

被験者数：521人

研究概要：研究デザインの概要は図36.1を参照

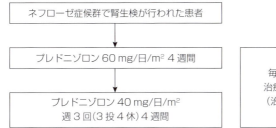

図36.1　研究デザインの概要

患者のアウトカムの決定：尿試験紙による評価を毎日行った。尿蛋白が3日連続"0からわずか(4 mg/時/m^2)"に減少した場合，治療に反応したものとみなした。合計8週間経過観察した。

結果

- 腎生検でMCDと診断された患者の93.1％がステロイド治療に反応したが，ステロイド治療に反応が悪かった患者のうち約1/4(24.3％)は生検でMCDだった。
- 全ネフローゼ症候群のうち，78.1％がステロイド治療に反応した。腎生検でMCD，尿細管萎縮を伴う巣状全節性糸球体荒廃(focal global glomerular obsolescence with tubular atrophy)，びまん性メサンギウム細胞増多(diffuse mesangial hypercellularity)，または分類不能型だった場合は反応率が50％以上だった。
- ステロイドに反応良好な患者の93.8％は研究開始後4週目までにアウトカム基準(尿蛋白から3日連続"0からわずか"へ減少する)を満たした(図36.2)。
- ネフローゼ症候群を発症した6歳以下の小児の87％，7歳以上の53.2％が腎生検でMCDと診断された($P<0.05$)。ステロイド治療への反応性と年齢について(表36.1)，MCDでステロイドへの反応性が悪い患者は6歳以下で23/363人(6.3％)，7歳以上で2/363人(0.6％)だった。7歳以上でステロイド治療への反応性が悪かった患者のうち，腎生検でMCDと診断されたのは2/55 (3.6％)のみだった。

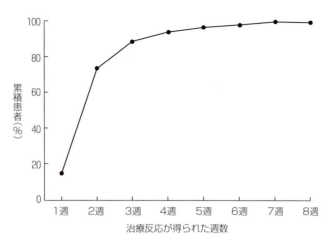

図 36.2 治療反応までの期間の累積分布

表 36.1 ネフローゼ症候群の原因とステロイドへの反応性と年齢

患者群	MCD の患者(%)	他の原因の患者(%)
反応良好, 6 歳以下($n=284$)	266 (93.7)	18 (6.3)
反応良好, 7 歳以上($n=84$)	72 (85.7)	12 (14.3)
反応不良, 6 歳以下($n=48$)	23 (47.9)	25 (52.1)
反応不良, 7 歳以上($n=55$)	2 (3.6)	53 (96.4)

批判と制限事項：本研究の情報は示唆に富むものだが，腎生検を受けた小児と受けなかった小児での予後の比較を直接しているわけではないため，腎生検を行い診断することが予後を改善するかはわからない。民族による腎疾患の頻度の違いを考慮すると，患者の性別，人種，地域などのバックグラウンドが有益な情報となるだろう。

関連研究と有用情報：
- 本研究で使用された方法論の多くが ISKDC から追加で論文化されている[2-4]。特に，ネフローゼ症候群の原因を予測するための臨床所見と検査所見の相関を検討した研究では，臨床的な意思決定を下す場合に混乱をきたす結果となり，診断の補助として治療への反応性をチェックすることの重要性が増した[5]。
- ISKDC による本研究の結果は，英国で行われた小規模コホート（145 人の小児）でも同様の MCD の割合（76.5％）だったことによって，再確認された[6]。
- 成人患者では巣状糸球体硬化症（focal segmental glomerulosclerosis：FSGS）の

罹患率が増えることを懸念し，カンザスシティ（Kansas City）の研究者らは地域人口（患者148人）におけるMCDとFSGSの発症率を後方視的に観察した。そこではISKDCの論文[7]と比較してMCDの小児の罹患率がかなり低く（52.7％），FSGSがかなり多い（23％）ことがわかった。著者らは地域や民族における腎疾患の事前確率が異なることを指摘し，ISKDCの結果を他の集団に適用させるのには限界がある点について強調している。

- 米国小児腎疾患コンセンサス会議（U.S. Children's Nephrotic Syndrome Consensus Conference）は2009年にガイドラインを発表し，12歳未満のネフローゼ症候群の小児に対してはルーチンで腎生検を行うよりはまずステロイド治療を行うことを推奨した。12歳以上またはステロイド抵抗性ネフローゼ症候群に対しては腎生検を行うべきであるとしている[8]。

要点と結果による影響：ISKDCは，ネフローゼ症候群の小児でステロイドに対して良好な反応性が認められる場合，生検でMCDと診断される可能性をとても高く予測できることを示した。しかし，ステロイドへの反応性は感度・特異度ともに完璧ではない。本研究と関連研究の結果に基づき，多くの腎臓専門医はネフローゼ症候群の小児に対する腎生検については最初のステロイド投与を待ってから行う。

臨床症例　小児ネフローゼ症候群

症例病歴：

4歳男児がむくみを主訴にあなたの外来を受診した。母親は，先週から息子のまぶたが両側とも腫れぼったいことに気づいていたが，発赤・分泌物・くしゃみ・充血はみられない。足も腫れているようで，尿に泡が立つとのことだった。検査ではアルブミン値が1.8 mg/dLと低下し，尿試験紙では蛋白が4＋だった。血圧は軽度上昇していたが高血圧緊急症の基準は満たさなかった。

本研究の結果に基づき，次はどの段階に進めばよいか。

解答例：

ISKDCのコホートに基づけば，この患者はネフローゼ症候群で6歳未満のため，77％の確率でMCDの可能性がある。血液検査や臨床所見での確認は難しく，診断・治療の両方の目的でプレドニゾロンを投与するのがよいだろう。尿検査を繰り返し，こまめに経過観察を行うことで治療反応性が確認できる。治療に反応すれば，93.7％の確率でMCDである。つまり同年齢群で他の診断でステロイド治療に反応するのは6.3％のみである。治療反応性が悪ければ，まだ2人に1人近くはMCDの可能性があるが，他の診断である可能性も高くなる。両親には，この男児の年齢からするとMCDの可能性が高く，ステロイド治療に反応すれば腎生検などのさらなる検査は必須ではないと説明してよい。

文献

1. International Study of Kidney Disease in Children. Primary nephrotic syndrome in children. Identification of patients with minimal change nephrotic syndrome from initial response to prednisone. A report of the International Study of Kidney Disease in Children. *J Pediatr.* 1981; 98(4): 561-564.
2. Abramowitz M et al. Controlled trial of azathioprine in children with nephrotic syndrome: A report of the International Study of Kidney Disease in Children. *Lancet.* 1970; 1(7654): 959-961.
3. Churg J, Habib R, White RHR. Pathology of the nephrotic syndrome in children: A report for the International Study of Kidney Disease in Children. *Lancet.* 1970; 760(1): 1299-1301.
4. International Study of Kidney Disease in Children. Prospective controlled trial of cyclophosphamide therapy in children with the nephrotic syndrome. *Lancet.* 1974; 2(7878): 423-427.
5. International Study of Kidney Disease in Children. Nephrotic syndrome in children: Prediction of histopathology from clinical and laboratory characteristics at time of diagnosis. *Kidney Int.* 1978; 13(2): 159-165.
6. White RH, Glasgow EF, Mills RJ. Clinicopathological study of nephrotic syndrome in childhood. *Lancet* 1970; 1(7661): 1353-1359.
7. Srivastava T, Simon SD, Alon US. High incidence of focal segmental glomerulosclerosis in nephrotic syndrome of childhood. *Pediatr Nephrol* 1999; 13(1): 13-18.
8. Gipson DS et al. Management of childhood onset nephrotic syndrome. *Pediatrics.* 2009; 124(2): 747-757.

溶連菌感染後糸球体腎炎に続いて生じる慢性腎臓病

Chronic Renal Disease Following Poststreptococcal Glomerulonephritis

Jeremiah Davis

これらの経過観察研究で，風土病または流行病としての溶連菌（溶血性連鎖球菌）感染後糸球体腎炎から臨床的に改善した患者たちのアウトカムは非常に良好であることが示唆された。

— Potter et al.[1]

研究課題：溶連菌感染後糸球体腎炎（poststreptococcal glomerulonephritis：PSGN）の患者のうちどれくらいが慢性的な腎臓の異常を呈するか[1]。

研究資金提供：トリニダード・トバゴ（Trinidad and Tobago）の保健省，米国公衆衛生局（U.S. Public Health Service），Otho S.A. Sprague 記念研究所

研究開始：1968 年

研究発表：1978 年

研究実施場所：トリニダード島

研究対象：1965〜69 年にトリニダード島で風土病（endemic）または流行病（epidemic）としての PSGN に罹患した患者がランダムに選ばれた。PSGN は高血圧，血尿，浮腫の臨床症状に基づいて診断された。検査異常としては高窒素血症，血清補体価の低下，そして少なくとも1つの連鎖球菌抗原（ヒアルロニダーゼ，DNAse-B，ストレプトリシン O）に対する反応陽性があげられた。

除外対象：実際の患者の家族で，無症状だが流行期のルーチンのスクリーニングで検査異常があった 15 人

被験者数：775 人

研究概要：研究デザインの概要は図37.1を参照

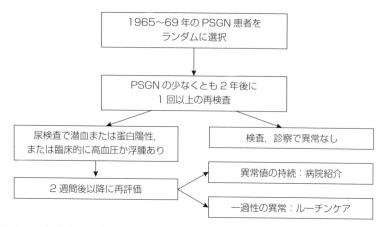

図37.1 研究デザインの概要

介入内容：登録された患者は，病歴と身体所見，血圧測定，朝一番の尿検査，2回目として脊椎を前弯させ10分後［訳注：腎静脈がうっ滞し糸球体での蛋白の透過性が亢進するため蛋白尿が増悪する。早朝または臥位になり安静を保った後の尿蛋白が陰性であることと合わせて体位性蛋白尿の診断に有用である］の尿検査を受け，選択され組み入れられた。異常がみられた場合，連鎖球菌疾患診療ユニットに紹介され，2週間後に再度朝一番の尿と追加検査（もう一度脊椎前弯後の尿検査）を受けた。血液検査として尿素窒素，$β_{1c}$グロブリンが検査された。両方の朝一番の尿で蛋白がみられた場合，または合計3回の尿で血尿があった場合を異常とした。

相関の評価：風土病と流行病との違い，また年齢・性別・人種の違いが$χ$（カイ）二乗検定で統計学的に評価された。

結果

- 経過観察のため最初にランダム化された775人の患者のうちの98.1%が罹患後2年以降で少なくとも1回調査できた。
- 組入患者の74%がPSGNを10歳未満で発症していた。
- 脊椎前弯での蛋白尿を除くと，患者の7.8%に少なくとも1回の尿検査異常がみられたが，直近に行った検査での異常は4.6%のみだった。血尿・蛋白尿・両者がみられた患者の割合は表37.1を参照。
- 経過中，高血圧は11人（1.4%）にしか認めなかった。

- PSGN の罹患年齢が上がるほど高血圧と尿検査異常の率も高くなった。性別・人種，また流行病と風土病の間に統計学的有意差はみられなかった。
- 異常が遷延した患者(23 人)のうち，15 人が再度のフォローアップで検査でき，12 人が再度異常だった。この集団は 2 年後に再度検査され，4 人は正常化し，5 人は"一過性の"異常とされ，3 人に異常が続いていた。平均の経過観察期間は記載がなかったが，312 人の患者は 5〜6 年観察され，448 人は 2〜4 年観察された。

表 37.1　経過観察での検査で指摘された尿検査異常の要約

異常	いずれかの検査で(%)	最新の検査で(%)
蛋白尿のみ	22 (2.8)	11 (1.4)
血尿のみ	19 (2.5)	12 (1.6)
蛋白尿と血尿	18 (2.4)	12 (1.6)

批判と制限事項：PSGN 患者のランダム化のプロセスが詳細に記載されていない。特に，"風土病"期として患者が選択された期間についてどのように患者にアプローチしたか詳述されていない。加えて，患者は少なくとも 1 回経過観察で検査を受けることとされたが，各患者が受けた検査の回数は異なる。自己選択バイアスにより，追加の経過観察検査を受けた患者は，自身をより病的とみなしていた可能性がある。全体の連鎖球菌性咽頭炎，皮膚感染症，その他の感染症の内訳が議論されておらず，連鎖球菌感染が風土病または流行病としてある他の集団への適用が限られる。

関連研究と有用情報：
- 本研究と同じ集団が 7〜12 年後，12〜17 年後に調査された[2,3]。7〜12 年後では元集団の 0.8％しか腎臓の異常は遷延しておらず(遷延する異常のため死亡した 2 人の患者が加われば 1.1％となっていた)，高血圧は 2.3％だったが，これについてはトリニダード島のベースラインとしての高血圧の有病率と比較して有意差はなかった。12〜17 年後では元患者のうち 534 人が調査され，遷延する異常は全体で 3.5％に上昇した。高血圧が 3.7％でみられたが，これはトリニダード人のコントロール群の有病率(11.7％)よりも非常に少なかった。
- より近年，ベネズエラ，オーストラリア，ブラジルで PSGN 後 5〜18 年での予後の研究についての論文が出された[4-6]。これらの研究は Potter らの研究結果を支持するもので，重症な長期合併症は起こしにくいとしたが，特定の腎疾患をきたしやすい基礎をもつ集団(オーストラリアのアボリジナル)では PSGN がより重症な後遺症を起こしうることもわかった[7]。

要点と結果による影響：Potter らは，調査した集団では PSGN の少なくとも 2 年

後以降は遷延する尿検査異常や高血圧の有病率は低いことを示した。これらのデータが PSGN の臨床経過をよりよく表すエビデンスとなり，小児科医にとっては難治性の PSGN 症例に対してより侵襲的な診断（腎生検）や厳密なモニタリングができるようになり，他に基礎として腎疾患をもつ患者を PSGN の検査で発見できるようになる。予後良好とわかったことで，典型的な PSGN の症状・所見で受診した患者の多くが，簡単な尿試験紙検査と血圧評価を受け，腎生検は実施せずに外来でモニタリングすることが可能となる。

臨床症例　PSGN 後の尿検査異常

症例病歴：

溶連菌感染後糸球体腎炎で入院していた 7 歳女児を退院後，外来で診察している。女児には浮腫と血圧上昇がみられたため入院し，利尿薬治療によく反応を示した。外来で尿試験紙検査を行ったところ，尿蛋白が 2 ＋だった。両親は再入院させるべきかとても心配そうな様子である。本研究の結果に基づくと，どのようなアドバイスをするのがよいか。

解答例：

Potter らは大きな集団で比較的長期間経過観察し，初発から数年経っても尿検査異常が遷延するのは PSGN 患者のなかでも少数であることを示した。長期間腎臓合併症をきたす小児 PSGN 患者は少ないが，ベースラインとして腎疾患の有病率が高い特定の人種や地域では腎合併症をきたしやすいかもしれない。今回の結果は PSGN の改善経過としては典型的であると両親に伝えたうえで，この女児の血圧測定と尿検査を通常の間隔でモニタリングし続けるとよい。

文献

1. Potter EV, Abidh S, Sharrett R, et al. Clinical healing two to six years after poststreptococcal glomerulonephritis in Trinidad. *N Engl J Med.* 1978; 298(14): 767-772.
2. Nissenson AR, Mayon-White R, Potter EV, et al. Continued absence of clinical renal disease seven to 12 years after poststreptococcal acute glomerulonephritis in Trinidad. *Am J Med.* 1979; 67(2): 255-262.
3. Potter EV, Lipschultz SA, Abidh S, Poon-King T, Earle DP. Twelve to seventeen-year follow-up of patients with poststreptococcal acute glomerulonephritis in Trinidad. *N Engl J Med.* 1982; 307(12): 725-729.
4. Rodriguez-Iturbe B. Acute endocapillary glomerulonephritis. In: Davison A et al., ed. *Oxford Textbook of Clinical Nephrology,* 3rd ed. Oxford, England: Oxford University Press; 2005: 545-557.
5. Sesso R, Pinto SWL. Five-year follow-up of patients with epidemic glomerulonephritis due to *Streptococcus zooepideicus. Nephrol Dial Transplant.* 1005; 20(9): 1808-1813.

6. White AV, How WE, McCredie DA. Childhood post-streptococcal glomerulonephritis as a risk factor for chronic renal disease in later life. *Med J Aust.* 2001; 174(10): 492-494.
7. Rodriguez-Iturbe B, Musser JM. The current state of poststreptococcal glomerulonephritis. *J Am Soc Nephrol.* 2008; 19(10): 1855-1864.

訳者コメント

A群溶連菌感染症に罹患すると約2週間後に（無症状でも）PSGNのスクリーニング目的の尿検査を行う，という診療は小児科では慣習的に行われているが，PSGNの罹患率の減少，PSGNは肉眼的血尿・眼瞼浮腫などで比較的容易に発見されやすいこと，無症候性のPSGNは無治療でも予後が良好なことなどにより，無症状なのにわざわざ医療機関を再受診することのデメリットが上回るため，A群溶連菌感染後のルーチンでの尿検査は不要というのが最近の考え方である。
参考：松本ら；日本小児科学会雑誌 2017; 121(7): 1161-5

SECTION 12

神経学

Neurology

熱性けいれん再発予防のための解熱薬

Antipyretic Agents for Preventing Febrile Seizure Recurrence

Nina Shapiro

解熱薬は熱性けいれんの再発を予防する効果や，けいれんの再発につながった発熱期間に体温を下げる効果はない。

— Strengell et al.[1]

研究課題：解熱薬は熱性けいれん再発のリスクを減らすか。

研究資金提供：オウル大学病院（Oulu University Hospital，フィンランド）小児青年診療科の保健研究に対しての州の特別助成金

研究開始：1997 年

研究発表：2009 年

研究実施場所：フィンランドの 5 つの小児病院

研究対象：生後 4 か月から 4 歳の，1997 年 1 月 1 日から 2003 年 12 月 31 日の間に初めて 1 回熱性けいれんを起こした小児

除外対象：無熱性けいれんの既往がある児，過去抗けいれん薬の投与を受けたことがある児

被験者数：231 人

研究概要：研究デザインの概要は図 38.1 を参照

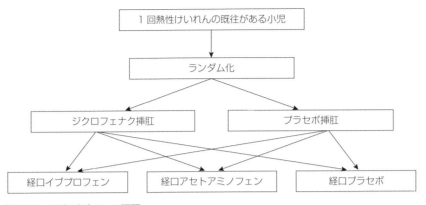

図38.1 研究デザインの概要

介入内容：1997年1月1日から2003年12月31日までの間に1回熱性けいれんを起こした小児がランダム化され，毎回38℃以上の発熱時に推奨されている最大投与量の解熱薬あるいはプラセボの組み合わせが投与された。まずはジクロフェナク（プロスタグランジン阻害薬）(1.5 mg/kg座薬）またはプラセボを経直腸的に即効的な解熱薬として投与し，続いて経口イブプロフェン（10 mg/kg），経口アセトアミノフェン（15 mg/kg），または経口プラセボを8時間後に投与した。経口薬は38℃以上の発熱が続く場合は1日4回まで継続投与された。家族に研究期間のすべての発熱エピソード，症状，投薬をあらかじめ用意されたシートに記録してもらう形で，患者のコンプライアンスを最大にした。看護師が各家族に少なくとも月1回連絡し，発熱時の記録や体重に合わせた薬の投与が適切にされているかについて確認した。無熱性けいれんを起こした場合は，研究から離脱した。

経過観察：2年間

エンドポイント（評価項目）：
　一次評価項目：熱性けいれんの再発
　二次評価項目：初回熱性けいれんの型（単純型か複雑型か）と再発回数，発熱エピソード期間中の最高体温，けいれんの初回再発までの期間，熱性けいれん時の体温，熱性けいれんの持続時間，追加の解熱薬投与

結果

- 研究で使用された解熱薬はすべて，熱性けいれんの再発を予防したり，熱性けいれんの再発をきたした発熱エピソードにおいて熱を下げたりする効果はなかっ

た。熱性けいれんの再発は，プラセボのみを投与された患者の 23.5％，いずれかの解熱薬を投与された患者の 23.4％に起きた（$P=0.99$）。ただし，熱性けいれんが再発しなかった発熱エピソードにおいてはすべての解熱薬が効果的に体温を下げた。

- すべての治療群において，発熱期間に測定された最高体温は，熱性けいれんに至った群（39.7℃）のほうが至らなかった群（38.9℃）よりも高かった（$P<0.001$）。しかし，各解熱薬の間に発熱エピソードの間で到達した最高体温やけいれん時の体温に統計学的有意差はみられなかった。
- ジクロフェナク座薬の投与を受けた患者は，けいれんにつながった発熱エピソードの初日に体温がより高く，他の治療群と比較して早期にけいれんの再発が起きた（$P=0.01$）。
- 再発した熱性けいれんの大半が発熱エピソードの最初の2日間に起こり，平均 5.7 分持続した。
- 初回の熱性けいれんが単純型にせよ複雑型にせよ，両群間でけいれんの再発に統計学的有意差はみられなかった（$P=0.38$）。

批判と制限事項：
- 保護者は子どもの体温が 40℃を超えた場合はオープンラベルで追加のアセトアミノフェンを投与してもよいことになっており，これは結果に対して希釈バイアスとなっている。研究期間中に被験者の 61％が追加の解熱薬投与を受けていた。しかし，治療薬の群間で追加の解熱薬を受けた児の分布に差はなかった（$P=0.32$）[1,2]。
- 本研究で使用された3種類の解熱薬（ジクロフェナク，イブプロフェン，アセトアミノフェン）は解熱のメカニズムが異なり，プロスタグランジンの産生阻害効果も異なる。動物研究では，プロスタグランジンにはけいれんを予防するものとけいれんを引き起こすものがあることが示されている。これらの解熱薬のどれかはけいれんを引き起こすものであろうから，これもまたプラセボのみとの効果比較にあたって希釈バイアスになるだろう[1,2]。

関連研究と有用情報：
- 本研究の結果は，解熱薬は熱性けいれんの再発リスク減少には無効であるという先行研究の結果からも支持されている[2,3]。
- 抗けいれん薬（間欠的なジアゼパム投与または常用薬としてのフェノバルビタール，プリミドン，バルプロ酸投与）は熱性けいれん再発のリスクを減少させるというエビデンスがある。しかし，米国小児科学会の熱性けいれん分科会（Subcommittee on Febrile Seizures of the American Academy of Pediatrics）は，これらの薬物の毒性が効果を上回るため，長期間の治療は推奨しないとして

いる。分科会は本研究と同様に，解熱薬は児を楽にはさせるが，体温を下げたり熱性けいれんの再発を予防したりする効果はないとしている[3]。

要点と結果による影響：解熱薬は熱性けいれんの再発を予防したり，熱性けいれんにつながる発熱エピソードにおいて体温を下げたりする効果はない。解熱薬は熱性けいれんにつながらない発熱エピソードにおいて効果的に体温を下げるため，解熱薬使用の適応は熱性けいれんの既往の有無によらず同様となる。

臨床症例　熱性けいれんの再発

症例病歴：
　3歳男児をもつ母親があなたに電話相談をしてきた。男児は最近軽度の上気道感染を起こしており，この1時間で体温が37.8℃から40℃へ上がったという。母親によれば，男児は6か月前に同様の感冒をきたした際，高熱に伴ってけいれんしたという。母親は心配そうな声で，「今回の発熱で熱性けいれんを起こす可能性を最小限にするためにどうすればいいか」と相談してきた。

解答例：
　Strengellらの研究によると，高用量の即効性解熱薬は熱性けいれんの既往のある若年小児において熱性けいれん再発の可能性を減少させることはない。しかし，解熱薬の投与（アセトアミノフェンとイブプロフェンを3時間ごとに交互に投与）は，体温を下げ本人を楽にするために推奨はされている。今回の状況でも解熱薬は推奨される。しかし，それは子どもの発熱がけいれんの再発につながるかどうかには関係しないと母親には改めて伝えるべきである。

文献

1. Strengell T, Uhari M, Tarkka R, Uusimaa J, Alen R, Lautala P, Rantala H. Antipyretic agents for preventing recurrences of febrile seizures: randomized controlled trial. *Arch Pediatr Adolesc Med*. 2009; 163(9): 799-804.
2. Lux AL. Antipyretic drugs do not reduce recurrences of febrile seizures in children with previous febrile seizure. *Evid Based Med*. 2010; 15(1): 15-16.
3. Steering Committee on Quality Improvement and Management, Subcommittee on Febrile Seizures, American Academy of Pediatrics. Febrile seizures: clinical practice guideline for the long-term management of the child with simple febrile seizures. *Pediatrics*. 2008; 121(6): 1281-1286.

> **訳 者 コ メ ン ト**
>
> 保護者（＋医師も？）の間でなぜか言い伝えられてきている，「解熱薬を使用し，いったん熱が下がってまた上がるときにけいれんが起きる」ということにも根拠はない。
> 参考：Berg AT. *Am J Dis Child.* 1993; 147(10): 1101-1103, PMID：8213683

39 熱性けいれんとてんかんのリスク
Febrile Seizures and Risk for Epilepsy

Ashaunta Anderson

> 今回の研究で，過去の神経学的または発達の異常やその疑いのある児は，熱性けいれんを起こした小児のうち無熱性けいれんをきたすリスクが高いことが示された。対照的に，熱性けいれんを起こした小児の大半である，けいれん前に異常がなく初回のけいれんも複雑性でない児の場合は，後にてんかんを起こす割合は，熱性けいれんを起こしたことのない小児よりは高いが，依然として相当低い(1,000 人あたり 11 人，1.1%)。
>
> —— Nelson and Ellenberg[1]

研究課題：熱性けいれんの既往のある小児が無熱性けいれんを起こす割合およびその予測因子は何か[1]。

研究資金提供：米国国立神経疾患・伝染病・脳卒中研究所 (National Institute of Neurological and Communicative Disorders and Stroke)

研究開始：1959 年

研究発表：1976 年

研究実施場所：米国国立神経疾患・伝染病・脳卒中研究所の共同周産期プロジェクトに参加している 12 の都市部の教育病院

研究対象：共同周産期プロジェクトで 7 歳まで医療記録が利用できた 40,885 人の小児のうち，1,706 人で以下のようなけいれんの既往があった。
- 初回のけいれん
- 発熱に伴う
- 生後 1 か月から 7 歳の間に起こった。
- 髄膜炎，鉛による脳症，著明な脱水，予防接種に関連するけいれんといった急性神経疾患の徴候がない。

除外対象：髄膜炎，鉛による脳症，著明な脱水，予防接種に関連するけいれん

被験者数：40,885 人

研究概要：研究デザインの概要は図 39.1 を参照

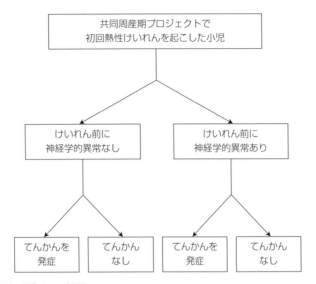

図 39.1　研究デザインの概要

介入内容：初回けいれんより前に，生後 4 か月時に標準的な身体診察，生後 8 か月時に Bayley 精神運動発達尺度 (Bayley Scales of Mental and Motor Development)，生後 12 か月時に全身診察・神経学的診察を行いベースラインとして神経学的・発達の異常を評価した。医療記録が生後 4, 8, 12, 18, 24 か月時，以後は 7 歳になるまで年 1 回レビューされた。てんかんの所見があれば記録された。

経過観察：参加者が 7 歳になるまで

エンドポイント（評価項目）：
　一次評価項目：初回熱性けいれん後のてんかん。本研究でてんかんは急性神経疾患に無関係な無熱性けいれんの反復と定義された。少なくとも 1 回の無熱性けいれんは生後 48 か月以降に起こることとした。

結果

- てんかんの発症率は，患者がベースライン時に神経学的に正常でない場合に上昇

した——1,000 人あたり 12 人（正常）vs 39 人（異常），$P<0.001$）（表 39.1）。
- ベースラインが神経学的に正常な小児と比較して，神経学的に異常がみられる児において初回熱性けいれん時に複雑型の各特徴（巣症状，15 分以上の持続，24 時間以内に複数回の発作）がみられるとてんかんをきたす割合が高かった。
  - ベースラインの神経学的所見が正常な場合は初回熱性けいれんで複雑型の要素があってもてんかんの発症率は低いままで比較的横ばいだった。
  - ベースラインが異常の小児では，3 回以上のけいれんがてんかん発症の高リスクだった。
- 初回熱性けいれん後のてんかん発症率において次の項目に有意差はなかった。
  - 研究に参加した病院
  - 性別
  - 人種（白色人種 vs 黒色人種）
  - Apgar スコア
  - 出生体重
- 無熱性けいれんは，初回熱性けいれん後 1 年以内に半数近くが起こり，3 年以内に 3/4 が起こっていた。

表 39.1 試験の主な結果

特徴	症例数[a]	てんかん患者/ 1,000 人あたり	無熱性けいれん/ 1,000 人あたり
熱性けいれんなし	39,179	5	9
熱性けいれん			
もともと異常なし			
初回単純型熱性けいれん[b]	1,036	11	20
初回複雑型熱性けいれん	229	17	35
もともと異常あり			
初回単純型熱性けいれん	290	28	31
初回複雑型熱性けいれん	65	92	123

Nelson KB et al[1]の表 1 から引用。無熱性けいれんの確率を 7 歳になるまで報告している。
[a] 85 人は元々の神経学的状態が不明で，1 人は初回熱性けいれんの型が不明だったため除外された。
[b] 単純型熱性けいれんとは巣症状，持続時間 15 分以上，1 日に複数回のけいれんといった複雑型の要素がないものと定義された。

批判と制限事項：本研究では 7 歳以降に起こった無熱性けいれんは追跡できていないため，真の熱性けいれん後のてんかん発症率より低い結果となっている可能性がある。著者らはこの限界については，被験者の大半は初回熱性けいれんから少なくとも 3 年間（けいれんの再発が最も起こりやすい期間）は経過観察されていると言及している。著者らは，小児の 13％が熱性けいれん後に抗けいれん薬の投与を受

けていたとしているが，群間での分布やけいれんコントロールのレベルについては言及されていない。最重症の児のけいれんがある程度コントロールとされていたとすれば，報告されている無熱性けいれんの率はより重症な神経学的異常がある子どもたちの真の率よりも過小に報告されているはずである。

関連研究と有用情報：
- 熱性けいれんのある小児のてんかんのリスクは 30 年単位で経過観察した研究では 6～7％ [2-4]，より短い経過観察期間でのリスクは 2～6％ [5,6] と見積もられていた。
- 熱性けいれん後のてんかんのリスク因子として，複雑型熱性けいれん，中枢神経疾患の既往，てんかんの家族歴，低い Apgar スコア，熱性けいれんの回数，初回熱性けいれんが 3 歳以上，があげられた [2,3,5,6]。
- 単純型熱性けいれん後のてんかん発症を予防するための推奨治療法はない。
  - 米国小児科学会は副作用が効果を上回るため，1 回以上の熱性けいれんを起こした小児に対する抗けいれん薬投与を推奨していない [7]。
  - 解熱薬は体温を下げる効果はあるが，けいれんの再発抑制効果についてはこれまでのところ示されていない [7]。

要点と結果による影響： 初回熱性けいれんを起こした小児の 2％が 7 歳までにてんかんを発症した。無熱性けいれんにつながる大きなリスクとしては基礎に神経学的異常がある場合や初回熱性けいれんが複雑型の場合だった。初回熱性けいれんを起こした小児の大半が複雑型ではなく，基礎に神経学的異常はみられなかった。こういった小児のてんかんリスクは 1％と低いが，それでも熱性けいれんの既往のない小児（0.5％）よりは高い。このてんかんリスクの低い群では熱性けいれんを繰り返してもてんかん発症のリスクにはならず，抗けいれん薬の使用はけいれんを減少させる利益よりも副作用の方が大きくなったことは重要なことである。

臨床症例　熱性けいれんとてんかんのリスク

症例病歴：
　生後 15 か月の男児が意識を失い手足を 5 分間律動的にピクピクさせたということで，救急外来を受診した。母親がすぐに救急要請をしたため病院へ搬送された。母親によれば，男児は体熱感があり夕方にかけてよりグズグズするようになったという。男児には少量の鼻汁と軽度の咳嗽症状があった。食欲は低下していたが，尿は普段どおり出ていた。特に既往歴はなく，家族歴や常用薬もなかった。さらに聞くと，この男児は発語がなく独歩もできていなかった。
　救急外来で，男児は母親の膝で寝ていたが，診察台の上に置かれると泣き始めた。体温は 38.9℃だったが，その他のバイタルサインは異常なかった。顔面

紅潮しており両鼻には鼻汁が少し痂皮のように付着していたが，身体所見に目立った異常はなかった。

　家族は今回のことで目に見えて震え，心配している様子だった。この初回熱性けいれんが将来的なてんかんの予兆であるのかどうか，この家族にどのように説明するか。

解答例：

　この男児の熱性けいれんはおそらく単純型（全身性のけいれん，15分未満の持続時間）である。24時間以内にけいれんが起きないことではじめて単純型であるといえる。これらの特徴から，男児は2回以上の無熱性けいれん（てんかん）を起こす可能性は少ないといえる。一方，この男児は生後15か月だが，この年齢で発語がなく独歩できないのは異常である。発達遅滞が疑われ，熱性けいれんの際に神経学的異常がある群に分類される。Nelson らの研究によれば，夜と，初回単純型熱性けいれんを起こした児で神経学的異常がある場合，1,000人中28人がのちにてんかんを発症する。したがって，両親には，発達の状況からはてんかん発症のリスクは上がるが，けいれんの型からは問題ないと説明してよい。一般人口のてんかん発症のリスクである0.5％というベースラインと比較して，この男児の熱性けいれん後のてんかんリスクは約3％といまだ低いままである。

文献

1. Nelson KB, Ellenberg JH. Predictors of epilepsy in children who have experienced febrile seizures. *N Engl J Med*. 1976; 295: 1029-1033.
2. Annegers JF et al. Factors prognostic of unprovoked seizures after febrile convulsions. *N Engl J Med*. 1987; 316(9): 493-498.
3. Vestergaard M et al. The long-term risk of epilepsy after febrile seizures in susceptible subgroups. *Am J Epidemiol*. 2007; 165(8): 911-918.
4. Neligan A et al. Long-term risk of developing epilepsy after febrile seizures: A prospective cohort study. *Neurology*. 2012; 78: 1166-1170.
5. Pavlidou E et al. Prognostic factors for subsequent epilepsy in children with febrile seizures. *Epilepsia*. 2013; 54(12): 2101-2107.
6. Verity CM et al. Risk of epilepsy after febrile convulsions: A national cohort study. *BMJ*. 1991; 303: 1373-1376.
7. Steering Committee on Quality Improvement and Management, Subcommittee on Febrile Seizures. Febrile seizures: Clinical practice guideline for the long-term management of the child with simple febrile seizures. *Pediatrics*. 2008; 121: 1281-1286.

初回非誘発性無熱性けいれん後のけいれん再発

Seizure Recurrence after First Unprovoked Afebrile Seizure

Ashaunta Anderson

> 今回の前方視的研究では，初回非誘発性無熱性けいれんを起こした小児はその後8年間の経過観察で再発率は50％未満だった。
>
> —— Shinnar et al.[1]

研究課題：初回非誘発性（頭部外傷などの明らかな原因がない）無熱性けいれんを起こした小児のけいれん再発のリスクは何か[1]。

研究資金提供：米国国立神経疾患・脳卒中研究所（National Institute of Neurological Disorders and Stroke：NINDS）

研究開始：1983年

研究発表：1996年

研究実施場所：モンテフィオーレ医療センター（Montefiore Medical Center），ブロンクス市立病院（Bronx Municipal Hospital Center），北中央ブロンクス病院（North Central Bronx Hospital），地域の開業医

研究対象：以下のように定義された生後1か月から19歳までの初回非誘発性無熱性けいれんをきたした小児
- 24時間以内に1回または複数回のけいれんが起きたもの（24時間以内なら複数回でも1回とする）
- けいれん重積発作（30分以上持続する発作，または少なくとも30分は意識清明になることなくけいれんを繰り返すもの）

除外対象：定型欠神発作，ミオクローヌス発作，点頭てんかん〔infantile spasms（乳児けいれん），West症候群〕の小児は除外された。全身性の強直間代けいれんとして

は初回だが，欠神発作，ミオクローヌス発作，部分発作の既往がある小児も除外された。新生児けいれん，熱性けいれん，外傷後のけいれんなどの誘発性発作の既往のある小児は組み入れられた。

被験者数：407人

研究概要：研究デザインの概要は図40.1を参照

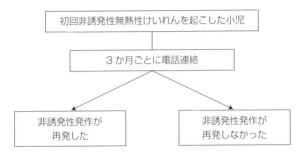

図40.1　研究デザインの概要

介入内容：候補となった小児それぞれに病歴と身体所見がとられた。小児が出生時から非可逆性の脳症を呈していたり，脳卒中や重症外傷などの神経学的要因の既往があったりした場合，けいれんは"既往病変による症候性発作(remote symptomatic)"に分類した。他のけいれんはすべて"特発性発作(cryptogenic)"に分類した。脳波検査(electroencephalography：EEG)はほとんどの小児に施行され(94%)，アウトカムについて知らされていない著者が読影した。CTとMRIは臨床的に必要と考えられた場合に施行された。

経過観察：けいれんの再発は，組入から3か月ごとに平均6.3年(範囲0.1〜10.8年)電話連絡して評価した。再度非誘発性けいれんが起こった場合は救急外来の記録を参照したり，医院へ出向いたりして評価した。

エンドポイント(評価項目)：
　一次評価項目：けいれんの再発(初回けいれんから24時間後以降に非誘発性けいれんが起こった場合と定義)

結果

- 初回の非誘発性無熱性けいれんがあった407人の小児のうち，171人(42%)が再

度けいれんを起こした。
- 再発までの平均期間は 11.3 か月だった(中央値は 5.7 か月)
- けいれん再発の 90％近くが初回けいれん後 2 年以内に起こった。
- 初回けいれんが既往病変による症候性発作だった場合は原因不明に比較してより再発しやすかった(それぞれ 68％と 37％)。
- 初回けいれんが原因不明だった場合は，脳波と，初回の非誘発性けいれんが睡眠中だった場合のみ，けいれん再発が予測できた(表 40.1)。
  - 初回に原因不明のけいれんを睡眠中に起こして，脳波異常があった 50 人の小児では，けいれんの再発リスクは 5 年間で 65％だった。
  - 初回に原因不明のけいれんを覚醒中に起こして，脳波は正常だった 136 人の小児では，けいれんの再発リスクは 5 年間で 21％だった。

表 40.1　試験の主な結果 [a]

リスク因子	比例ハザードモデル		
	率比	95％信頼区間	P 値
全群($n=407$)			
脳波異常	2.1	1.6〜3.0	<0.001
既往病変による症候性発作	1.7	1.2〜2.4	0.006
熱性けいれんの既往あり	1.6	1.1〜2.3	0.019
Todd 麻痺あり	1.7	1.0〜2.9	0.038
睡眠中のけいれん	1.5	1.1〜2.1	0.008
原因不明のけいれん群($n=342$)			
脳波異常	2.5	1.7〜3.6	<0.0001
睡眠中のけいれん	1.7	1.2〜2.5	<0.003
既往病変による症候性発作($n=65$)			
熱性けいれんの既往あり	2.3	1.2〜4.5	<0.02
年齢≦3 歳	2.4	1.2〜4.9	<0.02

[a] Shinnar et al [1] の表 2 を引用改変。この論文では，けいれん再発のリスク因子が多変量解析と Cox 比例ハザードモデルを用いて報告されている。

批判と制限事項：研究結果は除外されたけいれんの型の小児には適用できない。例えば，欠神発作やミオクローヌス発作の小児は医療機関を受診する前に複数回のけいれんを起こしているかもしれない。したがって，医療者は初回けいれんからの再発率について評価することができない。加えて，研究に組み入れられた小児は平均 6.3 年経過観察されたので，経過観察期間を超えてからけいれんが再発した場合は見逃された可能性がある。

関連研究と有用情報：
- Shinnar らは，407 人の小児の経過観察を続けた結果，初回の非誘発性けいれんから 10 年後の累積再発リスクは 46％だったと報告している[2]。
- 156 人の小児において初回非誘発性発作後 2 年間の再発リスクは 54％であり，かつ
  - 既往病変による症候性発作の場合は 74％だった。
  - 脳波でてんかん波形を認めた場合は 71％だった[3]。
- 対照的に，119 人の小児で神経学的異常がなく初回非誘発性発作が全身性強直間代性けいれんだった場合の 8 年間での再発リスクは 37.7％だった[4]。
  - Shinnar らの研究結果と同様に，再発のほとんど(87％)は最初の 2 年で起きた。
- もともと健康な小児のけいれん再発リスクは低く，薬物治療では短期間のけいれん減少効果しか得られないため，米国神経学会(American Academy of Neurology：AAN)は以下のように述べている[5,6]。
  - てんかん(2 回以上のけいれん)への移行予防目的の抗けいれん薬の適応はない。
  - 抗けいれん薬は，2 回目のけいれんリスク低下の効果が副作用のリスクを上回る場合のみに使用する。
- 大規模な後方視的研究に基づき，緊急の神経画像検査は新規発症の無熱性けいれんの評価目的には以下の場合を除き不要であるとしている。
  - 基礎疾患として以下のものがある場合：鎌状赤血球症，出血性疾患，脳血管疾患，悪性腫瘍，HIV 感染症，片側肥大症，水頭症，非開放性頭部外傷，嚢虫症(cysticersocis)の流行地域への渡航歴
  - 生後 33 か月未満での部分発作

要点と結果による影響： 初回非誘発性けいれんのあった小児の大半が再発はしない。再発するときは初回けいれんから 1〜2 年後以内に起こる。原因不明の場合，覚醒時にけいれんした場合，脳波異常がない場合は再発率は低いと予測できる。

臨床症例　初回非誘発性無熱性けいれん

症例病歴：

5 歳の女児が，前日夜にけいれんして救急外来を受診したとのことで，経過観察目的にかかりつけ小児科医を受診した。父親によれば，2 分間意識を失い四肢が律動的にけいれんしていたという。女児は発熱はなかったが，その前日に何度か下痢をしていた。外傷歴や，特別な既往歴，最近の投薬，何か普段と違うものを飲んだなどはないとのことだった。

救急外来受診時，女児は眠そうだったが，覚醒していた。体温や他のバイタルサインは正常だった。身体所見に目立った異常はなく，神経学的にも正常だった。意識状態が元に戻り経口摂取が良好にできるまでモニタリングされた。

神経科医とかかりつけ医にしばらく経過観察してもらうよう，家族には伝えた。
　今朝，女児は発熱がなく意識清明なままである。便はゆるいままだが水分は良好に摂取でき，尿もいつもどおり出ている。病歴と身体所見を再度とった後，この女児が再度けいれんを起こす可能性について，父親にどのように伝えるか。

解答例：
　この女児は初回非誘発性無熱性けいれんを起こした。女児にはけいれんの既往はなく，発熱や頭部外傷，薬物摂取などのけいれんを起こす誘因となる要因もみあたらない。下痢はしているが，身体所見に異常はなく，経口摂取と排尿も良好なため，電解質異常をきたしているとは考えにくい。
　本研究では，けいれんを"既往病変による症候性発作（remote symptomatic：先行する非可逆性脳症などの神経学的要因によるもの）"とその他のすべてを"原因不明（cryptogenic）"とに分けた。この女児は特に既往がないため，けいれんは原因不明に分類される。ということは，この女児は神経学的問題をもつ児と比較して，リスクは半分になると家族に伝えてよい。2回目のけいれんが起こるのは3人に1人しかいない。女児はけいれんしたときには覚醒しており，脳波が正常であれば2回目のけいれんが起こるリスクは5人に1人まで低下する。また，家族と相談して最終的には決定するのだが，抗けいれん薬はこの女児には推奨されない。

文献

1. Shinnar S et al. The risk of seizure recurrence after a first unprovoked afebrile seizure in childhood: An extended follow-up. *Pediatrics.* 1996; 98: 216-225.
2. Shinnar S et al. Predictors of multiple seizures in a cohort of children prospectively followed from the time of their first unprovoked seizure. *Ann Neurol.* 2000; 48: 140-147.
3. Stroink H et al. The first unprovoked, untreated seizure in childhood: A hospital based study of the accuracy of the diagnosis, rate of recurrence, and long-term outcome after recurrence. *J Neurol Neurosurg Psychiatry.* 1998; 64: 595-600.
4. Bulloche J et al. Risk of recurrence after a single, unprovoked, generalized tonic-clonic seizure. *Dev Med Child Neurol.* 1989; 31: 626-632.
5. Hirtz D et al. Practice parameter: Evaluating a first nonfebrile seizure in children. *Neurology.* 2000; 55: 616-623.
6. Hirtz D et al. Practice parameter: Treatment of the child with a first unprovoked seizure. *Neurology.* 2003; 60: 166-175.
7. Sharma S et al. The role of emergent neuroimaging in children with new-onset afebrile seizures. *Pediatrics.* 2003; 111(1): 1-5.

41 小児期発症てんかんと死亡率
Mortality and Childhood-Onset Epilepsy

Ashaunta Anderson

小児期発症のてんかんはその後の原因不明の突然死含めたてんかん関連の死亡につながる。リスクは寛解していない患者で特に高い。

— Sillanpää et al.[1]

研究課題：小児期発症のてんかんに関連する長期的な死亡率はどのようになっているか[1]。

研究資金提供：フィンランドてんかん研究基金(Finnish Epilepsy Research Foundation)

研究開始：1964 年

研究発表：2010 年

研究実施場所：トゥルク大学病院(Turku University Hospital, フィンランド)

研究対象：てんかん(2 回以上の非誘発性発作と定義)をもつ，トゥルク大学病院のカバーする地域に 1964 年末時点で居住している小児。1961〜64 年の間に受診し新規にてんかんと診断された小児(61％)か，受診前 3 年以内に少なくとも 1 回けいれんがありてんかんと改めて診断された小児(39％)が組み入れられた。てんかんについては，発作前に明らかな神経学的異常や誘因があった場合は既往病変による症候性発作(remote symptomatic)に分類された。それ以外のてんかんは原因不明(cryptogenic)または特発性(idiopathic)とされた。

除外対象：熱性けいれん，その他の急性症候性けいれん，1 回のみの非誘発性発作。てんかんと診断されていても 1961 年より前に寛解したか死亡した小児

被験者数：245 人

研究概要：研究デザインの概要は図 41.1 を参照

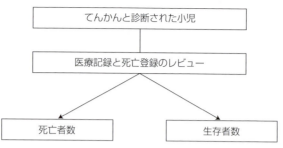

図 41.1　研究デザインの概要

介入内容：被験者は 2002 年まで 5 年ごとに経過観察として検査を受けた。死亡した際は医療記録から直接死因と基礎疾患のデータがとられた。死亡したことをより正確に捉えるため，5 年ごとにフィンランド国立死亡登録も参照された。死亡した全員に薬物スクリーニングが施行され，70% に病理解剖が行われた。フィンランド国外へ移住していった 5 人を除く全員が，死亡するか，または 2003 年 1 月 1 日までフォローされた。

経過観察：観察期間の中央値は 40 年間

エンドポイント（評価項目）：
　一次評価項目：死亡
　二次評価項目：死亡原因

結果

- 中央値 40 年間の経過観察で，小児期発症のてんかんの死亡率は 24% だった（表 41.1）。
- 死亡した 60 人のうち，死因は以下のとおりだった。
  - てんかんに無関係の，神経学的疾患含めた他の疾患（43%）
  - てんかん関連の病態として，てんかん患者の原因不明の突然死（sudden, unexplained death in epilepsy：SUDEP，30%），けいれん死またはその可能性（15%），溺水（10%）
- 以下の場合に死亡率が高かった。
  - 5 年間完全寛解（terminal remission）しなかった場合（15.9 死亡/1,000 人年）。寛解した場合（けいれん薬の処方を受けていた場合 11.8 死亡/1,000 人年，受けていなかった場合 1.5 死亡/1,000 人年）との比較，$P<0.001$
  - 既往病変による症候性発作（11.1 死亡/1,000 人年）。原因不明（2.9 死亡/1,000

人年)または特発性(3.5 死亡/1,000 人年)との比較,$P<0.001$
- てんかん発症の年齢,けいれん重積発作の既往,てんかんの型,5 年間の完全寛解が多変量解析モデルに組み入れられ,5 年間の完全寛解がないことのみが死亡のハザード比として統計学的に有意なものだった(全死亡とてんかん関連の死亡に対して $P<0.007$,突然・説明できない死亡に対して $P<0.02$)。
- 後に著者らが出した論文[2)]で死亡についてより詳細に書かれている。

表 41.1　試験の主な結果[a]

変数	てんかんのある全小児 ($n=245$)	特発性または原因不明のてんかん ($n=122$)	既往病変による症候性発作[b] ($n=123$)
全死亡数	60	15	45
死亡年齢の中央値(年)	23	26	21
人年	8,692	4,638	4,054
1,000 人年あたりの死亡[c]			
全	6.9 (5.3〜8.9)	3.23 (1.9〜5.4)	11.1 (8.3〜14.9)
男	7.33 (5.2〜10.2)	2.69 (1.2〜6)	11.63 (8〜16.8)
女	6.41 (4.4〜9.4)	3.74 (1.9〜7.2)	10.33 (6.4〜16.6)
死亡時の寛解状況[d]			
寛解せず			
人数/全死亡数(%)	51/60 (85)	11/15 (73)	40/45 (89)
寛解			
人数/全死亡数(%)	9/60 (15)	4/15 (27)	5/45 (11)
投薬あり:人数	5	2	3
投薬なし:人数	4	2	2

[a] Sillanpää et al[1)]の表 1 を引用改変。
[b] 既往病変による症候性発作とは,既往に明らかな神経学的異常や誘因がある場合をいう。
[c] 1000 人年あたりの死亡者数.95%信頼区間(95% CI)。
[d] 死亡時の寛解状況とは死亡の前 5 年間におけるけいれんの有無を表す。

批判と制限事項:本研究はアウトカムについて詳しく評価されている詳細なフィンランドのコホートにより構成されているが,結果は地域や死亡原因が異なる他の国にもすべて一般化できない可能性がある。被験者は,SUDEP のピークの年齢を含んだ中央値 40 年間にわたって経過観察された。この期間を超えて長く経過観察が続けられた場合には死亡率は上昇しただろうが,あまり意味はなくなってくるだろう。著者らは,50 歳以上における死亡原因の正確な評価はそもそも難しいことを報告している。

関連研究と有用情報：
- ミネソタ州を中心とした小児てんかんを30年近く経過観察した研究では，467人の小児のうち16人が死亡した（3.4%）[3]。
  - 14人はてんかんに無関係の死亡で，2人はてんかん関連だった（1人はSUDEPの疑い，1人はけいれん中の誤嚥）。
  - 死亡のリスク因子には認知機能障害，神経学的検査の異常，解剖学的異常または代謝異常によるてんかん，コントロール不良のてんかん，があった。
- ノバスコシア州の研究者は692人のてんかんの小児を中央値14年間経過観察し，医療・行政記録から16人（3.8%）の死亡を報告した[4]。
  - 死亡の独立した予測因子は機能的な神経学的異常のみだった。
  - 重症な神経学的異常がない場合の死亡率は一般人口と同様だった。
- 英国でのてんかん患者256人の死亡記録を後方視的にみた研究では，約2/3がてんかんに無関係の死亡で，SUDEPは1/10未満だった[5]。
  - SUDEPは顕性症状のはっきり認められる，または推定されるてんかん患者に限られていた。
  - 本章の結果とは異なり，SUDEPは特発性てんかんの小児には起きなかった。
- サウスカロライナ州のてんかんの小児13,000人以上を対象にした研究では，2000～11年の行政データを検討し，1,000人年あたり8.8人の死亡率だったと報告されている[6]。
  - てんかんの小児で，年齢・性別・人種は死亡者と生存者の間で差はなかったが，ヒスパニックでない黒色人種の小児（州人口の29%）はてんかんの小児のうち38%，死亡者のうち41%を占めた。

要点と結果による影響：小児期発症のてんかんによる死亡率は，年齢・性別を補正すると一般人口と比較して3倍高かった。5年間の完全寛解がないことが全死亡，てんかん関連の死亡の両者において最も重要な単独リスク因子だった。しかし，著者らはこの結果のみをもって積極的な治療を推奨してはおらず，治療の推奨についてはさらなる研究が必要である。

臨床症例　小児期発症のてんかんと死亡率

症例病歴：
非誘発性けいれんの既往が1回ある8歳男児がけいれん状態で救急外来へ搬送されてきた。意識はなく，流涎しており，四肢全体が律動的にけいれんしていた。抗けいれん薬を複数回投与しけいれんは頓挫した。呼吸抑制がみられたため気道確保のために気管挿管され，集中治療室へ入室した。人工呼吸器からは速やかに離脱し，一般小児病棟へ転棟となり，あなたが主治医となった。
身体所見としてバイタルサインは正常だった。意識清明で意思疎通可能だっ

た。神経学的診察を含めた他の診察でも異常はなかった。診察が終わり男児を再度ベッドに座らせたあと，両親があなただけと話がしたいと言ってきた。両親は，男児が2回の非誘発性発作以外は非常に元気であると言い，発作はとても恐ろしく，息子が死ぬかもしれないと思ったと涙ながらに訴え，けいれんにより死んでしまう可能性がどのくらいあるかと聞いてきた。この質問にどう答えるか。

解答例：
　　両親を静かな場所に座らせて，心配な気持ちに共感を示すのがよい。個人差があるため100％正確に答えることはできないが，参考になる研究はいくつかある。本章で中心となった研究では，てんかんをもつ小児で死亡リスクが増加するとされた（一般人口の最大3倍）。しかし，てんかん以外の問題のない小児のリスクは半分近くになる。その他の研究では，てんかんを除けば元気な小児では死亡のリスク増加はないかわずかであるとされている。加えて，てんかん関連の死亡のリスク因子は，湯船に浸かるのではなくシャワーを浴びるなどの適切な予防で減らせる可能性がある。また，適切な臨床的・社会的サポートを受けることが重要である。

文献

1. Sillanpää M et al. Long-term mortality in childhood-onset epilepsy. *NEJM.* 2010; 363: 2522-2529.
2. Sillanpää M et al. SUDEP and other causes of mortality in childhood-onset epilepsy. *Epilepsy Behav.* 2013; 28: 249-255.
3. Nickels KC et al. Epilepsy-related mortality is low in children: A 30-year population-based study in Olmstead County, MN. *Epilepsia.* 2012; 53(12): 2164-2171.
4. Camfield CS et al. Death in children with epilepsy: A population-based study. *Lancet.* 2002; 359: 1891-1895.
5. Nesbitt V et al. Risk and causes of death in children with a seizure disorder. *Dev Med Child Neurol.* 2012; 54: 612-617.
6. Selassie AW et al. Premature deaths among children with epilepsy — South Carolina, 2000-2011. *Morb Mortal Wkly Rep.* 2014; 63(44): 989-994.

CT 検査を必要としない低リスク頭部外傷の小児の同定

Identifying Children with Low-Risk Head Injuries Who Do Not Require Computed Tomography

Michael Hochman, revised by Ashaunta Anderson

> 我々は臨床的に重要な頭部外傷のリスクが非常に低い小児に対してCT検査を避ける目的で非常に正確な予測ルールを作成し検証した。このルールを適用すればCT検査が制限され，子どもたちを不要な被曝リスクから守ることができる。
>
> —— Kuppermann et al.[1]

研究課題：CT検査による評価が不要な，臨床的に重要な頭部外傷（clinically important traumatic brain injury：ciTBI）のリスクが非常に低い乳児を同定するための臨床予測ルールを作成することができるか[1]。

研究資金提供：米国小児救急研究ネットワーク（Pediatric Emergency Care Applied Research Network：PECARN）——米国連邦政府より助成を受け，米国保健研究局（United States Health Resources and Services Administration）から支援されている機構

研究開始：2004年

研究発表：2009年

研究実施場所：米国の25の救急外来

研究対象：鈍的頭部外傷の受傷後24時間以内に救急外来を受診した18歳未満の小児

除外対象："軽微な"外傷（症状・所見のない，地面近くの高さからの転落。頭皮の切創や擦過傷はあってよい），貫通創，脳腫瘍，"神経疾患の既往あり"。加えて，脳室シャント，出血性疾患，GCS（Glasgow Coma Scale）が14点未満の場合

被験者数：42,412 人

研究概要：研究デザインの概要は図 42.1 を参照

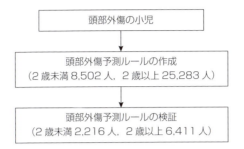

図 42.1 研究デザインの概要

予測ルールの作成：救急医は頭部外傷の小児（作成群）に病歴聴取と診察を行い，各小児の病歴と身体所見の情報を集めた。情報は（もし施行されていた場合）頭部画像検査より前に集められた。患者情報と患者アウトカム（ciTBI がはっきりあったかどうか）との相関について検討され，頭部外傷のリスク評価の予測ルールが作成された。

予測ルールの検証：その後，予測ルールは，頭部外傷を負って受診した，作成時とは異なる子どもたち（検証群）に適用され，ciTBI と最終的に診断されるかどうかをルールがどのくらい予測できるかについて検討した。

患者アウトカムの把握：リサーチコーディネーターが，入院した小児全員の医療記録を参照し，ciTBI と最終的に診断されたかどうかを決定した。加えて，救急外来から帰宅したすべての小児の保護者へ電話連絡し，見逃された外傷がないか調査した。
　ciTBI は以下のように定義された。
- 外傷性脳損傷による死亡
- 脳神経外科手術
- 24 時間を超える挿管管理
- "CT での外傷性脳損傷に関連した" 2 泊以上の入院

研究者らは "短期間の挿管管理" や "わずかな CT 異常" での 1 泊入院を ciTBI に分類しなかった。というのも，これらのアウトカムが，見逃してはならない臨床的に重要な外傷の典型例ではないためである（たとえば，これらの外傷が見つけられなかったからといってアウトカムは一般的に変わらないだろう）。

結果

- 表 42.1 に作成群から同定された ciTBI を予測する 6 つの特徴を示す。両者の年齢群での ciTBI の最大の予測因子は，意識障害または頭蓋骨骨折の臨床所見だった。
- 表 42.2 に予測因子を用いた 3 つのリスク分類を示す。
- 検証群では，6 つの予測因子のいずれも満たさなかった 2 歳以上の小児 2 人が最終的に ciTBI と診断された。2 人ともスポーツ活動中の外傷で，ヘルメットは着用しておらず，中等度の頭痛を訴え，前頭部に大きな皮下血腫があった。2 人とも脳神経外科手術は不要だった。

表 42.1　ciTBI の予測因子

2 歳未満の小児	2 歳以上の小児
意識障害[a]	意識障害[a]
頭蓋骨骨折(または疑い)の触知	頭蓋底骨折の臨床所見[c]
後頭部・側頭部・頭頂部の皮下血腫	意識消失
5 秒以上の意識消失	嘔吐
重症な受傷機転[b]	重症な受傷機転[b]
親から見て普通ではない様子や行動	強い頭痛

[a] GCS (Glasgow Coma Scale) 14 点以下または以下の所見：興奮，傾眠傾向，同じ質問を繰り返す，言語コミュニケーションがゆっくりしている。

[b] 定義：車外への放出・同乗者の死亡・横転を伴う自動車事故，歩行中もしくはヘルメット未着用での自転車走行中に自動車と衝突した場合，2 歳以上で約 1.5 m 以上，2 歳未満で約 90 cm 以上からの転落，高衝撃性物体による頭部外傷。

[c] 耳介後部打撲痕(Battle 徴候)，眼窩周囲打撲痕(raccoon eyes)，鼓室内血腫，髄液耳漏／鼻漏。

表 42.2　2 歳以上の小児における予測因子に基づく ciTBI の確率[a]

リスク分類	分類される小児の割合	ciTBI の確率
意識障害または頭蓋底骨折所見あり	14.0%	4.3%
意識障害・頭蓋底骨折所見以外の 4 つの因子のどれか	27.7%	0.9%
6 つの因子すべてなし	58.3%	<0.05%

[a] 2 歳未満の小児においてもこれらの確率はほぼ同様だが予測因子が異なっている(表 42.1)。2 歳未満では，最大のリスク因子は"意識障害または頭蓋骨骨折の触知"である。

批判と制限事項：本研究に参加する救急外来は厳しく選定された。現実的には，臨床医(特に小児の診療経験が少ない)はこれらの予測ルールに従うのは安全性・有

効性に問題があるかもしれない。

早期乳児期から2歳まででも小児は大きく変化するため，これらの年齢群における予測ルールはさらなる層別化が必要かもしれない(例えば1歳未満と1～2歳で異なるルールを作成するなど)。

関連研究と有用情報：
- 本研究の被験者のフォローアップの検討では，救急外来でCTを施行するか決定するためにしばらく経過観察されていた小児は結局CTを施行されにくい傾向にあった[2]。
- 小児で頭部CTを1,000～5,000回施行するごとに放射線被曝が原因の致死的な悪性腫瘍が1件発生する可能性があるとされている[3]。
- 頭部外傷の小児にCT撮影の適応があるかどうか決定する予測ルールはいくつか他にも作成されている[4,5]。
- 3つの臨床予測ルールと医師による決定の比較では，本章の予測ルールと医師の決定のみが評価された小児のすべてのciTBIを同定できた[6]。

要点と結果による影響： 本研究ではciTBIのリスクが非常に低い小児を正確に同定できる予測ルールを作成し検証した。著者らはこれらのルールを以下のように適用できるとしている。
- 6つの予測因子のすべてを満たさない小児はciTBIのリスクは非常に低く(<0.05%)，典型的にはCTは不要である。
- 最大のリスク因子(意識障害または明らかな頭蓋骨骨折所見)のどちらかを満たせばリスクは高く(4%程度)，CTを施行すべきである。
- 意識障害と明らかな頭蓋骨骨折所見以外の4つの予測因子のうちのいずれかを満たす小児はciTBIの確率約0.9%と中等度のリスクであり，CTを施行するかどうかの決断は，臨床医の判断，存在する予測因子の数，時間経過することでの評価の継続，家族の希望などにより個別に行うべきである。

臨床症例　頭部CTを施行するかどうかの決定

症例病歴：

生後18か月の男児が両親のベッドから転落し救急外来に連れられてきた。ベッドは約90～120cmの高さで，頭から転落した。男児は転落後数分泣いていたが，その後は元どおりになった。転落後意識消失はしていなかった。

診察上，右頬に小さな擦過傷があり，側頭部を触ると痛がった。血腫や骨折は触知しなかった。神経学的診察は異常なかった。

本研究の結果に基づくと，この男児に対して外傷性脳損傷の評価のためにCTを施行すべきか。

解答例：

　この症例の男児は，2歳未満のciTBIの6つの予測因子のうち1つ（90 cm以上の高さからの転落という重症な受傷機転）を満たす．本研究に基づくと，男児のciTBIのリスクは約0.9%である（フォローアップの解析では，2歳未満で重症な受傷機転があるがそれ以外の予測因子がない場合にはリスクは0.3%[7]と推定された）．本研究の著者らはこのリスク分類に当てはまる小児において頭部CTを撮影するかどうかは臨床医の判断と家族の希望に基づき個別に判断すべきであると推奨している．

　この男児の担当医として，両親に脳障害のリスクは低いと説明してよい．頭部CTを施行したとしても，重要な異常が見つかる可能性は低く，大半は見つからないだろう．加えて，CTによる放射線被曝が有害となる可能性もある．したがって，CTを施行するか，慎重に経過観察し状態が悪化すればCTを施行するか，どちらでも理にかなってはいる．あなたの判断でこれらの2つのうちどちらかの方法を両親に推奨してよいが，両親が納得し希望した方法に従うべきである．

文献

1. Kuppermann N et al. Identification of children at very low risk of clinically-important brain injuries after head trauma: a prospective cohort study. *Lancet.* 2009; 374: 1160-1170.
2. Nigrovic LE et al. The effect of observation on cranial computed tomography utilization for children after blunt head trauma. *Pediatrics.* 2011; 127(6): 1067-1073.
3. Brenner DJ, Hall EJ. Computed tomography—an increasing source of radiation exposure. *N Engl J Med.* 2007; 357: 2277-2284.
4. Maguire JL et al. Should a head-injured child receive a head CT scan? A systematic review of clinical prediction rules. *Pediatrics.* 2009; 124(1): e145.
5. Pickering A et al. Clinical decision rules for children with minor head injury: A systematic review. *Arch Dis Child.* 2011; 96(5): 414-421.
6. Easter JS et al. Comparison of PECARN, CATCH, and CHALICE rules for children with minor head injury: A prospective cohort study. *Ann Emerg Med.* 2014; 64(2): 145-152.
7. Nigrovic LE et al. Prevalence of clinically important traumatic brain injuries in children with minor blunt head trauma and isolated severe injury mechanisms. *Arch Pediatr Adolesc Med.* 2012; 166: 356-361.

本章の翻訳にあたり，『医師として知らなければ恥ずかしい50の臨床研究』の「42 頭部CT検査を必要としない低リスク頭部外傷の小児を特定する」を参考とした．谷口俊文先生に厚く御礼申し上げる．

SECTION 13

腫瘍学

Oncology

43 急性リンパ芽球性白血病の小児における健康関連 QOL

Health-Related Quality of Life among Children with Acute Lymphoblastic Leukemia

Nina Shapiro

> 急性リンパ芽球性白血病の小児は治療期間中に非常に大きな健康関連 QOL の低下を経験する。これは健康な生活を約 2 か月分失うことに相当する。
> —— Furlong et al.[1]

研究課題：急性リンパ芽球性白血病(acute lymphoblastic leukemia：ALL)の小児には治療中・治療後にどのような健康関連 QOL (health-related quality of life：HRQOL)の低下があるか。また後遺症なく生存した場合には改善しうるような特定の障害があるか[1]。

研究資金提供：米国国立衛生研究所(National Institutes of Health：NIH)からの助成金とガリル基金(Garil Fund)

研究開始：1995 年

研究発表：2012 年

研究実施場所：米国とカナダの 5 つのセンター。ダナ・ファーバーがん研究所(Dana-Farber Cancer Institute：DFCI)/ボストン小児病院(Children's Hospital Boston, マサチューセッツ州ボストン)、サントジュスチーヌ病院(Hôpital Sainte Justine, ケベック州モントリオール)、ラヴァル大学病院(Le Centre Hospitalier de L'Université Laval, ケベック)、メイン医療センター(Maine Medical Center)のメイン州小児がんプログラムとバーバラ・ブッシュ小児病院(Barbara Bush Children's Hospital, メイン州ポートランド)、マクマスター小児病院(McMaster Children's Hospital, オンタリオ州ハミルトン)

研究対象：ALL と診断された 5 歳以上の小児が、診断後もしくは診断時に年齢が小さかった場合は後に組み入れ候補となった。同じ年齢と性別のカナダ人小児がコ

ントロール群として選択された。

除外対象：5 歳未満，治療失敗，治療後に再発をきたした例，骨髄移植施行例，終末期ケアを受けている例

被験者数：375 人

研究概要：研究デザインの概要は図 43.1 を参照

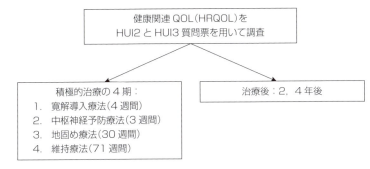

図 43.1 研究デザインの概要

介入内容：両親，臨床医，12 歳以上の場合は患者本人に，積極的治療の主な 4 つの期間の間と治療後 2 年，4 年の時点で HEALTH UTILITIES INDEX© (HUI©2) Mark 2 と Mark 3 (HUI2 と HUI3) 質問票を用いて HRQOL を測定した。HUI2 と HUI3 質問票は，感覚，視覚，聴覚，言語，移動，歩行，手指機能，感情，認知，セルフケア，痛みについて評価された。HRQOL スコアにより質調整生存年 (quality-adjusted life year：QALY) が命の質と量を合わせた形で計算された。

異なる治療が HRQOL へ与える影響について評価するため，以下のような治療のランダム化が実施された。
- 寛解導入療法では大腸菌 (*E. coli*) 由来のアスパラギナーゼまたはエルウィニア (*Erwinia*) 由来の L-アスパラギナーゼのいずれかが投与された。
- 高リスク患者に対しては，寛解導入療法時にドキソルビシンが心保護薬であるデクスラゾキサンと併用，または単独で投与された。
- 標準リスク患者に対しては，中枢神経予防療法として全脳照射を行うか行わないかどちらかとした。高リスク患者に対しては，中枢神経予防療法を過分割照射または毎日の全脳照射のどちらかとして行った。

経過観察：治療後 2 年，4 年

エンドポイント（評価項目）：

一次評価項目：積極的治療の4期を通してのHRQOLスコア，治療後2年，4年でのHRQOLスコア，ALL患者とコントロール群とのHRQOLスコアの差。著者らは，性別，リスク群，診断時の年齢，投与したアスパラギナーゼの種類，中枢神経放射線照射の分割方法，放射線療法時の心保護薬の投与がHRQOLスコアへ与える影響についても評価した。

結果

- ALL患者は0.172QALY，つまり63質調整生存日を失っていた。これは完全に健康な状態の約2か月に相当した。低下の86%は積極的治療のうちの地固め療法と維持療法の期間に起こっていた。
- ALL患者とコントロール群とのHRQOLスコアは積極的治療のすべての期間で有意差があったが（$P<0.001$），寛解導入療法中が"重度"，その他の積極的治療の期間が"中等度"の低下に分類された。一般人口と有意差がない"軽度"の低下は治療後でみられた（$P>0.05$）。治療期間を通して，HRQOLスコアの上昇は運動/歩行，感情，セルフケア，痛みのスコアの改善によるところが大きかった。
- 超過欠損率（コントロール群からのHRQOL低下率）は，HUI2とHUI3で運動，歩行，手指機能，感情，セルフケア，痛みで積極的治療期間中有意差があった。
- 性別，リスク群，診断時の年齢，中枢神経放射線照射の分割方法，放射線療法時の心保護薬の投与についてはHRQOLスコアに有意差はなかったが，地固め療法時に大腸菌由来のL-アスパラギナーゼを投与されたほうがエルウィニア由来L-アスパラギナーゼの群と比較してHRQOLが低かった（HUI2で$P=0.005$，HUI3で$P=0.007$）。ただし，この結果は現在の臨床では適用できない。というのも最近の研究でエルウィニア由来のL-アスパラギナーゼは大腸菌由来のものと比較して効果が劣り，再発のリスクが高いとわかったため，もはや治療プロトコルに使用されていない。

批判と制限事項：

- この研究では5歳未満，再発後，骨髄移植後，終末期ケア導入後の患者のHRQOLスコアについては検討されていない。
- 研究の期間を通して回答率が異なっていた。最大は維持療法期の84.5%だったが，最低は治療後第2期の38.6%で，結果にバイアスがあり一般化しにくいだろう。
- 著者らはHRQOLを治療後2年と4年で測定しているが，治療後4年の完遂率は40%未満だった。そのため解析は治療後2年のHRQOL評価に限られたが，この時点でALL患者とコントロール群のHRQOLスコアに有意差は認めなかっ

た。2年間は長期の障害を同定するのに短すぎるかもしれず，ALLがQOLや障害に与える長期の影響を明らかにするためにさらなる研究が必要である。
- 12歳以上の患者に対してのみ，患者本人による報告をさせたが，7, 8歳の小児でもさまざまな情報，特に両親や臨床医が報告できない痛みや感情について信頼できる返答ができるとされている[3,4]。

関連研究と有用情報：

- 小児がんの生存者である成人への長期影響を検討した研究では，がん生存者は全体としての健康，精神的健康，運動制限，機能制限について，同胞と比較してより低下した状態にあることがわかった（$P<0.001$）[5]。
- 小児・青年期のがんの生存率が向上するにつれ，小児がん生存者も増え続けている。5年生存率は1960年に30％未満だったのが現在90％まで上昇している[5,6]。米国国立がん研究所（National Cancer Institute：NCI）の監視疫学遠隔成績プログラム（Surveillance Epidemiology and End Results program：SEER）の見積もりでは，米国には2010年1月時点で約379,100人の小児・青年期にがんと診断された人がおり，2005年の328,650人の小児がん生存者の見積もりから増加している[7]。

要点と結果による影響：ALL治療中の小児は大きなHRQOLの低下があり，それは完全に健康な生活の2か月分を失うことに相当し，特に歩行/運動，感情，痛みの要素が大きかった。この結果は，現在のALL治療レジメンの改善点であり，その目標は再発率や死亡率を悪化させることなく障害を減らすことである。

臨床症例　　ALLの小児の健康関連QOL

症例病歴：
　9歳のALLと診断された男児が外来初診患者として受診した。この男児に対する治療がまさに始まろうとしており，母親は特にHRQOLについて今後数年間どうなるか知りたいとのことだった。家族にどのような情報を伝えるか。

解答例：
　Furlongらの研究によると，ALL治療中の小児の多くは治療中にHRQOLのうち運動/歩行，手指機能，感情，セルフケア，痛みの領域で低下がみられる。しかし，ALLの治療後2～4年で多くは同じ年代のALLの既往のない小児と同様のHRQOLとなるだろう。長期のQOLの問題や慢性的な健康問題は続くかもしれないが，ALLの治療後早期の患者は一般人口と同様のHRQOLが得られるだろう。

文献

1. Furlong W, Rae C, Feeny D, et al. Health-related quality of life among children with acute lymphoblastic leukemia. *Pediatr Blood Cancer.* 2012; 59(4): 717-724.
2. Horsman J, Furlong W, Feeny D, Torrance G. The Health Utilities Index (HUI$^{©}$): concepts, measurement properties and applications. *Health Qual Life Outcomes* 2003; 1: 54 (electronic journal) http://www.hqlo.com/content/1/1/54.
3. Pickard AS, Topfer LA, Feeny DH. A structured review of studies on health-related quality of life and economic evaluation in pediatric acute lymphoblastic leukemia. *J Natl Cancer Inst Monogr.* 2004; 33: 102-125. Review.
4. Parsons SK, Barlow SE, Levy SL, Supran SE, Kaplan SH. Health-related quality of life in pediatric bone marrow transplant survivors: according to whom? *Int J Cancer Suppl.* 1999; 12: 46-51.
5. Hudson MM, Mertens AC, Yasui Y, Hobbie W, Chen H, Gurney JG, Yeazel M, et al. Health status of adult long-term survivors of childhood cancer: a report from the Childhood Cancer Survivor Study. *JAMA.* 2003; 290(12): 1583-1592.
6. Waters EB, Wake MA, Hesketh KD, Ashley DM, Smibert E. Health-related quality of life of children with acute lymphoblastic leukaemia: comparisons and correlations between parent and clinician reports. *Int J Cancer.* 2003; 103(4): 514-518.
7. Ries LAG, Smith MA, Gurney JG, et al., eds. *Cancer Incidence and Survival among Children and Adolescents: United States SEER Program 1975-1995.* Bethesda, MD: National Cancer Institute, SEER Program. NIH Pub. No. 99-4649; 1999.

SECTION 14

眼科学

Ophthalmology

小児急性結膜炎の治療
Treatment of Acute Conjunctivitis in Children

Nina Shapiro

> ポリミキシン B–トリメトプリムは急性結膜炎の効果的な治療法としてモキシフロキサシンと変わらない臨床的改善率が得られた。ポリミキシン B–トリメトプリムを結膜炎治療として用いることはフルオロキノロン系薬と比較して有意な費用削減につながった。
>
> — Williams et al.[1]

研究課題：フルオロキノロン系薬（特にモキシフロキサシン）は小児急性結膜炎の治療においてポリミキシン B–トリメトプリムより勝っているか[1]。

研究資金提供：記載なし

研究開始：2007 年

研究発表：2013 年

研究実施場所：ニューヨークのゴリサノ小児病院(Golisano Children's Hospital)の外来とピッツフォード小児科(Pittsford Pediatrics)

研究対象：1～18 歳の，プライマリケア医に結膜炎と臨床診断された小児。研究参加後に結膜スワブによる培養が採取された。

除外対象：以下の小児——アレルギー疑いがある場合，直近の異物や眼外傷の既往，研究期間前 1 週間以内または研究期間中の抗菌薬使用歴，英語を話さない児

被験者数：124 人

研究概要：研究デザインの概要は図 44.1 を参照

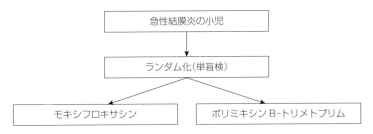

図44.1　研究デザインの概要

介入内容：急性結膜炎の患者は罹患側の眼の細菌培養が採取され，0.5％モキシフロキサシン点眼を1日4回またはポリミキシンB-トリメトプリム点眼を1日3回，7日間治療のいずれかにランダム化された。

経過観察：臨床的な改善を，治療開始4～6日後の電話質問，また7～10日後に経過観察外来の受診により評価した。7～10日後の受診では，結膜の培養がフォローアップとして採取され，細菌学的な治療反応性も評価した。

エンドポイント(評価項目)：
　一次評価項目：4～6日後の臨床的改善率と7～10日後の臨床的・細菌学的改善率。臨床的改善は結膜炎の症状・所見の完全な改善と定義した。結膜培養で分離された細菌は原因微生物として報告された。抗菌力評価のため肺炎球菌(*Streptococcus pneumoniae*)とインフルエンザ菌(*Haemophilus influenzae*)のMIC90〔細菌の発育を90％阻害する最小発育阻止濃度(minimal inhibitory concentration)〕がポリミキシンB-トリメトプリムとモキシフロキサシンで測定された。

結果

- 治療4～6日後と7～10日後で臨床的改善率に群間で有意差はなかった。治療4～6日後の臨床的改善率はモキシフロキサシン群で77％，ポリミキシンB-トリメトプリム群で72％だった（$P=0.59$，20％マージンの非劣性試験で$P=0.04$）。治療7～10日後では，臨床的改善率はモキシフロキサシン群で95％，ポリミキシンB-トリメトプリム群で96％が達成された（非劣性試験で$P \leq 0.01$）。
- 患者の65％が細菌培養陽性で，最も多く分離された微生物はインフルエンザ菌，肺炎球菌，モラキセラ・カタラーリス(*Moraxella catarrhalis*)だった。
- 微生物が検出された患者と検出されなかった患者との間で，投与された薬によらず臨床的改善率に有意差はなかった。
- 受診時の細菌培養が陽性だった患者全員で，モキシフロキサシンとポリミキシン

B-トリメトプリムを投与された患者の間で細菌学的改善率に有意差はなかった。モキシフロキサシン群では79％，ポリミキシンB-トリメトプリム群では61％の細菌学的改善率だった（$P=0.52$）。
- モキシフロキサシンは肺炎球菌とインフルエンザ菌の両者でMIC90がより低く，ポリミキシンB-トリメトプリムより抗菌力が高いと考えられた。しかし，モキシフロキサシンの抗菌力の強さは臨床的なアウトカムに影響はしなかった。

批判と制限事項：
- モキシフロキサシンはポリミキシンB-トリメトプリムより非常に低いMIC90だったが，この差は臨床的アウトカムの改善につながらなかった。MIC90は局所的ではなく全身投与による治療のデータを反映して作成されたものがある。したがって，局所的な抗菌薬治療とMIC90のデータが臨床的にどう関連するかは不明である。
- プラセボ群がなく，初回の細菌培養陽性だった患者と陰性だった患者でアウトカムに違いがなかったことからは，結膜炎の治療において抗菌薬がどの程度の役割を果たすかが疑問として出てくる。
- 研究期間中の患者のコンプライアンスはモニタリングされていないため，電話再診や外来再診による評価を受けた患者のなかには薬を正しく点眼していなかったり，処方された回数を守らなかったりした患者がいた可能性がある。

関連研究と有用情報：
- 急性結膜炎は基本的には感染症である。ほとんどの結膜炎はウイルス性だが，小児はウイルスより細菌による結膜炎になることが多い[2]。Gigliottiらは99人の急性結膜炎の小児の培養を行い，急性結膜炎の65％がインフルエンザ菌と肺炎球菌によるもので，一方でアデノウイルスによるものは20％だったと報告した[3]。Weissらは95人の急性結膜炎の小児において細菌で最多の原因はインフルエンザ菌，次いで肺炎球菌とモラキセラだったと報告した[4]。
- 抗菌薬点眼は症状の持続期間を短縮するが，急性細菌性結膜炎の60％以上は1～2週間以内に自然に改善するものである[5]。
- 多く投与される抗菌薬への耐性が増加しており深刻な問題である。しかし，多くの広域スペクトラム抗菌薬がいまだ細菌性結膜炎の治療に効果的なようである[5]。

要点と結果による影響：結膜炎は自然治癒する感染症だが抗菌薬点眼により改善が早まる。古くからある抗菌薬より抗菌力が強いため，フルオロキノロン系薬のほうが優れていると広く考えられているが，本研究ではポリミキシンB-トリメトプリム点眼とモキシフロキサシン点眼は急性結膜炎治療において同等な効果を示した。ポリミキシンB-トリメトプリムはモキシフロキサシンよりも費用が非常に安価であ

り，結膜炎治療にモキシフロキサシンでなくポリミキシン B-トリメトプリムを用いることで，米国で結膜炎に年間 370 万人罹患すると見積もれば年間 300 万ドル以上の節約になる可能性がある[1]。

> **臨床症例　急性結膜炎の治療**
>
> **症例病歴：**
> 4 歳の男児が 2 日間の右目の分泌物・発赤・かゆみ・軽度の痛みを主訴にあなたの外来を受診した。両親は，今朝彼の目は目やにでくっついて開かなかったと言っている。目の診察では涙点から濃い黄色の分泌があり，結膜は発赤しており眼瞼は軽度浮腫状だった。外眼筋運動と大まかな視力に異常はなかった。推奨される治療は何か。
>
> **解答例：**
> Williams らの研究によれば，ポリミキシン B-トリメトプリム点眼の 1 日 4 回 7 日間投与が推奨される。結膜炎の大半はウイルス性だが，先行研究（1984 年 Gigliotti ら）[6]ではプラセボのみよりも抗菌薬点眼により早期に改善が得られた。今回の研究ではポリミキシン B-トリメトプリム点眼がモキシフロキサシン点眼よりも推奨される。モキシフロキサシンはより早期の細菌学的改善率が得られたが，2 つの治療薬の間で臨床的アウトカムに差はなかった。しかし，ポリミキシン B-トリメトプリムを使用したほうがモキシフロキサシンよりも費用の大きな削減となる（患者 1 人あたり約 90 ドル）。結膜炎の罹患率の高さ（18 歳未満の小児で年間約 370 万人が外来受診する）を考慮すると，ポリミキシン B-トリメトプリムの使用により年間 3 億ドルに及ぶ医療費の削減につながる可能性がある。

文献

1. Williams L, Malhotra Y, Murante B, et al. A single-blinded randomized clinical trial comparing polymyxin B-trimethoprim and moxifloxacin for treatment of acute conjunctivitis in children. *J Pediatr*. 2013; 162(4): 857-861.
2. Epling J. Bacterial conjunctivitis. *BMJ Clin Evid*. 2012 Feb 20; 2012: 0704.
3. Gigliotti F, Williams WT, Hayden FG, et al. Etiology of acute conjunctivitis in children. *J Pediatr*. 1981; 98(4): 531-536.
4. Weiss A, Brinser JH, Nazar-Stewart V. Acute conjunctivitis in childhood. *J Pediatr*. 1993; 122(1): 10-14.
5. Azari AA, Barney NP. Conjunctivitis: a systematic review of diagnosis and treatment. *JAMA*. 2013; 310(16): 1721-1729.
6. Gigliotti F, Hendley JO, Morgan J, Michaels R, Dickens M, Lohr J. Efficacy of topical antibiotic therapy in acute conjunctivitis in children. *J Pediatr*. 1984; 104: 623-626.

45 弱視のスクリーニング
Screening for Amblyopia

Nina Shapiro

弱視に対しては早期治療がより効果的であり，就学前の視力スクリーニング実施が支持される。

— Williams et al.[1]

研究課題：小児の弱視はどのくらい早期に同定できるか。最も効果的なスクリーニングの方法は何か。就学前の視力スクリーニングは早期発見を目的として正当化されるか[2]。

研究資金提供：医学研究協議会(英国)，ウェルカム・トラスト(Wellcome Trust[訳注：英国に本拠地をもつ医学研究支援等を目的とする公益信託団体])，英国保健省(Department of Health)・環境省(Department of the Environment)

研究開始：1993 年

研究発表：2000 年

研究実施場所：英国のブリストル大学(University of Bristol)とイースト・アングリア大学(University of East Anglia)

研究対象：Avon Longitudinal Study of Pregnancy and Childhood (ALSPAC)として，特定の地域で 1991 年 4 月 1 日から 1992 年 12 月 31 日に出生した 14,000人の小児のコホート研究において，後半 6 か月間に出生した小児

除外対象：ALSPAC の最初の 15 か月に出生した小児，ALSPAC にすでに他の同胞(両親が同じ)が登録されている場合

被験者数：3,490 人の小児。2,029 人が介入群，1,461 人がコントロール群

研究概要：研究デザインの概要は図 45.1 を参照

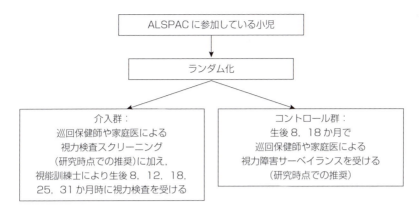

図 45.1 研究デザインの概要

介入内容：コントロール群が受ける検査であり，研究時点で英国において推奨されている視力スクリーニングプログラムである生後 8，18 か月での検査に加え，介入群は視能訓練士が生後 8，12，18，25，31 か月で視力検査を行う積極的プログラムを受けた。追加として，視力，眼位，立体視，運動性融像，非調節麻痺下光屈折検査法が評価された。視能訓練士は米国に比べて英国や欧州で人数の多い専門家である。眼球運動を詳細に検査するよう訓練されており，検眼医とともに小児の斜視や弱視などの視覚の問題に対する仕事をしている。結果の異常や視力障害がある小児は病院の眼科へ精査目的に紹介された。

- 視力は以下の 3 種類の方法で検査された。片眼遮蔽時の行動（全月齢），Cardiff Cards（全月齢），Kay Pictures（25，31 か月）である。片眼遮蔽を嫌がったり，Cardiff Cards や Kay Pictures の検査結果が正常を下回ったりした場合は精査目的に紹介された。
- 眼位は遮蔽検査（cover test）で検査された。少しでも偏位があったり，潜在性内斜視，調節不能や高度の内斜視があったりした場合は斜視疑いとして紹介された。
- 非調節麻痺下光屈折検査法は全月齢で小児屈折計を用いて検査され，データは写真屈折検査法の評価と弱視のスクリーニング法である屈折異常の評価のために用いられた。

経過観察：経過観察の評価は，介入群の最後のスクリーニングの 6 か月後，またコントロール群の最後のスクリーニングの 19 か月後である生後 37 か月で行われ，弱視または斜視が見逃された例を同定し，両プログラムの感度を決定した。

エンドポイント（評価項目）：

一次評価項目：生後 37 か月以前に斜視または弱視として病院の眼科に紹介された小児の人数。各月齢で異なる視力検査の感度・特異度を決定し，最も効果的なス

クリーニング法を同定した。

結果

- 合計282人，介入群で147人，コントロール群で135人が生後37か月より前に病院眼科へ紹介された。109人が生後37か月の最終評価時に紹介となった。
- 本研究での弱視の累積罹患率は2.5%だった。介入群はコントロール群より生後37か月以前で弱視と診断された率が高く（1.6%対0.5%），介入群では人口比で0.5%に眼位正常の弱視も発見されたが，コントロール群では37か月以前に発見された例はなかった。
- 研究時点で英国の標準プログラムだったコントロール群のプロトコルは，介入群と比べて弱視や斜視の同定について感度・特異度ともに低かった。精査目的に眼科を紹介された小児のうち，コントロール群（1.2%）より介入群（2.3%）のほうがより多く弱視と診断され，介入プログラムの感度の良さを反映していた（$P<0.01$）。介入プロトコルは特異度95%で，対照プロトコルは特異度92%であり偽陽性も有意に多かった（$P<0.01$）。
- 介入群はコントロール群より有意に感度が高かったとはいえ，生後37か月より前にはすべての弱視または斜視の68%しか発見されなかった。斜視性弱視の感度が最も高く，生後37か月より前に100%が発見された。眼位正常の弱視の感度は最も低く，ほとんどの例が生後37か月より前には発見されなかった。
- 眼位と視力測定のための遮蔽検査は全月齢において特異度99%以上だったが，眼位は生後25か月まで，視力は生後37か月までは感度は低かった。
- 屈折異常を見つけるための光屈折検査法は，それ自体とは別に遮蔽検査と組み合わせると生後37か月未満の視力検査において感度は上がるが特異度は下がった。したがって，遮蔽検査で視力測定しより多くの偽陽性を出すよりも，光屈折検査法と遮蔽検査を合わせて生後37か月未満の弱視をより多く見つけることができる可能性が示唆された。生後37か月時に，遮蔽試験と合わせて視力検査か光屈折検査法のいずれかを行うことにより同等の高い感度と特異度で弱視のスクリーニングができる。
- Williamsらはフォローアップの研究で，介入群で用いた積極的なスクリーニング法はコントロール群と比較して弱視の眼の視力をより良くさせ，7歳半での弱視率を減らすことができるとした。このフォローアップデータは，弱視に対してはより早期のスクリーニングと治療がアウトカムの改善につながることを示している[1]。

批判と制限事項：
- 本研究での介入プログラムは非常に積極的なもので，実践的というよりは，異なる月齢での最も効果的なスクリーニング法についてのデータを示したものである．実臨床で実現可能な効果的なプログラムを明らかにするためにさらなる研究が必要である．
- 介入プログラムでのクリニックへの受診率は良いとはいえず，介入群において1回は外来受診したのは69％，毎回受診したのは43％であり，これは結果においてバイアスとなった可能性がある．しかし，言われたとおりに外来を受診したかどうか（実際の受診よりも介入プログラムを受診するよう言われたことでの受診行動の変化を推測することができた）に関わらず，すべての小児が解析対象となった．

関連研究と有用情報：米国では，米国母子保健局（Maternal and Child Health Bureau）と米国国立眼病研究所（National Eye Institute：NEI）の就学前小児視覚スクリーニングタスクフォース（Task Force on Vision Screening in the Preschool Child）が2000年にレポートを出した．これは単眼視力と立体視力を含めた検査のガイドラインが解析されたものである．州をまたいだ標準的なガイドラインの作成を提案し，診療報酬の問題や弱視治療の費用について経済学的な負担や社会的なインパクトの点からもまとめられている．標準化した結果のモニタリングの実践についても言及している[3]．

米国小児科学会（American Academy of Pediatrics：AAP），米国視能訓練士協会（American Association of Certified Orthoptists），米国小児眼科斜視協会（American Association for Pediatric Ophthalmology and Strabismus），米国眼科学会（American Academy of Ophthalmology：AAO）はプライマリケアの小児科医による小児のルーチンの眼科健診についての勧告を発表した．出生後から36か月までの小児に対してはルーチンの眼科健診として以下を行うこととしている——（1）眼科的病歴，（2）視覚評価（固視追視検査），（3）眼瞼や眼の外観上の診察，（4）眼球運動評価，（5）瞳孔の検査，（6）赤色反射試験[4]．

要点と結果による影響：視能訓練士による積極的な視力検査を行う介入プロトコルは，研究時点での対照プロトコルと比較して，生後37か月未満の小児の弱視に対して感度・特異度ともにより高く同定できた．スクリーニングと治療をより早期に繰り返し行うことがその後のアウトカムの改善につながるため，本研究は弱視をより早期に発見するためのスクリーニングと就学前の視力検査を追加で行う根拠となる[1,2]．若年小児期のより積極的な視力スクリーニングは弱視の眼の視力改善と，7歳半の時点での弱視の全罹患率の減少につながる[1]．

> **臨床症例　就学前の小児への弱視スクリーニング**
>
> **症例病歴：**
> 　生後 12 か月の乳児が視力検査目的に受診したが，その 4 か月前に一度評価を受けた際，問題なしとされていた。12 か月時には，眼位が左右非対称だった。あなたはどんな治療を推奨するか。
>
> **解答例：**
> 　Williams ら[1,2]によると，より詳細な評価，つまり視力，眼位，立体視運動性融像，非調節麻痺下光屈折検査法を行ったほうが若年小児における弱視や斜視の可能性をよりよく発見できるだろう。小児眼科医または視能訓練士への紹介が必要である。

文献

1. Williams C, Northstone K, Harrad RA, Sparrow JM, Harvey I; ALSPAC Study Team. Amblyopia treatment outcomes after screening before or at age 3 years: follow up from randomised trial. *BMJ*. 2002; 324(7353): 1549.
2. Williams C, Harrad RA, Harvey I, Sparrow JM; ALSPAC Study Team. Screening for amblyopia in preschool children: results of a population-based, randomized controlled trial. ALSPAC Study Team. Avon Longitudinal Study of Pregnancy and Childhood. *Ophthalmic Epidemiol*. 2001; 8(5): 279-295.
3. Hartmann EE, Dobson V, Hainline L, et al. Preschool vision screening: Summary of Task Force Report. *Pediatrics*. 2000; 106(5): 1105-1112.
4. Swanson J, Buckley EG, et al. Policy Statement: Eye examination in infants, children, and young adults by pediatricians. *Pediatrics*. 2003; 111(4): 902-907.

眼科の専門的な検査の方法については成書を参照いただきたい。本稿の翻訳についてアドバイスをいただいた，友人でもある岡山大学病院眼科の土居真一郎先生に深謝申し上げる。

SECTION 15

整形外科学

Orthopedics

小児における化膿性股関節炎と一過性股関節滑膜炎との鑑別

Differentiation between Septic Arthritis and Transient Synovitis of the Hip in Children

Michael Levy

> 小児の化膿性股関節炎と一過性股関節滑膜炎との鑑別のための臨床予測ルールは，新しい患者層においてはやや劣るがそれでも非常に優れた診断性能を有していた。
>
> —— Kocher et al.[1]

研究課題：シンプルな臨床予測ルールは，化膿性股関節炎と一過性股関節滑膜炎の鑑別に有用か[1]。

研究資金提供：なし

研究開始：1997年

研究発表：2004年

研究実施場所：ボストン小児病院(Children's Hospital, Boston, マサチューセッツ州)

研究対象：急性股関節痛を主訴に受診し，一過性滑膜炎と化膿性関節炎との鑑別を要した小児

除外対象：データ(関節液検査，末梢血白血球数，血液培養の検査結果)が不十分な児，抗菌薬投与を受けていた児，免疫抑制者，腎不全，新生児敗血症，股関節手術後，リウマチ性疾患，Legg-Calve-Perthes病の児

被験者数：154人

研究概要：先行研究で著者らは化膿性股関節炎を一過性股関節滑膜炎と鑑別する

臨床予測ルールを作成した(表46.1)[2]。本研究では新しい患者群にこのルールを適用させることでルールの検証を試みた。

表46.1 臨床予測ルールの項目

発熱あり
体重をかけられない
血沈(ESR)≧40 mm/時
末梢血白血球数＞12,000/mm^3

経過観察：平均11.8か月(範囲：5.9〜23.7か月)

エンドポイント(評価項目)：

真の化膿性関節炎は、関節液の細菌培養陽性、または関節液中の白血球数(WBC)≧50,000/mm^{3}かつ血液培養陽性と定義された。化膿性関節炎疑いは関節液の細胞数≧50,000/mm^{3}だが関節液・血液培養陰性と定義された。一過性滑膜炎は関節液の細胞数＜50,000/mm^{3}で、抗菌薬なしで症状が改善し、その後の疾患が医療記録で確認されなかったものと定義された。

結果

- 51人(33%)が化膿性関節炎と診断された(表46.2)
- ROC曲線下面積(area under the receiver operating characteristic curve)は0.86だった(先行文献では0.96)。
- 放射線学的な関節液貯留所見は一過性滑膜炎群と化膿性関節炎群で同様だった(11% vs 14%, $P=0.79$)

表46.2 臨床予測ルールの成績

予測ルールを満たした項目数	先行文献での化膿性関節炎の割合	本研究での化膿性関節炎の割合
0	＜0.2%	2.0%
1	3.0%	9.5%
2	40.0	35.0%
3	93.1	72.8%
4	99.6%	93.0%

批判と制限事項：
- 予測ルールの作成と検証は単一の小児三次病院で行われたため，異なる地域や市中病院の患者には適用できないかもしれない。
- 陽性的中率は疾患の有病率に左右されるため，化膿性関節炎の発症率が低い集団では低くなるだろう。
- CRPは施設の制限があり測定されていない。

関連研究と有用情報：
- 異なる施設での後方視的研究では4つすべての項目を満たした場合でも化膿性関節炎の予測罹患率は59.1％しかなかった[3]。この集団では一過性関節炎の患者の割合がより高かった。より小規模の総合病院では予測罹患率が59.9％だった[4]。これらは陽性的中率が疾患の有病率に左右されることを反映している。
- その後の研究ではCRP＞2.0 mg/dLを臨床予測ルールに加え，5つすべての項目を満たした場合化膿性関節炎の可能性は97.5％だった[5]。追加の研究でもCRPの有用性が示された[6,7]。

要点と結果による影響： 4つの項目——発熱あり，体重をかけられない，血沈（赤血球沈降速度，erythrocyte sedimentation rate：ESR），白血球数（WBC）からなるシンプルな臨床予測ルールは化膿性股関節炎を一過性股関節滑膜炎と鑑別する一助となる可能性がある。CRPが予測ルールの成績を向上させるかもしれない。予測ルールは股関節痛の評価とマネジメントに直接役立つが，臨床的な判断と，人口における疾患の有病率とを組み合わせながら慎重に利用すべきである。

臨床症例　化膿性関節炎と一過性滑膜炎との鑑別

症例病歴：

4歳女児が急性の片側股関節痛を主訴に救急外来を受診した。発熱はなかったが，体重をかけることができなかった。あなたは化膿性股関節炎ではないかと考えた。さらなる評価として何を行い，患者をどう管理するか。

解答例：

臨床像のみでは化膿性股関節炎を一過性股関節滑膜炎と鑑別することは難しく，さらなる客観的データが必要である。WBCとESRを測定すれば臨床予測ルールを適用することができるだろう。CRPも有用だろう。検査結果がすべて正常なら，患者は臨床予測ルールの1つを満たすことになり，化膿性関節炎である可能性は低い。こまめにフォローアップし経過観察が可能となるだろう。検査結果がすべて上昇していれば，化膿性関節炎である可能性は97.5％と高くなり，緊急で整形外科医へのコンサルトを行い，手術が必要となるかもしれない。

文献

1. Kocher MS, Mandiga R, Zurakowski D, Barnewolt C, Kasser JR. Validation of a clinical prediction rule for the differentiation between septic arthritis and transient synovitis of the hip in children. *J Bone Joint Surg Am*. 2004; 86-A(8): 1629-1635.
2. Kocher MS, Zurakowski D, Kasser JR. Differentiating between septic arthritis and transient synovitis of the hip in children: an evidence-based clinical prediction algorithm. *J Bone Joint Surg Am*. 1999; 81(12): 1662-1670.
3. Luhmann SJ, Jones A, Schootman M, Gordon JE, Schoenecker PL, Luhmann JD. Differentiation between septic arthritis and transient synovitis of the hip in children with clinical prediction algorithms. *J Bone Joint Surg Am*. 2004; 86-A(5): 956-962.
4. Sultan J, Hughes PJ. Septic arthritis or transient synovitis of the hip in children: the value of clinical prediction algorithms. *J Bone Joint Surg Br*. 2010; 92(9): 1289-1293.
5. Caird MS, Flynn JM, Leung YL, Millman JE, D'italia JG, Dormans JP. Factors distinguishing septic arthritis from transient synovitis of the hip in children. A prospective study. *J Bone Joint Surg Am*. 2006; 88(6): 1251-1257.
6. Levine MJ, Mcguire KJ, Mcgowan KL, Flynn JM. Assessment of the test characteristics of C-reactive protein for septic arthritis in children. *J Pediatr Orthop*. 2003; 23(3): 373-377.
7. Singhal R, Perry DC, Khan FN, et al. The use of CRP within a clinical prediction algorithm for the differentiation of septic arthritis and transient synovitis in children. *J Bone Joint Surg Br*. 2011; 93(11): 1556-1561.

SECTION 16

呼吸器学

Pulmonary

クループに対するステロイド治療

Steroids for the Treatment of Croup

Michael Hochman, revised by Nina Shapiro

> 我々の研究は小規模だが軽症のクループに対するデキサメタゾン治療の有用性を示した重要なものである。我々はクループの小児全員にデキサメタゾン治療を勧める。
>
> —— Bjornson et al.[1]

研究課題：デキサメタゾンは軽症のクループの治療として有効か[1]。

研究資金提供（スポンサー）：カナダ衛生研究所（Canadian Institutes of Health Research），研究施設である 2 病院の基金

研究対象：軽症クループの小児。犬吠様咳嗽が起きて 72 時間以内で，Westley クループスコアが 17 点満点中 2 点以下[2]。Westley スコアは，チアノーゼ，意識状態，air entry（肺胞呼吸音の聴取），ストライダー（吸気性喘鳴），陥没呼吸の評価点の合計点である。

除外対象：ストライダーの原因が他にある場合，慢性肺疾患，喘息，他に重要な全身性疾患がある場合，直近でステロイド治療を受けている場合

被験者数：720 人

研究概要：研究デザインの概要は図 47.1 を参照

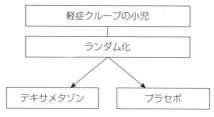

図 47.1　研究デザインの概要

介入内容：患者はランダム化され，デキサメタゾン 0.6 mg/kg（最大 20 mg，チェリー味のシロップ）の経口投与を受ける群とプラセボのシロップを摂取する群とに割り付けられた。

経過観察：7 日間

エンドポイント（評価項目）：
　一次評価項目：治療後 7 日以内にクループとして医療機関を再受診するか。
　二次評価項目：クループ症状の進行，コスト解析（デキサメタゾン，医師の人件費，入院費，加湿器や仕事を休むことでの生産性の低下といった家族の負担），眠れなかった時間，両親のストレス
　データは，医療用のカルテに加えて，治療の翌日に両親に対して電話によるインタビューを行い収集した。

結果

- デキサメタゾン群ではより早期にクループ症状が改善した（$P=0.003$）。しかし，両群の 75% 以上の患者が 3 日以内に症状が完全に改善した（表 47.1）。
- デキサメタゾン群での両親のストレスは小さいが有意に減少した。

表 47.1　試験の主な結果

アウトカム	デキサメタゾン群	プラセボ群	P 値
医療機関への再受診	7.3%	15.3%	<0.001
総コスト[a]	72 ドル	93 ドル	0.01
初期 3 日間の平均不眠時間	2.9 時間	4.2 時間	<0.001

[a] コストはカナダドルでの報告．研究時点では 1 カナダドルが 70 米セントの換算．

批判と制限事項：本研究への参加は救急外来を受診した小児が対象だったが，軽症クループの小児の多くは救急外来を受診しない。救急外来を受診しなかった小児は本研究の被験者よりもさらに軽症だった可能性があり，デキサメタゾンによる同等の効果が得られないかもしれない。

　本研究ではデキサメタゾンによる明らかな有害事象はみられなかったが，小規模な研究でありまれな副作用の可能性がないとはいえない。

関連研究と有用情報：中等症から重症のクループに対してもステロイドによる治

療の有効性が示された[3,4]。しかし，患者は本研究のように多くが軽度の症状で受診する。肋間の陥没呼吸などの努力呼吸がみられるような中等症から重症のクループでは，アドレナリン吸入も行う必要があるかもしれない[5]。

要点と結果による影響：軽症クループの小児に対しては経口デキサメタゾンを1回投与することで再受診を防ぎ症状の改善を早くし，全体としてのコスト削減になる。

臨床症例　クループに対するステロイド治療

症例病歴：
　2歳の既往のない男児が，前日からの軽度の感冒症状を主訴に救急外来を受診した。両親によると，寝た直後に大きな犬吠様咳嗽と軽度の吸気性喘鳴がみられたとのことだった。救急外来での診察では，間欠的な犬吠様咳嗽と軽度の吸気性喘鳴があり，チアノーゼはなかった。酸素飽和度は室内気下で97％だった。
　適切な治療は何か。

解答例：
　Bjornsonらの研究に基づくと，この小児に対しては経口デキサメタゾンの1回投与が最も良い治療選択肢である。軽症クループに対する経口デキサメタゾン1回投与は回復を早め，症状出現から1週間以内の医療機関への再受診を減少させ，両親のストレスを軽減させ，睡眠時間を改善させ，医療費の削減につながる。

文献

1. Bjornson CL et al. A randomized trial of a single dose of oral dexamethasone for mild croup. *N Engl J Med*. 2004; 351(13): 1306-1313.
2. Klassen TP et al. The croup score as an evaluative instrument in clinical trials. *Arch Pediatr Adolesc Med*. 1995; 149: 60-61.
3. Tibballs J et al. Placebo-controlled trial of prednisolone in children intubated for croup. *Lancet*. 1992; 340: 745-748.
4. Johnson DW et al. A comparison of nebulized budesonide, intramuscular dexamethasone, and placebo for moderately severe croup. *N Engl J Med*. 1998; 339: 498-503.
5. Petrocheilou A, Tanou K, Kalampouka E, Malakasioti G, Giannios C, Kaditis AG. Viral croup: diagnosis and treatment algorithm. *Pediatr Pulmonol*. 2014; 49(5): 421-429.

軽症持続型喘息に対する吸入ステロイド療法：START 試験

Inhaled Corticosteroids for Mild Persistent Asthma (the START Trial)

Michael Hochman, revised by Nina Shapiro

我々の研究で，1日1回低用量のブデゾニド吸入が軽症持続型喘息患者の重症喘息発作のリスクを減少させることが示された．小児の成長にわずかな影響を与えるが，治療の効果のほうが上回る．

—— Pauwels et al.[1]

研究課題：最近発症した軽症持続型喘息の患者に対する吸入ステロイド療法はアウトカムを改善させるか[1]．

研究資金提供：アストラゼネカ (AstraZeneca) 社

研究開始：1996 年

研究発表：2003 年

研究実施場所：32 か国の 499 施設

研究対象：5～66 歳の軽症持続型喘息の患者．軽症持続型喘息とは"毎日ではないが週に少なくとも1回，喘鳴，咳嗽，呼吸困難，胸部絞扼感の症状がみられる場合"と定義した．呼吸機能検査で可逆性閉塞性気道障害として，気管支拡張薬使用後に努力呼気1秒量 (forced expiratory volume in 1 second：FEV_1) が 12％以上増加する，運動により FEV_1 が 15％以上減少する，14 日間のピークフロー（最大呼気速度）の最大2回と最小2回の変動が 15％以上ある，という場合も必要条件とした（表 48.1）．

表 48.1　成人と 5 歳以上の小児の喘息重症度分類 [a]

分類	症状のある日数/週	夜間発作のある回数/週
間欠型	≦2	≦2
軽症持続型 [b]	>2	3〜4
中等症持続型	毎日	≧5 [訳注：1 回/週以上だが毎夜ではない]
重症持続型持続	持続	頻回 [訳注：毎夜]

[a] 米国国立喘息教育予防プログラムガイドライン (National Asthma Education and Prevention Program guidelines) より．
[b] START 試験のほとんどの患者は軽症持続型喘息に分類された．

除外対象：2 年以上喘息症状あり，30 日以上の副腎皮質ステロイド（ステロイド）治療歴あり，ステロイド治療を速やかに開始すべきと医師が判断した場合，予測 FEV_1 が気管支拡張薬使用前に 60％未満または使用後に 80％未満，他の臨床的に重大な疾患がある場合

被験者数：7,241 人

研究概要：研究デザインの概要は図 48.1 を参照

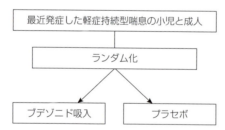

図 48.1　START 試験の研究デザインの概要

介入内容：ブデゾニド吸入群は，11 歳以上の患者は 1 日 1 回 400 μg，11 歳未満は 1 日 1 回 200 μg の吸入を受けた．プラセボ群は乳糖の吸入を受けた．
　両群の患者は，気管支拡張薬吸入などの追加の喘息治療を担当医の判断で受けた．担当医は吸入・全身ステロイド投与などの承認されている喘息治療はすべて行うことができた．

経過観察：3 年間

エンドポイント（評価項目）：

一次評価項目：初回喘息関連重症イベントまでの期間（イベントとは，喘息悪化での入院や緊急治療，または喘息関連の死亡とした）

二次評価項目：症状のない日数の割合（患者による症状ノートの記録に基づく），追加の喘息治療薬使用の必要性，気管支拡張薬使用前後の FEV_1 の変化

結果

- 被験者の平均年齢は 24 歳で，55％が 18 歳以上だった。
- 被験者のベースラインとしての平均（FEV_1）は，気管支拡張薬使用前が予測値の 86％，使用後が予測値の 96％だった。
- プラセボ群の患者の 23.6％が研究終了時に吸入ステロイドの投与を受けていた（両群で，症状のコントロールが不良な場合に担当医はステロイド投与など追加の喘息治療をしてよいことになっていた）。
- ブデゾニド群の患者はプラセボ群と比較して喘息関連イベントが少なかった（表 48.2）。
- 5〜15 歳の小児患者においてブデゾニド群はプラセボ群と比較して身長の伸びが平均 0.43 cm/年悪かった。

表 48.2 試験の主な結果

アウトカム	ブデゾニド群	プラセボ群	P 値
少なくとも 1 回の重症喘息関連イベントがあった患者 [a]	3.5％	6.5％	<0.0001
症状のない日数の割合 [a]	91％	89％	<0.0001
少なくとも 1 コースの全身ステロイド投与を受けた患者	15％	23％	<0.0001
気管支拡張薬使用前の予測 FEV_1 値の変化率	+3.49％	+1.77％	<0.0001
気管支拡張薬使用後の予測 FEV_1 値の変化率	−1.79％	−2.68％	0.0005

[a] 実際の％は記載なし。図から予測されるおおよその数値を記載している。

批判と制限事項：研究では喘息の治療としてブデゾニド吸入と他の吸入ステロイド薬との比較をしておらず，また吸入ステロイド薬の適切な用量や投与方法についての情報がない。

関連研究と有用情報：
- START 試験の終了後，患者全員（プラセボ群・ブデゾニド群）が追加で 2 年間のオープンラベルのブデゾニド吸入治療を受けた。合計 5 年の経過観察で，ブデゾニド群の患者は引き続き重症喘息関連イベントが少なく，喘息治療薬の追加が必要になることも少なかった[2]。START 試験の追加解析ではブデゾニド治療は費用対効果の点でも優れていると示された[3,4]。
- 他の研究でも喘息患者への吸入ステロイド治療の有効性が示されている[5,6]。
- START 試験ではブデゾニド群において身長の伸びのわずかな低下が示された。他の研究でもブデゾニド治療を受けている喘息の小児はわずかに成人身長が低いことが示されたが[7]，長期間のブデゾニド治療を受けている喘息小児で基準範囲内の成人身長が得られたという研究もある[8]。
- 再発性喘鳴を有する就学前の小児に対する試験では，ブデゾニドを毎日吸入する方法と気道感染症の罹患中のみ吸入する間欠的吸入の方法との比較が行われた。両群ともアウトカムに差はなかったが，間欠的吸入群のほうで薬物必要量が少なく済んだ[9]。吸入ステロイドの間欠的使用と毎日の使用を比較した他の研究でも同様の結論だった[10]。

要点と結果による影響： START 試験では，最近発症した軽症持続型喘息の小児と成人において，毎日のブデゾニド吸入で重度の喘息発作を減少させることが示された。ブデゾニドで治療された 5～15 歳の小児は，3 年の治療期間でプラセボ群と比較してわずかだがはっきりした身長の伸びの低下がみられた。吸入ステロイドは持続型喘息の小児と成人のコントロール薬の第 1 選択として推奨されている。

臨床症例　軽症持続型喘息に対する吸入ステロイド

症例病歴：
　小児期から軽症の喘息の既往のある 8 歳男児が前月から喘息が増悪したと外来を受診した。時々しかサルブタモール（albuterol）吸入を使用していなかったのが，最近は週に 3～4 回使用するようになったとのことだった。加えて，前月は喘息症状で夜間に 3 回起きることがあった。さらなる問診で，男児の両親が前月からガレージの工事をしており，家の中は特に埃っぽくなっていたことがわかった。
　START 試験に基づくと，この男児の喘息をどう治療すべきか。

解答例：
　START 試験では，毎日のブデゾニド吸入が軽症持続型喘息の小児と成人の重度の喘息発作を減らすことが示された。前月から，この症例の男児は喘息により週 2 回以上のサルブタモール吸入の必要性と月 3 回の夜間覚醒がみられてい

る。これらの症状が続けば，彼は軽症持続型喘息に分類されるだろう。

しかし，この男児の喘息の増悪は家の中の埃の要素が大きそうである。ガレージの工事が彼の症状を悪くしている可能性があることを両親に伝え，子どもの埃への曝露を減らす方法を見つけるべきである。工事が終わるまでこの男児に吸入ステロイドを処方するのも悪くはないが，治療はおそらく必要なく，副作用（短期間でわずかながら身長の伸びが低下する）もあるため，漫然と使用し続けるべきではない。

文献

1. Pauwels RA et al. Early intervention with budesonide in mild persistent asthma: a randomized, double-blind trial. *Lancet*. 2003; 361: 1071-1076.
2. Busse WW et al. The Inhaled Steroid Treatment As Regular Therapy in Early Asthma (START) study 5-year follow-up: effectiveness of early intervention with budesonide in mild persistent asthma. *J Allergy Clin Immunol*. 2008; 121(5): 1167-1174.
3. Sullivan SD et al. Cost-effectiveness analysis of early intervention with budesonide in mild persistent asthma. *J Allergy Clin Immunol*. 2003; 122(6): 1229-1236.
4. Weiss K et al. Cost-effectiveness analysis of early intervention with once-daily budesonide in children with mild persistent asthma: results from the START study. *Pediatr Allergy Immunol*. 2006; 17(Suppl 17): 21-27.
5. Adams NP et al. Fluticasone vs. placebo for chronic asthma in adults and children. *Cochrane Database Syst Rev*. 2005; (4): CD003135.
6. Adams N et al. Budesonide for chronic asthma in children and adults. *Cochrane Database Syst Rev*. 2001; (4): CD003274.
7. Kelly HW et al. Effect of inhaled glucocorticoids in childhood on adult height. *N Engl J Med*. 2012; 367(10): 904-912.
8. Agertoft L, Pederson S. Effect of long-term treatment with inhaled budesonide on adult height in children with asthma. *N Engl J Med*. 2000; 343(15): 1064-1069.
9. Zeiger RS et al. Daily or intermittent budesonide in preschool children with recurrent wheezing. *N Engl J Med*. 2011; 365(21): 1990-2001.
10. Papi A et al. Rescue use of beclomethasone and albuterol in a single inhaler for mild asthma. *N Engl J Med*. 2007; 356(20): 2040-2052.

本章の翻訳にあたり，『医師として知らなければ恥ずかしい50の臨床研究』の「36 軽度持続性喘息に対する吸入ステロイド薬：START試験」を参考とした。谷口俊文先生に厚く御礼申し上げる。

急性喘息発作に対するサルブタモール吸入とアドレナリン皮下注射

Inhaled Salbutamol (Albuterol) versus Injected Epinephrine in Acute Asthma

Nina Shapiro

> 副作用がなく非侵襲的であるという点から，酸素マスク下のサルブタモール吸入を急性喘息発作の小児に対する治療薬として推奨する。
> —— Becker et al.[1]

研究課題：選択的$β_2$刺激薬であるサルブタモール(albuterol)のネブライザー吸入は急性喘息発作の小児に対する治療としてアドレナリンの皮下注射と比べて同等もしくはより良い効果があるか[1]。

研究資金提供：ウィニペグ小児病院(Children's Hospital of Winnipeg)研究基金

研究開始：1981年

研究発表：1983年

研究実施場所：ウィニペグ小児病院(マニトバ州，カナダ)

研究対象：急性喘息発作を主訴に救急外来を受診した，呼吸機能検査で可逆性気道閉塞が指摘されている6～17歳の小児

除外対象：2時間以内に急性喘息発作に対して治療を受けた小児

被験者数：40人

研究概要：研究デザインの概要は図49.1を参照

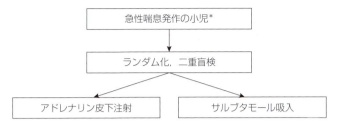

図 49.1　研究デザインの概要

*重症度は pulmonary index（頻呼吸，喘鳴，吸気・呼気比の変化，呼吸補助筋の使用）を用いて評価した．

介入内容：急性喘息発作で救急外来を受診した小児を，サルブタモール（0.5%溶液，0.02 mL/kg，最大 1 mL）をフェイスマスクでネブライザー吸入させる群と，アドレナリン（1,000 倍希釈溶液，0.01 mL/kg，最大 0.4 mL）を皮下注射する群とに分けた．二重盲検とし，20 人ずつを各群にランダムに割り付け，一方は薬剤，もう一方は生理食塩水として吸入と皮下注射を行った．介入中，両群はフェイスマスクで 30％酸素の投与を受けた．介入前に努力性肺活量として FVC（forced vital capacity）を，1 秒量（1 秒間努力呼気容量）として FEV_1（forced expiratory volume in 1 second）を，FVC の 25〜75％での平均努力呼気流量として $FEF_{25〜75\%}$（forced expiratory flow from 25% to 75% of the vital capacity）の測定を行った．患者の血液ガス測定を行う前には 10 分間室内気下で管理した．

経過観察：治療の 15 分後と 30 分後にバイタルサインの測定とスパイロメトリー検査を行った．必要時，30 分後にもう 1 回追加治療を行い，初回投与から 45 分後と 60 分後に追加の測定を行った．血液ガス検査は薬物投与から 30 分後と酸素中止 10 分後にそれぞれ行った．

エンドポイント（評価項目）：
- スパイロメトリー検査結果：FEV_1，FVC，$FEF_{25〜75\%}$，%FEV_1（対標準 1 秒量）/FVC 比
- バイタルサイン：収縮期・拡張期血圧，呼吸数，心拍数
- 血液ガス：PaO_2，$PaCO_2$
- 再治療，救急外来の再受診，受診に引き続いての入院，7 日間以内の合計入院数

結果

- 両群間で以下の項目に有意差はなかった（$P>0.05$）：pulmonary index，FEV_1，FVC，$FEF_{25〜75\%}$，%FEV_1/FVC 比，PaO_2，収縮期・拡張期血圧，呼吸数，心拍数

- 両群で，FVC，FEV₁，FEF$_{25～75\%}$の有意な改善がみられた。%FEV₁/FVC 比は両群とも 15 分後に有意な改善がみられたが，サルブタモール群では 15 分後のみでその後は有意な改善は認めなかった。
- アドレナリン投与後，拡張期血圧の低下と脈圧の上昇が有意にみられたが，サルブタモール群では有意な変化はなかった。
- アドレナリン群では心拍数の変化に有意差はなかったが，サルブタモール群では心拍数の有意な増加がみられた。
- アドレナリン群の 20 人中 10 人に悪心，嘔吐，振戦，頭痛，動悸，興奮，顔面蒼白などの副作用を認めたが，サルブタモール群では副作用はなかった。
- 再治療，入院，救急外来の再受診，再入院は群間で有意差はなかった。

批判と制限事項：副作用を減らすために 1 回の投与ではなく少ない量を続けて複数回投与した可能性については言及されていない。帰宅時に副腎皮質ステロイド（ステロイド）を投与されていた患者もいたが，急性喘息発作での受診時のステロイド投与の影響について言及されていない。

関連研究と有用情報：
- Zorc ら（1999 年）は 9 つの研究のメタ解析で，β刺激薬吸入に加えて複数回のイプラトロピウム吸入が救急外来での急性喘息発作の小児の治療に有効で，治療期間とサルブタモール吸入の回数を減少させたと報告した[2]。
- Edmonds らは，プラセボと比較して入院する割合が減ったため，救急外来を急性喘息発作で受診した患者全員にステロイド全身投与をすべきで，ステロイド全身投与に加えてステロイド吸入も考慮してもよいとした[3]。
- Kling らは急性喘息発作の治療の第 1 選択は依然として気管支拡張薬吸入であり，複数回の気管支拡張薬吸入によっても改善しない患者には，イプラトロピウム吸入を追加すべきだとした。また急性症状の再発を予防するため経口ステロイド薬を推奨するとした[4]。

要点と結果による影響：急性喘息発作を主訴に救急外来を受診した小児に対して，吸入サルブタモールとアドレナリン皮下注射とでは早期効果に有意差はなかった。しかし，アドレナリン皮下注射はより多くの副作用があり，より侵襲的だった。このこととその後の研究から，現在は（アドレナリン皮下注射よりも）吸入β刺激薬が急性喘息発作の小児に対する治療の第 1 選択として推奨されている。

| 臨床症例 | 小児の急性喘息発作 |

症例病歴：
　喘息の既往のある8歳の男児が，3時間前からの増悪する頻呼吸，喘鳴，肋間陥没呼吸を主訴に救急外来を受診した。この男児の喘息様症状は数か月間でていなかったため，自宅では薬物は使用していなかった。
　本研究の結果に基づき，あなたはどのようにこの小児を治療するか。

解答例：
　本研究では喘息発作の初期数時間以内の早期にサルブタモールを使用すると呼吸機能の改善に効果があり，明らかな副作用・有害事象はないことが示された。これは，それ以前に推奨されていたアドレナリンの皮下注射と比較して同等の効果があり，侵襲はより少なく，副作用も少ないと考えられる。

文献
1. Becker AB, Nelson NA, Simons FE. Inhaled salbutamol (albuterol) vs injected epinephrine in the treatment of acute asthma in children. *J Pediatr*. 1983; 102(3): 465-469.
2. Zorc JJ, Pusic MV, Ogborn CJ, Lebet R, Duggan AK. Ipratropium bromide added to asthma treatment in the pediatric emergency department. *Pediatrics*. 1999; 103(4 Pt 1): 748-752.
3. Edmonds ML, Milan SJ, Camargo CA Jr, Pollack CV, Rowe BH. Early use of inhaled corticosteroids in the emergency department treatment of acute asthma. *Cochrane Database Syst Rev*. 2012; 12.
4. Kling S, Zar HJ, Levin ME, Green RJ, Jeena PM, Risenga SM, et al. Guideline for the management of Acute Asthma in Children: 2013 update. *S Afr Med J*. 2013; 103(3): 199-207.

嚢胞性線維症に対する長期の高張食塩水吸入

Long-term Inhaled Hypertonic Saline for Cystic Fibrosis

Jeremiah Davis

小児と成人において，高張食塩水による長期治療は肺機能を改善させ，増悪の頻度を減少させ，欠席や欠勤を減少させた。

—— Elkins et al.[1]

研究課題：嚢胞性線維症（cystic fibrosis：CF）の患者に対しての高張食塩水の長期吸入は肺機能を改善させ，呼吸状態の悪化を減少させるか[1]。

研究資金提供：米国嚢胞性線維症財団（Cystic Fibrosis Foundation），オーストラリア国立医療研究会議（National Health & Medical Research Counsil of Australia），オーストラリア嚢胞性線維症研究信託（Australian Cystic Fibrosis Research Trust）

研究開始：2000 年

研究発表：2006 年

研究実施場所：オーストラリアの 16 の成人・小児病院

研究対象：6 歳以上の CF 患者で，スクリーニングの 1 秒量（1 秒間努力呼気容量）として FEV_1（forced expiratory volume in 1 second）の値が，6 か月以内に測定した個人ベストとの差が 10％未満，かつ年齢・性別・身長からの予測値の 40％以上

除外対象：肺機能が上記の基準を満たさなかった場合，研究開始前 2 週間以内に高張食塩水吸入や追加の抗菌薬投与が必要だった場合，妊娠中，授乳中，喫煙者，*Burkholderia cepacia* の保菌者

被験者数：164 人

研究概要：研究デザインの概要は図 50.1 を参照

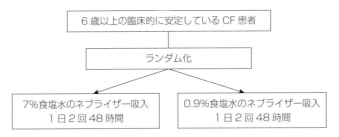

図 50.1　研究デザインの概要

介入内容：治療群の患者は高張（7％）食塩水 4 mL の吸入，先行して気管支拡張薬であるサルブタモール（albuterol）の吸入を 1 日 2 回行う。コントロール群の患者は同様の方法だが食塩水は生理食塩水（0.9％）だった。それぞれに味の違いを紛らわせるために 0.25 mg/mL のキニジン硫酸塩が混ぜられた。

経過観察：患者は治療開始後 4，12，24，36 週間後，また 48 週の最終評価時前 2 回の受診（それぞれ 1 週間以内）時に評価された。臨床評価，喀痰検体採取，スパイロメトリー，生活の質（quality of life：QOL）質問票が毎回の受診時に実施された。被験者は週ごとの症状をカードに記載し，呼吸状態の増悪の把握は症状の変化と抗菌薬が開始されたかどうかでなされた。

エンドポイント（評価項目）：

一次評価項目：ベースラインと比較した肺機能の変化率
二次評価項目：ベースラインと比較した肺機能の変化の絶対値，QOL の調査結果，喀痰中サイトカイン濃度と微生物学的特徴，増悪や入院の回数

結果

- 高張食塩水群とコントロール群でベースラインの特徴は同等だった。
- 主要評価項目（表 50.1）において，FEV_1，FVC，$FEF_{25～75\%}$（FVC の 25～75％での平均努力呼気流量）を統合したモデルは肺機能の線型勾配において治療群とコントロール群に有意差はなかった（$P=0.79$）。
- FEV_1 と FVC の絶対変化は高張食塩水群において研究期間の最初の 4 週間で増加し，その後横ばいとなり，残りの研究期間は一定の差となった（表 50.1）。FVC の絶対差は年齢によっても異なり，成人（18 歳以上）では高張食塩水群が平均 175 mL 多かった（95％CI：56～294，$P=0.004$）が，小児（18 歳未満）では有意差は

- なかった(コントロール群が 1 mL 多かった，95％CI：−72〜70，P =0.98)。
- 高張食塩水群では抗菌薬点滴を必要とする呼吸状態の増悪が少なかった(0.39 vs 0.89，平均差 0.50，95％CI：0.14〜0.86，P =0.02)。また平均の増悪日数も少なく，増悪がみられない期間も長かった。
- 増悪を患者の症状のみで定義しても同様の有意差がみられた。平均の増悪回数はコントロール群(2.74 イベント/患者)が高張食塩水群(1.32 イベント/患者)より有意に多かった(平均の差 1.42，95％CI：0.86〜1.99，P <0.001)。
- 増悪の頻度が少なくなったことで，学校や仕事を休む日も減り，日常生活が妨げられる頻度も少なくなったが，予定外の病院受診や入院の減少にはつながらなかった。体重や BMI の変化もなかった。
- サイトカイン濃度や微生物学的特徴に有意差はなかった。コントロール群で大腸菌群がより多く検出された。
- 高張食塩水群でコントロール群よりも薬剤による有害事象が多かった(14 vs 1，P =0.01)が，全体の有害事象は高張食塩水群が有意に少なかった(336 日あたり 2.89 vs 5.17，P <0.001)。

表 50.1 試験の主な結果

アウトカム	FEV_1	FVC	$FEF_{25〜75\%}$	P
高張食塩水とコントロール群での変化の線型率 (mL/週，0〜48 週)	0.3 (−1.3, 1.8)	0.5 (−1.3, 2.3)	−1.5 (−4.2, 1.2)	0.79[b]
高張食塩水とコントロール群での肺機能の絶対差 (mL，0〜48 週)[a]	68 (3, 132)	82 (12, 153)	39 (−67, 146)	0.03[b]

[a] プラスは高張食塩水のほうが優っていることを意味している。カッコ内は 95％信頼区間。
[b] 3 つすべての肺機能測定を統合した単一のモデルの結果。

批判と制限事項：治療のコンプライアンスは両群で同等(コントロール群 63％，高張食塩水 64％)だった。このレベルが現実世界に適用させたときを真に反映しているとすると，コンプライアンスがより良ければ高張食塩水の効果はより高くなるだろう。18 歳未満と成人で差があるのは興味深いことである。年齢や，もしかするとベースラインの肺機能での被験者の層別化がさまざまな年齢での高張食塩水のインパクトとしての知見に関与したかもしれない。

関連研究と有用情報：
- いくつかの先行研究で CF 患者の短期間の高張食塩水の効果が調査された。Robinson らの 2 件のケースシリーズでは高張食塩水使用により粘液線毛クリアランスの向上が示された[2,3]。これは Donaldson らによる研究[4]での肺機能の向

上によっても裏付けられ，Cochrane Database[5]によりレビューされた。
- 本研究の発表後，小児 CF 患者でより低年齢層での安全性と忍容性に注目した研究が増加した[6-8]。
- 6 歳未満の患者への高張食塩水投与のランダム化試験では，呼吸状態の増悪を減らしたり呼吸機能試験での有意差を示すことはできなかった[9]。
- 施設によってプラクティスは異なるが，CF 財団 (Cystic Fibrosis Foundation) のガイドラインと一般コンセンサスでは 6 歳以上の患者に対する高張食塩水の吸入が推奨されている[10]。

要点と結果による影響：本研究は CF 患者の肺機能に対する高張食塩水の長期効果を評価した最初の研究である。研究期間内では肺機能の線型勾配には差はなかったが，肺機能の絶対値，呼吸状態の増悪の回数や期間の長さ，学校・仕事・活動の妨げが生じる頻度や回数には有意差があった（6 歳以上の患者ではすべて高張食塩水のほうが良い結果がみられた）。高張食塩水は，CF 患者の増悪を減少させ，QOL を改善させる安全で安価な治療選択肢である。

臨床症例　CF 患者の呼吸状態の増悪を減らす

症例病歴：

プライマリケア外来に州外から新患が運ばれてきた。幼少期に CF と診断された 9 歳の女児だった。家族はこの数か月で "何度も入退院を繰り返した" ため，小児 CF センターの近くであるあなたの街に引っ越してきたのだった。自宅での CF 治療レジメンを確認すると，この女児は高張食塩水の吸入を受けていないようだった。家族にこの治療をしたことがあるかと聞くと，ないと答え，その治療は子どもにとって安全なのかと聞いてきた。

この質問に対する最善の答えは何か。

解答例：

Elkins らは 6 歳以上の小児へ定期的に長期間高張食塩水を使用することの有効性を示した。実際，治療は（この患者が特に困っている）肺機能への良い影響があった。高張食塩水の定期使用は 6 歳未満では同様の 48 週間使用で効果が示されなかったが，今回の家族には新しい呼吸器科医に毎日の治療レジメンに高張食塩水を加えるように検討してもらうよう言うべきである。

文献

1. Elkins MR et al. A controlled trial of long-term inhaled hypertonic saline in patients with cystic fibrosis. *N Eng J Med.* 2006; 354(3): 229-240.
2. Robinson M et al. Effect of hypertonic saline, amiloride, and cough on mucociliary clearance in

patients with cystic fibrosis. *Am J Respir Crit Care Med.* 1996; 153(5): 1503-1509.
3. Robinson M et al. Effect of increasing doses of hypertonic saline on mucociliary clearance in patients with cystic fibrosis. *Thorax.* 1997; 52(10): 900-903.
4. Donaldson S et al. Mucus clearance and lung function in cystic fibrosis with hypertonic saline. *N Engl J Med.* 2006; 354(3): 241-250.
5. Wark P, McDonald VM. Nebulised hypertonic saline for cystic fibrosis. *Cochrane Database Syst Rev.* 2009: CD001506.
6. Rosenfeld M et al. Inhaled hypertonic saline in infants and toddlers with cystic fibrosis: short-term tolerability, adherence, and safety. *Pediatr Pulmonol.* 2011; 46: 666-671.
7. Dellon EP et al. Safety and tolerability of inhaled hypertonic saline in young children with cystic fibrosis. *Pediatr Pulmonol.* 2008; 43: 1100-1106.
8. Subbarao P et al. Pilot study of safety and tolerability of inhaled hypertonic saline in infants with cystic fibrosis. *Pediatr Pulmonol.* 2007; 42: 471-476.
9. Rosenfeld M et al. Inhaled hypertonic saline in infants and children less than six years of age with cystic fibrosis: the ISIS randomized trial. *JAMA.* 2012; 306(21): 2269-2277.
10. Flume PA et al. Cystic fibrosis pulmonary guidelines: chronic medications for maintenance of lung health. *Am J Respir Crit Care Med.* 2007; 176(10): 957-969.

索引

和文索引

あ
亜鉛　89
アシクロビル　143
アスパラギナーゼ　225
アスピリン　2
アセトアミノフェン　199
アデノウイルス(AV)　131, 162, 232
アドレナリン　254
アプガースコア　172
アモキシシリン・クラブラン酸　66
アンピシリン　167

い
育児ストレスインデックス，短縮型──　49
意識障害　220
意識状態　246
維持輸液
　　経静脈的──　54
　　低張──　55
一元配置分散分析　43
一過性股関節滑膜炎　240
イブプロフェン　199
イプラトロピウム　256
インドメタシ　26
インフルエンザウイルス　131
インフルエンザ菌　231
　　b型(Hib)　100

う
ウイルス感染症　121, 130
　　新生児　141
　　乳児　130
ウエスタンブロット　152
うつ病尺度スコア(CDRS-R)，改訂小児──　13

え
英国国立腎臓研究基金　186
英国保健省・環境省　234
壊死性腸炎　177
エンテロウイルス　131

お
オーストラリア国立医療研究会議　258
オランダ腎臓基金　186

か
カイ(χ)二乗検定　43, 192
改訂Rochester基準　111, 115
改訂小児うつ病尺度スコア(CDRS-R)　13
下気道感染症　136
下気道疾患(LRI)　161
過体重　30
カタラーゼ　89
カテーテル尿検査　182
カナダ衛生研究所　88, 93, 246
化膿性股関節炎　240
鎌状赤血球症　98, 211
川崎病　2
　　小林リスクスコア　3
　　診断ガイドライン　3
眼位　235
桿状核球　109, 120, 131
陥没呼吸　161

き
既往病変による症候性発作　209, 210, 213
気管気管支炎　161
気管支肺形成異常症(BPD)　156, 176
急性結膜炎　230
急性疾患観察尺度　114
急性喘息発作　254
急性中耳炎　66
急性中耳炎重症尺度(AOM-SOS)　66
急性リンパ芽球性白血病(ALL)　224
吸入ステロイド療法　249

強直間代けいれん　208
胸部 X 線,下気道感染症　136
菌血症　98, 115, 127, 132

く

クリンダマイシン　104
クループ　246
　　Westley スコア　246
クループ-喉頭炎　161, 163

け

軽症持続型喘息　249
経静脈的維持輸液　54
頸動脈内膜中膜厚(IMT)　33
けいれん
　　既往病変による症候性発作　209, 210
　　強直間代——　208
　　特発性発作　209
　　乳児——　208
　　熱性——　198, 203, 205
　　非誘発性無熱性——　208
　　無熱性——　203
けいれん再発,非誘発性無熱性けいれん後の
　　——　208
血液検査,母乳栄養児　89
血液尿素窒素(BUN)値　44
結核　137
血管腫重症尺度　38
血管腫調査研究班　38
血管腫動的複雑度尺度　38
欠神発作　210
　　定型——　208
血沈(ESR)　242
結膜炎,急性——　230
ケトアシドーシス,糖尿病性——　42
ケトレー指数　31
解熱薬　198
ケベック健康研究基金　93
限局型単純ヘルペスウイルス(HSV)　143
健康関連 QOL(HRQOL)　224
犬吠様咳嗽　246

こ

抗菌薬投与,分娩中　167
抗けいれん薬　200

光線療法　58
酵素免疫法　152
高張食塩水　258
高ビリルビン血症　58
　　退院前のビリルビン値予測　60
　　母乳栄養　60
抗利尿ホルモン不適合分泌症候群(SIADH)　55
抗レトロウイルス薬　154
股関節炎,化膿性——　240
股関節滑膜炎,一過性——　240
呼吸器疾患,喘鳴をきたす——　162
呼吸窮迫症候群(RDS)　26, 176
骨感染症　132
小林リスクスコア　3
鼓膜チューブ　48

さ

細気管支炎　137, 161
　　RS ウイルス——　157
　　スペクトラム　161
細菌感染症　108, 113, 121, 125, 126
細菌性髄膜炎　132
細菌性腸炎　115, 127, 132
最小発育阻止濃度(MIC)　231
最大呼気速度　249
サーファクタント,予防的投与　176
サーベイランス研究,HPV ワクチン前——　78
左右シャント　27
サルブタモール　252, 254, 259

し

ジアゼパム　200
子宮頸部上皮内腫瘍(CIN)　72, 77
糸球体腎炎,溶連菌感染後——　191
ジクロフェナク　199
自殺念慮質問票-中学生版(SIQ-Jr)　15
システマティック・レビュー
　　鎌状赤血球症　101
　　鉄分補給　90
自然経腟分娩　173
持続陽圧呼吸療法(CPAP)　178
市中獲得型 MRSA(CA-MRSA)　104
質調整生存年(QALY)　225
質の改良プロジェクト　149
ジドブジン　151

視能訓練士　235
ジフテリア・破傷風・百日咳(DTP)ワクチン　114
自閉症　8
自閉症スペクトラム障害(ASD)　9
縞視力カード　89
弱視，スクリーニング　234
遮蔽検査　235
収縮期動脈血圧　93
重症細菌感染症　108, 113, 121, 125, 126, 130
　　Boston 基準　113
　　Philadelphia 基準　120, 122, 125, 126
　　Rochester 基準　109, 111, 115, 122, 128, 131, 132
　　低リスク児　108, 113
受傷機転　220
上気道感染症　137
症候性増殖性乳児血管腫　36
小児期発症てんかん　213
小児救急医療サービス　146
小児行動チェックリスト　49
小児三次医療機関　42, 93
小児集中治療室(PICU)　93, 149
　　輸血戦略　93
小児全身機能カテゴリースコア　148
小児二次救命処置法(PALS)ガイドライン　146
上皮内腺癌(AIS)　72
視力スクリーニングプログラム　235
神経画像検査，無熱性けいれん　211
腎シンチグラフィ，^{99m}Tc-DMSA──　183
新生児
　　感染巣不明の発熱　125
　　敗血症性ショック　146
　　ビリルビン値　58
新生児集中治療室(NICU)　58, 93, 159, 177
新生児早発型 B 群溶連菌感染症　166
新生児単純ヘルペスウイルス(HSV)感染症　141
腎瘢痕化　183
心理運動発達指数　90

す

垂直感染, HIV　151
髄膜炎　149, 203

ステロイド　250, 256
ストライダー　246
スフィンゴミエリン　176

せ

正期産児, ビリルビン値　58
生活の質(QOL)質問票　259
世界保健機関(WHO)
　　HIV 感染対策　154
　　肺炎の定義　136
赤血球スーパーオキシドジスムターゼ　89
赤血球沈降速度(ESR)　242
セフィキシム　182
セフォタキシム　182
セフトリアキソン　113
喘息
　　軽症持続型──　249
　　重症度分類　250
選択的セロトニン再取込み阻害薬(SSRI)　13
喘鳴　161, 162
喘鳴をきたす呼吸器疾患(WARI)　162

そ

早期鼓膜チューブ留置　48
臓器不全(MODS)　94
早期目標指向型治療(EGDT)　148
早産児
　　RS ウイルス感染症　156
　　サーファクタント治療　176
巣状糸球体硬化症(FSGS)　188

た

大うつ病　13
体外式膜型人工肺(ECMO)　94
多変量解析　210
短縮型育児ストレスインデックス　49
単純型熱性けいれん　205
単純ヘルペスウイルス(HSV)　141
　　限局型　143
　　新生児　141
　　中枢神経型　143
　　播種型　143

ち

チアノーゼ　146, 173, 246

チメロサール　10
注意欠如・多動症(ADHD)　19
中耳炎　121
　　急性——　66
　　遷延する——　48
中枢神経型単純ヘルペスウイルス(HSV)　143
治療必要数(NNT)　15

て

帝王切開　174
定型欠神発作　208
低張維持輸液　55
低ナトリウム血症　55
デキサメタゾン　246
デクスラゾキサン　225
データ安全性モニタリング委員会(DSMB)　38
鉄還元・抗酸化力(FRAP)　89
鉄分補給, 母乳栄養児　88
てんかん　203
　　既往病変による症候性発作　213
　　原因不明　212, 213
　　死亡率　213
　　小児期発症——　213
　　点頭——　208
　　特発性発作　213
てんかん患者の原因不明の突然死(SUDEP)　214
デンマーク国立研究財団　8
デンマーク国立健康委員会　9

と

銅, 母乳栄養児　89
頭蓋骨骨折　220
頭蓋底骨折　220
糖尿病性ケトアシドーシス(DKA)　42
頭部外傷, 低リスク——　218
動脈管開存症(PDA)　26
ドキソルビシン　225
特発性発作　209, 213
突然死, てんかん患者の原因不明の——　214
トリニダード・トバゴ保健省　191
努力呼気1秒量(FEV$_1$)　249

な

鉛による脳症　203

鉛曝露　82
軟部組織感染症　132

に

乳児観察尺度　120
乳児けいれん　208
乳児血管腫(IH)　36
乳児発熱　130
　　Boston基準　113
　　Philadelphia基準　120, 122, 125, 126
　　Rochester基準　109, 111, 115, 122, 128, 131, 132
乳幼児突然死症候群(SIDS)　63
ニューヨーク州腎疾患研究所　186
ニューヨーク腎臓基金　186
尿検査　109, 113, 131
尿細管萎縮を伴う巣状全節性糸球体荒廃　187
尿路感染症(UTI)　115, 127, 132
　　有熱性——　182
認知行動療法(CBT), 大うつ病　13

ね

熱性けいれん　198, 203, 205
　　単純型　205
　　複雑型　205
ネフローゼ症候群, 微小変化型——　186
粘液線毛クリアランス　260

の

脳室内出血(IVH)　159
脳症, 鉛による——　203
嚢虫症　211
膿尿　182
脳波検査(EEG)　209
脳浮腫
　　糖尿病性ケトアシドーシスとの関連　42
　　リスク因子の多変量解析　44
嚢胞性線維症(CF)　67, 258

は

肺炎　121, 132, 137, 161
　　予測因子　139
肺炎球菌　69, 98, 231
肺炎球菌(結合型)ワクチン　67, 100, 101
肺炎マイコプラズマ(MP)　162

敗血症　96, 108
　　　評価　120
敗血症性ショック　146
排尿時膀胱尿管造影(VCUG)　184
肺胞呼吸音　246
播種型単純ヘルペスウイルス(HSV)　143
白血球除去赤血球輸血(PRBC)　94
白血球数　109, 113, 120, 126, 131
白血病, 急性リンパ芽球性――　224
発熱
　　　外来治療　119
　　　感染巣不明　125
　　　重症細菌感染症低リスク児　113
パパニコロウ(Pap)染色　72
パラインフルエンザウイルス　131, 162
パリビズマブ　156

ひ

ピークフロー　249
微小変化型ネフローゼ症候群　186
非侵襲的陽圧換気(NPPV)　159
ヒスタミン受容体拮抗薬　4
ビダラビン　141, 143
ヒトパピローマウイルス(HPV)
　　　感染リスクの交絡因子　79
　　　集団予防効果　77
ヒトパピローマウイルス(HPV)ワクチン　72
　　　4価――　72, 77, 80
ヒトヘルペスウイルス6型(HHV-6)　133
ヒト免疫不全ウイルス(HIV)　151
　　　垂直感染　151
皮膚軟部組織感染症(SSTI)　104
肥満, 心血管リスク因子との関係　30
びまん性メサンギウム細胞増多　187
非誘発性無熱性けいれん　208
ビリルビン値, 新生児　59

ふ

ファモチジン　4
フィンランド国立アカデミー　176
フィンランドてんかん研究基金　213
風土病　191
フェリチン　89
複雑型熱性けいれん　205
フランス国立エイズ研究機構　151

プレドニゾロン　2, 36, 186
プロスタグランジン阻害薬　26, 199
プロプラノロール　36
プロペンシティスコア解析　78
分娩中抗菌薬投与　168

へ

平均赤血球容積(MCV)　89
米国医療研究・品質調査機構(AHRQ)　48
米国医療研究・品質調査機構-医療教育研究センター(AHRQ CERT)　104
米国家庭医学会(AAFP)
　　　急性中耳炎ガイドライン　69
　　　中耳滲出液に対する臨床ガイドライン　50
米国眼科学会(AAO)　237
米国感染症学会(IDSA)
　　　下気道感染症に対する胸部X線検査ガイドライン　138
　　　皮膚軟部組織感染症ガイドライン　106
米国公衆衛生局　26, 191
米国国立アレルギー・感染症研究所(NIAID)　66, 77, 141, 151, 161
米国国立衛生研究所(NIH)　30, 36, 77, 146, 151, 161, 166, 176, 182, 224
米国国立がん研究所(NCI), 監視疫学遠隔成績プログラム　227
米国国立眼病研究所(NEI), 就学前小児視覚スクリーニングタスクフォース　237
米国国立研究資源センター(NCRR)　36, 130
米国国立自閉症研究支援連合　8
米国国立小児医療センター　36
米国国立小児保健発達研究所(NICHD)　36, 48, 63, 151
米国国立神経疾患・脳卒中研究所(NINDS)　208
米国国立心肺血液研究所(NHLBI)　30, 161
米国国立精神衛生研究所(NIMH)　13, 19
米国国立聴覚・伝達障害研究所(NIDCD)　63
米国産科婦人科学会(ACOG)　76
米国疾病予防管理センター(CDC)　8, 30, 63
米国視能訓練士協会　237
米国耳鼻咽喉科・頭頸部外科学会(AAO-HNS), 中耳滲出液に対する臨床ガイドライン　50
米国集中治療医学会(ACCM)　146
　　　PALSガイドライン　146

米国小児科学会(AAP) 61, 64, 140, 184
　　ADHDの小児に関するガイドライン 22
　　HPVワクチン推奨 79
　　眼科検診についての勧告 237
　　急性中耳炎ガイドライン 69
　　最新のうつ病ガイドライン 16
　　サーファクタント治療の推奨 178
　　中耳滲出液に対する臨床ガイドライン 50
　　鉛曝露の声明 85
　　乳幼児突然死症候群ガイドライン 64
　　尿路感染症治療のガイドライン 184
　　熱性けいれん治療の推奨 206
　　熱性けいれん分科会 200
　　ワクチンの安全性に関するシステマティック・レビュー 10
米国小児科学会(AAP)栄養部会, 母乳栄養児の鉄分補給推奨 91
米国小児眼科斜視協会 237
米国小児感染症学会(PIDS), 下気道感染症に対する胸部X線検査ガイドライン 138
米国小児救急研究ネットワーク(PECARN) 218
米国小児腎疾患コンセンサス会議, ネフローゼ症候群治療ガイドライン 189
米国食品医薬品局(FDA) 176
　　SSRIに関する警告 17
　　乳児血管腫治療承認薬 39
米国神経学会(AAN), 抗けいれん薬適応の見解 211
米国嚢胞性線維症基金 258
米国保健研究局 218
米国母子保健局 237
米国予防医学教員協会(ATPM) 63
米国陸軍医学研究開発司令部 161
米大統領エイズ救済緊急計画(PEPFAR) 154
ベタメタゾン 177
ペニシリン
　　アレルギー 166
　　予防的投与 98
ヘマトクリット 89
ヘモグロビン 89
　　SSパターン 98
　　重症小児 93
ヘルペスウイルス 131, 141
ペンシルベニア病院新生児小児研究基金 58

ほ
蜂窩織炎 106
膀胱尿管逆流(VUR) 184
ボガルサ心臓研究 30
母乳栄養
　　高ビリルビン血症との関連 60
　　鉄分補給 88
ポリミキシンB-トリメトプリム 230
ポリメラーゼ連鎖反応(PCR) 163

ま
マサチューセッツ教育機関 82
麻疹・ムンプス・風疹混合(MMR)ワクチン 8
末梢血単核球(PBMC) 152
慢性腎臓病 191

み
ミオクローヌス発作 208, 210
未熟児動脈管開存症 26
南アフリカ医学研究協議会 136
耳・軟部組織・骨感染症 109, 113, 131

む
無菌性髄膜炎 121
無熱性けいれん 203
　　非誘発性── 208

め
メチルフェニデート 20
免疫グロブリン静注療法(IVIG) 2

も
毛細血管再充満(時間) 111, 146, 149
モキシフロキサシン 230
モラキセラ・カタラーリス 231

ゆ
有害事象共通用語規準(CTCAE) 37
有熱性尿路感染症 182
輸液必要量 54
輸液療法, 質の改良プロジェクト 149
輸血戦略, 重症小児 93

よ
溶連菌感染後糸球体腎炎(PSGN) 191

予防接種　203

ら
ライノウイルス(RV)　133, 162

り
流行病　191
リン脂質　176
臨床全般印象(CGI)　14
臨床的に重要な頭部外傷(ciTBI)　218
　　　予測因子　220
リンパ芽球性白血病, 急性――　224

れ
レイノルズ青少年うつ病尺度(RADS)　15
レシチン　176
連鎖球菌抗原　191

ろ
ログランク検定　137
ロジスティック回帰分析　43
ロタウイルス　131

わ
ワクチン, MMR――　8

数字索引

^{99m}Tc-DMSA 腎シンチグラフィ　183
"100-50-20 ルール", 維持輸液　54

欧文索引

A

acute illness observation scale score　114
acute lymphoblastic leukemia(ALL)　224
Acute Otitis Media Severity of Symptoms Scale(AOM-SOS)　66
adenocarcinoma *in situ*(AIS)　72
adenovirus(AV)　162
Agency for Healthcare Research and Quality (AHRQ)　48
Agency for Healthcare Research and Quality Centers for Education and Research on Therapeutics(AHRQ CERT)　104
air trapping　161
Ambulatory Pediatrics Association　42
American Academy of Family Physicians (AAFP)　50, 68
American Academy of Neurology(AAN)　211
American Academy of Ophthalmology　237
American Academy of Otolaryngology-Head and Neck Surgery(AAO-HNS)　50
American Academy of Pediatrics(AAP)　10, 16, 22, 50, 61, 68, 79, 85, 140, 178, 237
American Academy of Pediatrics Committee on Nutrition　91
American Association for Pediatric Ophthalmology and Strabismus　237
American Association of Certified Orthoptists　237
American College of Critical Care Medicine (ACCM)　146
American College of Obstericians and Gynecology(ACOG)　76
Apgarスコア　172
Association of Teachers of Preventive Medicine(ATPM)　63
attention-deficit/hyperactivity disorder (ADHD)　19
Australian Cystic Fibrosis Research Trust　258
autism　9
autism spectrum disorder(ASD)　9
Avon Longitudinal Study of Pregnancy and Childhood(ALSPAC)　234

B

βラクタム系　104
B群溶連菌(GBS)感染症　166
Bayley精神運動発達尺度　89, 204
body mass index(BMI)　31
Bogalusa心臓研究　30
Boston基準　113
bounding pulse　27
bronchopulmonary dysplasia(BPD)　156, 176
BUN(blood urea nitrogen)　44
Burkholderia cepacia　258
　新生児早発型——　166
　遅発型——　169

C

Canadian Institutes of Health Research　88, 93, 246
capillary refill　111
Cardiff Cards　235
Centers for Disease Control and Prevention (CDC)　8, 30, 63
cervical intraepithelial neoplasia(CIN)　72, 77
Chicago Infant Mortality Study　63
Child Behavior Checklist　49
Children's Depression Rating Scale-Revised (CDRS-R)　13
Children's Miracle Network　42
Children's National Medical Center　36
Clinical Global Impressions(CGI)　14
clinically important traumatic brain injury (ciTBI)　218
Cochraneレビュー
　下気道感染症に対する胸部X線　138
　新生児単純ヘルペスウイルス感染症　144
　尿路感染症治療　184
　囊胞性線維症　261
cognitive behavioral therapy(CBT)　13
common terminology criteria for adverse event(CTCAE)　37

community-acquired methicillin-resistant *Staphylococcus aureus*(CA-MRSA) 104
continuous positive airway pressure(CPAP) 178
Cox 比例ハザードモデル 210
cystic fibrosis(CF) 258
Cystic Fibrosis Foundation(CF 財団) 258, 261

D

Danish National Board of Health 9
Danish National Research Foundation 8
Data Safety Monitoring Board(DSMB) 38
dextroamphetamine 20
diabetic ketoacidosis(DKA) 42
diffuse mesangial hypercellularity 187
Doppler 超音波 101
DSM(Diagnostic and Statistical Manual of Mental Disorder)-IV 13
　　ADHD 混合型 19
DTP(ジフテリア・破傷風・百日咳)ワクチン 114

E

early goal-directed therapy(EGDT) 148
electroencephalography(EEG) 209
ELISA(enzyme-linked immunosorbent assay)法 131
enzyme immunoassay 152
erythrocyte sedimentation rate(ESR) 242
Eunice Kennedy Shriver National Institute of Child Health and Human Development 36
extracorporeal membrane oxygenation (ECMO) 94

F

FEAST(Fluid Expansion As Supportive Therapy)試験 149
$FEF_{25〜75\%}$(forced expiratory flow from 25% to 75% of the vital capacity) 255, 259
ferric-reducing antioxidant power(FRAP) 89
FEV_1(forced expiratory volume in 1 second) 249, 255, 258, 259

Finnish Academy 176
Finnish Epilepsy Research Foundation 213
fluoxetine, 大うつ病 13
focal global glomerular obsolescence with tubular atrophy 187
focal segmental glomerulosclerosis(FSGS) 188
Food and Drug Administration(FDA) 17, 176
full sepsis evaluation 120, 122, 128
Future(Females United to Unilaterally Reduce Endo/Ectocervical Disease)
　　——I 試験 74
　　——II 試験 72
FVC(forced vital capacity) 255, 259

G

Glasgow Coma Scale(GCS) 218
Group B *Streptococcus*(GBS) 166

H

Haemophilus influenzae 231
　　type b(Hib) 100
health-related quality of life(HRQOL) 224
HEALTH UTILITIES INDEX©(HUI©) 225
hemangioma dynamic complication scale 38
hemangioma investigator group research core 38
hemangioma severity scale 38
herpes simplex virus(HSV) 141
HPF(high power field) 109, 111, 113, 120, 126, 128
human herpesvirus 6(HHV-6) 133
human immunodeficiency virus(HIV) 151, 211
human papillomavirus(HPV) 72, 77

I

Impact-RS ウイルス研究グループ 156
Infant Observation Scale 120
infantile hemangioma(IH) 36
infantile spasms 208
Infectious Diseases Society of America (IDSA) 106, 138

INSURE（intubation-surfactant-rapid extubation） 178
intention-to-treat（ITT）解析 90
International Study of Kidney Disease in Children（ISKDC） 186
intima-media thickness（IMT） 33
intravenous immunoglobulin（IVIG） 2
intraventricular hemorrhage（IVH） 159

K
Kaplan-Meier 153
Kawasaki disease 2
Kay Pictures 235
Kidney Disease Institute of the State of New York 186
Kidney Foundation of New York 186
Kidney Foundation of the Netherlands 186

L
LA/Ao 比 27
Legg-Calve-Perthes 病 240
lower respiratory illness（LRI） 161

M
Maternal and Child Health Bureau 146, 237
McCarthy 知能発達検査 49
mean corpuscular volume（MCV） 89
Medical Research Council of South Africa 136
MedImmune, Inc. 156
Milwaukee 基準 117
minimal inhibitory concentration（MIC） 231
　MIC90 231, 232
MMR（Measles, Mumps, Rubella）ワクチン 8
Moraxella catarrhalis 231
MTA（Multimodal Treatment Study of Children with Attention Deficit/Hyperactivity Disorder）研究 19
Multidimensional Anxiety Scale for Children（MASC） 21
multiple-organ-dysfunction syndrome（MODS） 94
Mycoplasma pneumoniae（MP） 162

N
National Alliance for Autism Research 8
National Cancer Institute（NCI） 227
National Center for Research Resources（NCRR） 36, 130
National Eye Institute（NEI） 237
National Health & Medical Research Counsil of Australia 258
National Heart, Lung, and Blood Institute（NHLBI） 30, 161
National Institute of Allergy and Infectious Diseases（NIAID） 66, 77, 141, 151, 161
National Institute of Child Health and Human Development（NICHD） 48, 63, 151
National Institute of Mental Health（NIMH） 13, 19
National Institute of Neurological and Communicative Disorders and Stroke 203
National Institute of Neurological Disorders and Stroke（NINDS） 208
National Institute on Deafness and Other Communication Disorders（NIDCD） 63
National Institutes of Health（NIH） 30, 36, 77, 146, 151, 161, 166, 176, 182
Neonatal Intensive Care Unit（NICU） 58, 93, 159, 177
nephrotic syndrome 186
noninvasive positive pressure ventilation（NPPV） 159
number needed to treat（NNT） 15

P
packed red blood cells（PRBC） 94
$PaCO_2$ 44
PALS（Pediatric Advanced Life Support）ガイドライン 146
Papanicolaou 染色 72
parainfluenza virus 162
Parenting Stress Index, Short Form 49
patent ductus arteriosus（PDA） 26
Peabody 絵画語彙検査 49
Pediatric Emergency Care Applied Research Network（PECARN） 218
Pediatric Heart Network（PHN） 5

Pediatric Infectious Diseases Society (PIDS) 138
pediatric intensive care unit (PICU) 93, 149
Pediatric Overall Performance Category スコア 148
PELOD (Pediatric Logistic Organ Dysfunction) スコア 94
penicillin V potassium 99
peripheral-blood mononuclear cell (PBMC) 152
PHACE 症候群 37
Philadelphia 基準 120, 122, 125, 126
　改訂── 126
polymerase chain reaction (PCR) 131, 163
poststreptococcal glomerulonephritis (PSGN) 191
PRISM (Pediatric Risk for Mortality) スコア 147
pulmonary index 255

Q

QOL (quality of life) 質問票 259
quality-adjusted life year (QALY) 225
quality improvement project 149
Quetelet 指数 31

R

RAISE (Randomized controlled trial to Assess Immunoglobulin plus Steroid Efficacy for Kawasaki disease) 研究 2
reactive airway disease 37
red blood cell superoxide dismutase 89
respiratory distress syndrome (RDS) 26, 176
Reynolds Adolescent Depression Scale (RADS) 15
rhinovirus (RV) 162
Riley Memorial Association 54
Robert Meyer Foundation 141
ROC 曲線下面積 241
Rochester 基準 109, 122, 128, 131, 132
　改訂── 111, 115
RS ウイルス (respiratory syncytial virus) 131, 156, 162

S

selective serotonin reuptake inhibitor (SSRI) 13
sickle cell anemia 98
skin and soft tissue infection (SSTI) 104
SSRS (Social Skills Rating System) 評価 21
ST (trimethoprim-sulfamethoxazole) 合剤 104
START (inhaled Steroid Treatment As Regular Therapy in early asthma) 試験 249
Streptococcus pneumoniae 98, 231
Subcommittee on Febrile Seizures of the American Academy of Pediatrics 200
sudden infant death syndrome (SIDS) 63
sudden, unexplained death in epilepsy (SUDEP) 214
Suicidal Ideation Questionnaire-Junior High School Version (SIQ-Jr) 15
Surveillance Epidemiology and End Results program (SEER) 227
Swanson, Nolan and Pelham Questionnaire (SNAP) 21
syndrome of inappropriate antidiuretic hormone (SIADH) 55

T

TADS (Treatment for Adolescents with Depression Study) 研究 13
Task Force on Vision Screening in the Preschool Child 237
Teller visual acuity cards 89
Todd 麻痺 210

U

United States Health Resources and Services Administration 218
University of Cape Town 136
urinary tract infection (UTI) 182
U.S. Army Medical Research and Development Command 161
U.S. Children's Nephrotic Syndrome Consensus Conference 189
U.S. President's Emergency Plan for AIDS Relief (PEPFAR) 154

U.S. Public Health Service　26, 191

V

vesicoureteral reflux(VUR)　184
voiding cystourethrogram(VCUG)　184

W

Wechsler Individual Achevement Test
　(WIAT)　21
Westley クループスコア　246
West 症候群　208
wheezing-associated respiratory illness
　(WARI)　162
Women, Infants, and Children program
　(WIC)　91
World Health Organization(WHO)　136,
　154
Wyeth Laboratories　98

好評発売中
医師として知らなければ恥ずかしい 50 の臨床研究シリーズ

●医師として知らなければ恥ずかしい 50 の臨床研究
　訳　谷口俊文
　定価：3,500 円＋税
　2015 年 11 月

●医師として知らなければ恥ずかしい 50 の臨床研究 内科医編
　訳　石山貴章，谷口俊文
　定価：3,500 円＋税
　2016 年 4 月

●医師として知らなければ恥ずかしい 50 の臨床研究 神経編
　監訳　岩田　淳
　定価：3,500 円＋税
　2017 年 4 月

■表紙・扉装丁・イラスト：ソルティフロッグ デザインスタジオ（サトウヒロシ）

医師として知らなければ恥ずかしい 50 の臨床研究
小児編

定価：本体 3,500 円＋税

2018 年 4 月 10 日発行　第 1 版第 1 刷 ©

著　者　アシャウンタ T. アンダーソン ほか
訳　者　中河　秀憲
　　　　なかがわ　ひでのり

発行者　株式会社 メディカル・サイエンス・インターナショナル
　　　　代表取締役　金子　浩平
　　　　東京都文京区本郷 1-28-36
　　　　郵便番号 113-0033　電話 (03) 5804-6050
　　　　　　　　　　　　　　　　　印刷：日本制作センター

ISBN 978-4-8157-0117-8　C 3047

本書の複製権・翻訳権・上映権・譲渡権・貸与権・公衆送信権（送信可能化権を含む）は (株) メディカル・サイエンス・インターナショナルが保有します。
本書を無断で複製する行為（複写，スキャン，デジタルデータ化など）は，「私的使用のための複製」など著作権法上の限られた例外を除き禁じられています。大学，病院，診療所，企業などにおいて，業務上使用する目的（診療，研究活動を含む）で上記の行為を行うことは，その使用範囲が内部的であっても，私的使用には該当せず，違法です。また私的使用に該当する場合であっても，代行業者等の第三者に依頼して上記の行為を行うことは違法となります。

JCOPY　〈(社) 出版者著作権管理機構 委託出版物〉
本書の無断複写は著作権法上での例外を除き禁じられています。
複写される場合は，そのつど事前に，(社) 出版者著作権管理機構
（電話 03-3513-6969，FAX 03-3513-6979，info@jcopy.or.jp）
の許諾を得てください。